症状・徴候を看る力！

－アセスメント，初期対応，観察とケア－

第2版

編著：**岡元 和文** 信州大学名誉教授／丸子中央病院 特別顧問
編集協力：**道又 元裕** 杏林大学医学部付属病院 看護部長

総合医学社

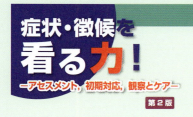

序　文

　時代が動いています．看護師と医師との関係も情報を共有しダブルチェックする時代となりました．看護の"看"は手をかざししっかり看（み）るという意味です．ここに「症状・徴候を看る力！」第2版を上梓できますことを大変うれしく思います．第2版では，初版の改訂に加え，33のすべての症候にプロの看護師の目による「観察とケアのポイント」を加えました．素晴らしく充実した本になりました．

　看護のゴールは病める患者さんを1日も早く健康な身体にもどすことです．そのためには，まず病める患者さんが自覚している異常（症状または自覚症）を正しく聞き取ることです．すべての病気の70〜90％は患者さんへの聞き取りとフィジカルアセスメントで正確な診断ができるといわれています．

　さらに，患者さんが自覚していない異常（徴候または他覚所見）を聞き取りとフィジカルアセスメントで見つけ，症状と徴候からなる症候からトリアージ（緊急度・重症度の判断）を行い，必要な検査を考え，正しい医学的診断と看護上の問題点を把握すれば，個々の患者さんのニーズに応じた適切なケアを行うことができます．

　緊急度・重症度の判断は患者さんの生死を左右する可能性があります．本書では，トリアージをわかりやすくするために"超緊急（赤紫），緊急（赤），準緊急（黄），非緊急・安定（緑）"としました．超緊急を赤紫としたのはチアノーゼを意識したからです．緊急か準緊急か迷う時は躊躇なく緊急と判定してください（緊急度を高いほうに判定することをオーバートリアージといいます）．オーバートリアージは問題ありません．しかし，緊急を非緊急と判定するアンダートリアージは悪い結果を招きますので注意が必要です．

　本書は，日常的によく遭遇する33の症候についての初期対応「問診とフィジカルアセスメント」から「病態のメカニズム」「必要な検査」「この症候にこの初期対応」「観察とケアのポイント」まで，看護における一連の流れを，わかりやすく解説しました．なぜそのフィジカルアセスメントが必要か？　なぜその検査が必要か？　どのようなケアが必要か？　どのような変化が起こりうるか？　と看護における，次にすべきこと，次の一手がわかる本を意図し企画しました．

　"看る力"は，救急患者さんや重症患者さんだけでなく，一般外来や病棟で働くすべてのナースに不可欠の技術です．院内急変時の"看る力"も育ててくれるでしょう．新人ナースだけでなく，ベテランナース，その他のすべての医療関係者に自信をもってお薦めいたします．

信州大学名誉教授/丸子中央病院 特別顧問

岡元和文

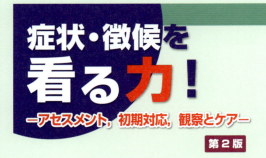

CONTENTS

1. 昏迷・昏睡 …………………………………… 上田泰明 　1
   昏迷・昏睡に対する観察とケアのポイント ………… 植木伸之介 　8
2. 痙攣 …………………………………………… 大高祐一 　11
   痙攣に対する観察とケアのポイント ………………… 植木伸之介 　18
3. 頭痛 …………………………………………… 岩下具美 　21
   頭痛に対する観察とケアのポイント ………………… 西村祐枝 　30
4. 脱力・麻痺 …………………………………… 水 大介, 有吉孝一 　33
   脱力・麻痺に対する観察とケアのポイント ………… 西村祐枝 　40
5. 失神 …………………………………………… 稲田眞治 　43
   失神に対する観察とケアのポイント ………………… 安達和人 　48
6. めまい ………………………………………… 鳥居 旬, 関口健二 　51
   めまいに対する観察とケアのポイント ……………… 安達和人 　60
7. 視覚障害 ……………………………………… 茨木信博 　63
   視覚障害に対する観察とケアのポイント …………… 野上拓也 　70

- ⑧ 血圧低下 …………………………………………… 橋口尚幸　71
  - 血圧低下に対する観察とケアのポイント ………… 野上拓也　77
- ⑨ 胸　痛 ……………………………………………… 今村　浩　79
  - 胸痛に対する観察とケアのポイント ……………… 原田雅子　85
- ⑩ 背部痛・腰痛 ……………………………………… 桑村直樹　87
  - 背部痛・腰痛に対する観察とケアのポイント …… 桑村直樹　95
- ⑪ 頻脈・徐脈 ………………………………………… 井上　潤　97
  - 頻脈・徐脈に対する観察とケアのポイント ……… 井上　潤　103
- ⑫ 不整脈 ……………………………………………… 笹尾健一郎　105
  - 不整脈に対する観察とケアのポイント …………… 松村千秋　119
- ⑬ 浮　腫 ……………………………………………… 野口善令　121
  - 浮腫に対する観察とケアのポイント ……………… 松村千秋　128
- ⑭ 高血圧 ……………………………………………… 小池伸享　131
  - 高血圧に対する観察とケアのポイント …………… 小池伸享　140
- ⑮ 咳・痰 ……………………………………………… 今　明秀　143
  - 咳・痰に対する観察とケアのポイント …………… 後藤なおみ　150
- ⑯ 呼吸困難 …………………………………………… 岡元和文　151
  - 呼吸困難に対する観察とケアのポイント ………… 後藤なおみ　157
- ⑰ 喘　鳴 ……………………………………… 関口幸男，三山　浩　159
  - 喘鳴に対する観察とケアのポイント ……………… 竹内真也　167

- ⑱ チアノーゼ ……………………………………… 新田憲市　171
  - チアノーゼに対する観察とケアのポイント ……………… 竹内真也　178
- ⑲ 嘔気・嘔吐 ……………………………… 三田直人，中森知毅　181
  - 嘔気・嘔吐に対する観察とケアのポイント ……………… 佐々木謙一　189
- ⑳ 腹　痛 ………………………………………… 高山浩史　191
  - 腹痛に対する観察とケアのポイント ……………………… 佐々木謙一　197
- ㉑ 便　秘 ………………………………………… 矢島知治　199
  - 便秘に対する観察とケアのポイント ……………………… 南條裕子　204
- ㉒ 下　痢 ………………………………………… 小田泰崇　207
  - 下痢に対する観察とケアのポイント ……………………… 南條裕子　213
- ㉓ 吐血・下血 ……………………………… 渡邉利泰，瓜田純久　215
  - 吐血・下血に対する観察とケアのポイント ……………… 平井千尋　222
- ㉔ 腹部膨満 ……………………………………… 松下達彦　225
  - 腹部膨満に対する観察とケアのポイント ………………… 中島久雄　231
- ㉕ 黄　疸 ………………………………………… 吉田　暁　235
  - 黄疸に対する観察とケアのポイント ……………………… 中島久雄　241
- ㉖ 血尿・排尿困難 ……………………………… 猪原　拓　245
  - 血尿・排尿困難に対する観察とケアのポイント ………… 外間美和子　252
- ㉗ 不正出血 ……………………………………… 石井史子　255
  - 不正出血に対する観察とケアのポイント ………………… 林　啓子　261

- ㉘ 紫斑・点状出血 …………………………………… 藤田淳史 263
  - 紫斑・点状出血に対する観察とケアのポイント ……… 外間美和子 270
- ㉙ 体重増加・体重減少 ………………………………… 溝岡雅文 273
  - 体重増加・体重減少に対する観察とケアのポイント … 下田ゆかり 282
- ㉚ 発　熱 ………………………………………………… 飯田幸生 285
  - 発熱に対する観察とケアのポイント ………………… 前川義和 291
- ㉛ 低体温 ……………………………………… 福田賢一郎，三宅康史 293
  - 低体温に対する観察とケアのポイント ……………… 前川義和 298
- ㉜ 貧　血 ………………………………………………… 岩田充永 301
  - 貧血に対する観察とケアのポイント ………………… 永田明恵 306
- ㉝ 全身倦怠感 …………………………………………… 田中知行 309
  - 全身倦怠感に対する観察とケアのポイント ………… 永田明恵 317

索　引 …………………………………………………………… 319

●謹告：本書の記載事項に関しましては，出版にあたる時点において最新の情報に基づくよう，執筆者ならびに出版社では最善の努力を払っておりますが，医学・医療の進歩により，治療法，医薬品，検査など本書の発行後に変更された場合，それに伴う不測の事故に対して，編集者，執筆者ならびに出版社はその責任を負いかねますのでご了承ください．また，検査の基準値は測定法などにより異なることもありますので，各施設での数値をご確認ください．

執筆者一覧

編 集 者
　　　　　岡元　和文　　信州大学名誉教授/丸子中央病院　特別顧問

編集協力
　　　　　道又　元裕　　杏林大学医学部付属病院　看護部長

執 筆 者（掲載順）
　　　　　上田　泰明　　みなみ野シティクリニック　院長
　　　　　大高　祐一　　大高病院　院長
　　　　　岩下　具美　　長野赤十字病院　救命救急センター　部長
　　　　　水　　大介　　神戸市立医療センター中央市民病院　救命救急センター
　　　　　有吉　孝一　　神戸市立医療センター中央市民病院　救命救急センター　部長
　　　　　稲田　眞治　　名古屋第二赤十字病院　救急科　部長
　　　　　鳥居　　旬　　市立大町総合病院　内科・家庭医療科・総合診療科
　　　　　関口　健二　　信州大学医学部附属病院/市立大町総合病院　総合診療科
　　　　　茨木　信博　　いばらき眼科クリニック　院長
　　　　　橋口　尚幸　　順天堂大学大学院医学研究科　救急・災害医学　教授
　　　　　今村　　浩　　信州大学医学部　救急集中治療医学　教授
　　　　　桑村　直樹　　日本看護協会看護研修学校（救急看護認定看護師）
　　　　　井上　　潤　　国立病院機構　南和歌山医療センター　救命救急センター
　　　　　　　　　　　　（急性・重症患者看護専門看護師）
　　　　　笹尾健一郎　　笹尾医院
　　　　　野口　善令　　名古屋第二赤十字病院　副院長　救命救急センター長
　　　　　小池　伸享　　前橋赤十字病院　高度救命救急センター（救急看護認定看護師）
　　　　　今　　明秀　　八戸市立市民病院　院長
　　　　　岡元　和文　　信州大学名誉教授/丸子中央病院　特別顧問
　　　　　関口　幸男　　JA長野厚生連南長野医療センター　篠ノ井総合病院
　　　　　　　　　　　　救急科・救命センター　統括部長・センター長
　　　　　三山　　浩　　信州大学医学部　救急集中治療医学
　　　　　新田　憲市　　信州大学医学部　救急集中治療医学
　　　　　三田　直人　　労働者健康福祉機構　横浜労災病院　救命救急センター
　　　　　　　　　　　　救急災害医療部
　　　　　中森　知毅　　労働者健康福祉機構　横浜労災病院　救命救急センター
　　　　　　　　　　　　救急災害医療部　部長
　　　　　高山　浩史　　信州大学医学部　救急集中治療医学
　　　　　矢島　知治　　杏林大学医学部　消化器内科　准教授
　　　　　小田　泰崇　　山口大学大学院医学系研究科　救急・総合診療医学　准教授
　　　　　渡邉　利泰　　山田医院　院長
　　　　　瓜田　純久　　東邦大学医療センター大森病院　総合診療・急病センター（内科）
　　　　　　　　　　　　教授
　　　　　松下　達彦　　湘南厚木病院/ハワイ国際教育病院（準備中）
　　　　　吉田　　暁　　新潟市民病院　救急科
　　　　　猪原　　拓　　Duke Clinical Research Institute, Duke University Medical Center
　　　　　石井　史子　　岡山赤十字病院　医療社会事業部
　　　　　藤田　淳史　　藤田皮膚科医院　院長
　　　　　溝岡　雅文　　JA広島総合病院　総合診療科　部長

飯田　幸生	サニーメディカルクリニック
福田賢一郎	昭和大学医学部　救急・災害医学講座
三宅　康史	帝京大学医学部　救急医学講座　教授
岩田　充永	藤田保健衛生大学病院　救急総合内科　教授
田中　知行	東京急行電鉄株式会社　東急病院　外科　医長

「観察とケアのポイント」執筆者（掲載順）

植木伸之介	東京都立多摩総合医療センター（集中ケア認定看護師）
西村　祐枝	岡山市立総合医療センター岡山市立市民病院 （急性・重症患者看護専門看護師/集中ケア認定看護師）
安達　和人	公立福生病院（集中ケア認定看護師）
野上　拓也	社会医療法人緑泉会　米盛病院（集中ケア認定看護師）
原田　雅子	杏林大学医学部付属病院（集中ケア認定看護師）
桑村　直樹	日本看護協会看護研修学校（救急看護認定看護師）
井上　潤	国立病院機構　南和歌山医療センター　救命救急センター （急性・重症患者看護専門看護師）
松村　千秋	岩手県立中央病院（集中ケア認定看護師）
小池　伸享	前橋赤十字病院　高度救命救急センター（救急看護認定看護師）
後藤なおみ	新潟県立新発田病院（集中ケア認定看護師）
竹内　真也	長岡赤十字病院（集中ケア認定看護師）
佐々木謙一	岩手県立中央病院（集中ケア認定看護師）
南條　裕子	東京大学医学部附属病院（集中ケア認定看護師）
平井　千尋	帝京大学医学部附属病院（集中ケア認定看護師）
中島　久雄	筑波大学附属病院（集中ケア認定看護師）
外間美和子	沖縄県立北部病院（集中ケア認定看護師）
林　啓子	杏林大学医学部付属病院　総合周産期母子医療センター
下田ゆかり	杏林大学医学部付属病院（糖尿病看護認定看護師）
前川　義和	京都大学医学部附属病院（集中ケア認定看護師）
永田　明恵	奈良県立医科大学医学部看護学科（集中ケア認定看護師）

1 昏迷・昏睡

上田 泰明

昏迷・昏睡とは？

- 「昏迷・昏睡」とは，脳が外からのいろいろな情報や刺激に対して適切に反応しなくなった状態であり，意識障害のある状態です．
- 「昏睡」は四肢の自発運動が全くなく，痛覚刺激にも全く反応しない状態で，四肢は弛緩している状態です．
- 「昏迷」は自発運動はあり，刺激に対して振り払うなどの動作がみられます．簡単な指示動作（手を握ってください，口を開けてくださいなど）には反応することもあります．
- 「昏迷」と「昏睡」の間の状態を表す「半昏睡」や，軽度な意識障害を表す「傾眠」など，意識レベルを表す表現がありますが，その判定は観察者の主観によっても左右されるので注意が必要です．看護をしていくうえで意識レベルを評価，記載する共通のスケールを身につける必要があります．

昏迷・昏睡のメカニズム

- 「意識がある」という状態は，脳幹にある脳幹網様体という神経が脳全体を刺激し覚醒している状態です．脳幹が障害されると，脳幹網様体の働きが弱くなり，大脳などの脳が外からの刺激に対して適切に反応しなくなります．意識障害は脳の広範な障害か脳幹の障害で起きます（図1）．
- 脳梗塞や脳出血による意識障害は，広範な障害であるか，脳ヘルニアが起きている，もしくは脳幹の病変がみられる場合に起こります．そのため，麻痺や瞳孔異常が伴っている場合が多く，それを確認することが重要です．
- 呼吸障害や循環不全などで脳に行く酸素の供給が不十分である時も，意識障害が起こることがあります．これは，脳の広範な虚血によるものです．
- インスリンや血糖降下薬などを使用している人では，低血糖により意識障害が起こることがあります．
- 薬剤の影響や電解質異常，ビタミン欠乏などの代謝異常が理由で脳の細胞が働かなくなることで，意識障害が起こる場合もあります．
- 炎症や腫瘍などの脳浮腫で脳の細胞同士の連絡ができない場合も，意識障害が起こります．

用語解説

脳ヘルニア
頭蓋内圧が異常に亢進し，脳が嵌頓して脳幹を障害した状態．不可逆的な脳障害を起こし，進行すると死に至ることがあります．

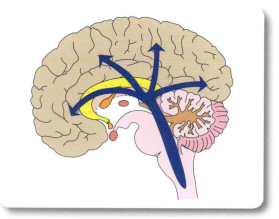

図1　痙攣のメカニズム
広範な大脳の障害や大脳皮質を賦活する脳幹網様体の障害で意識障害は起こる．

> **MEMO**
> **なぜ，低血糖やビタミン欠乏で脳が働かなくなるのか？**
> 脳は大量の糖を栄養にしてエネルギーを作り活動しています．その際にビタミンを必要とします．低血糖やビタミン欠乏の場合には糖分からエネルギーを作れないため脳が働かなくなります．

症候からみたトリアージ（図2）

- 意識障害には，軽症から重症までいろいろな段階がありますが，意識レベルを**客観的に評価できるスケール**を用いる必要があります．一般にJapan Coma Scale（JCS）（**表1**）やGlasgow Coma Scale（GCS）（**表2**）といった意識障害の程度を分類する方法が使われています．
- 突然起きた高度な意識障害を発見した際には，まず循環の確認，呼吸の確

昏迷・昏睡

超緊急
・蘇生が必要なバイタルの異常がないか
・ショック状態，呼吸失調，低酸素状態など
・瞳孔不同などの脳ヘルニア所見

緊急
・高度意識障害（JCS 30以上，GCS 8以下）
・麻痺や瞳孔不同などの脳ヘルニア所見

準緊急
・意識障害が軽度

非緊急・安定
・会話が成り立つ
・神経所見に異常がない
・慢性経過であるもの

図2　昏迷・昏睡の症候からみたトリアージ

表1　Japan Coma Scale（JCS）

Ⅲ．刺激をしても覚醒しない状態（3桁の点数で表現）
（deep coma, coma, semicoma）

- 300．痛み刺激に全く反応しない
- 200．痛み刺激で少し手足を動かしたり顔をしかめる
- 100．痛み刺激に対し，払いのけるような動作をする

Ⅱ．刺激すると覚醒する状態（2桁の点数で表現）
（stupor, lethargy, hypersomnia, somnolence, drowsiness）

- 30．痛み刺激を加えつつ呼びかけを繰返すと辛うじて開眼する
- 20．大きな声または体を揺さぶることにより開眼する
- 10．普通の呼びかけで容易に開眼する

Ⅰ．刺激しないでも覚醒している状態（1桁の点数で表現）
（delirium, confusion, senselessness）

- 3．自分の名前，生年月日が言えない
- 2．見当識障害がある
- 1．意識清明とは言えない

注　R：Restlessness（不穏），I：Incontinence（失禁），A：Apallic stateまたはAkinetic mutism
例えば　30R または 30 不穏とか，20I または 20 失禁として表す．

（文献1より引用）

用語解説
見当識障害とは？

現在の年月日や時刻，自分がどこにいるか，周囲の状況など基本的な状況把握ができなくなること．目を開けて覚醒していても見当識障害があれば意識障害があると考えます．

表2　Glasgow Coma Scale（GCS）

1．開眼（eye opening, E）	E
自発的に開眼	4
呼びかけにより開眼	3
痛み刺激により開眼	2
なし	1
2．最良言語反応（best verbal response, V）	V
見当識あり	5
混乱した会話	4
不適当な発語	3
理解不明の音声	2
なし	1
3．最良運動反応（best motor response, M）	M
命令に応じて可	6
疼痛部へ	5
逃避反応として	4
異常な屈曲運動	3
伸展反応（除脳姿勢）	2
なし	1

正常ではE, V, Mの合計が15点，深昏睡では3点となる．

（文献2より引用）

MEMO
JCS, GCSの使い分け

JCSは最も簡潔な意識評価スケールです．日本で最も広く使用されています．この知識は仕事をしていくことに必須ですので，自分で評価できるようにならなければなりません．GCSは世界共通の意識評価です．治療方針を決めるガイドラインに使われています．そのため，医師のカルテ記載に使われます．

認が必要です．ショック状態であったり，呼吸停止がある場合は，心肺蘇生をする必要があります．
- 高度な意識障害（JCSが30以上，GCSが8以下の場合）は，緊急処置が必要になることがありえます．
- 高度な意識障害を認める場合はモニター装着し，気道確保（エアウェイ，気管挿管），酸素投与が必要になります．検査などで移動する際は必ず換気器具を携帯します．
- 低血糖，低酸素血症の除外診断は重要であり，すぐに行う必要があります．
- 麻痺や瞳孔の異常を伴っている場合は，ただちに頭部単純CTなどの検査が必要になります．
- JCSやGCSによる評価スケールで2段階以上悪化した場合は，原因検索が必要です．
- 意識レベルは変動します．繰り返して確認することが必要です．

問診のポイント（図3）

- まずは意識障害がどの程度なのか評価をする必要があります．まず，呼びかけに反応するか確認してください．呼びかけに反応しない場合は，緊急の対応が必要です．
- 自発開眼ができるか，人・場所・時間がわかるか，指示どおりに手足が動かせるか確認し，JCS，GCSで評価します．
- 意識障害の場合，本人への問診の聴取には限界があります．家族などに確認することも必要です．

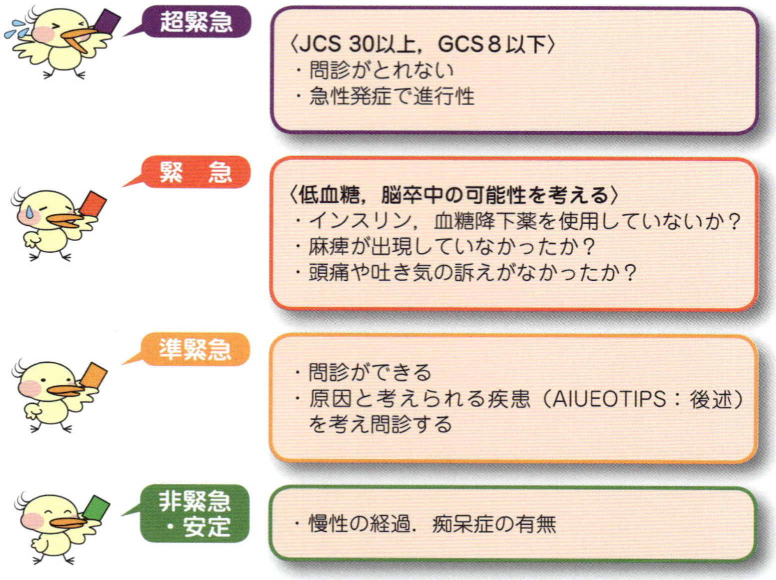

用語解説
ショック状態
血圧が低下して全身の循環が保てなくなる状態．
脈が速くなったり，触れにくくなる場合があります．放っておくと心肺停止になる可能性が高い状態です．顔面蒼白，冷汗などみられる場合には注意しましょう．

用語解説
低血糖
血糖値が80mg/dL以下を一般に低血糖といいますが，血糖値が50mg/dLを下回ると，脳のエネルギー代謝が維持できなくなり，意識障害をひき起こします．

用語解説
低酸素
簡易的に酸素飽和状態を検査できるパルスオキシタメータ95％以上が正常です．90％以下の場合は低酸素状態であり，意識障害を起こすことがあります．

超緊急
〈JCS 30以上，GCS 8以下〉
・問診がとれない
・急性発症で進行性

緊　急
〈低血糖，脳卒中の可能性を考える〉
・インスリン，血糖降下薬を使用していないか？
・麻痺が出現していなかったか？
・頭痛や吐き気の訴えがなかったか？

準緊急
・問診ができる
・原因と考えられる疾患（AIUEOTIPS：後述）を考え問診する

非緊急・安定
・慢性の経過．痴呆症の有無

図3　問診（病歴聴取）のポイント

1 昏迷・昏睡

- 急性で進行性であるか，以前に同様の意識障害を起こしたことがないか確認します．
- 最も急変する危険性のあるくも膜下出血の可能性を考え，頭痛や吐き気などの症状が伴っていないかを確認します．
- 脳卒中や頭部外傷の既往，てんかんの既往を確認します．
- 髄膜炎になるような感染徴候の有無を確認します．
- 糖尿病の既往，高血糖でも低血糖でも意識障害は起こりますが，特に低血糖を起こすインスリンや血糖降下薬の使用については確認が必要です．
- 最近の食事の状態や飲酒の有無も重要です．急性アルコール中毒もありますが，多量の飲酒が続いている場合は，肝障害による肝性昏睡（高アンモニア血症）でも起こします．
- 呼吸困難感が強い場合は，低酸素血症も疑います．肺気腫や喘息の既往がある場合は，CO_2ナルコーシスも考慮する必要があります．
- 夜間ならば睡眠薬などの内服がないか，その影響も考慮します．
- 精神疾患の既往，ヒステリー発作や薬剤の影響を考慮します．

> **用語解説**
> **CO_2ナルコーシス**
> 血液中の二酸化炭素分圧が上昇し，自発呼吸の停止，および意識障害を起こす状態．慢性呼吸不全がある場合は，身体の代謝でできた二酸化炭素を呼吸で十分に放出できないため，CO_2ナルコーシスの発症に注意が必要です．

フィジカルアセスメントのポイント

- 高度の意識障害は，生命が危険にさらされている状態です．
- 麻痺が出現している場合は，脳疾患である可能性が高いことを考えなければなりません．
- 高度の意識障害があり瞳孔不同や両側散大がある場合は，脳ヘルニアの可能性があります．突然の呼吸停止が起きる危険な徴候です．
- 発熱があれば，感染が原因の可能性があります．髄膜炎が原因なのか，全身の症状であるのか鑑別が必要になります．頭痛の程度や項部の硬直などの確認が必要です．
- 意識障害が全身症状から起こっているのか，脳疾患から起こっているものかを推測，鑑別する必要があります．バイタルサイン，神経学的所見（瞳孔所見，偏視の有無，運動機能，痙攣発作の有無など）を確認してください（表3）．

表3 必ず確認する項目

意識障害のスケール評価（JCS，GCS）
呼吸をしているかどうか，脈が触れるかどうか
↓
異常があれば「超緊急，緊急」であり，人を集める．
↓
その後に，血圧・脈拍・体温，麻痺の有無，瞳孔不同の有無，血糖値，内服薬をチェックする．

考えられる疾患

- バイタルサインと神経症状で疾患を絞ります．
- 考えられる疾患を**表4**に示します．カーペンターの分類が有名で**アイウエオチップス（AIUEOTIPS）**と覚えます．

表4 アイウエオチップス（AIUEOTIPS）で鑑別する

A：	Alcohol	急性アルコール中毒
I：	Insulin	低血糖
U：	Uremia	尿毒症
E：	Encephalopathy	脳症
	Endocrine	内分泌異常
	Electrolytes	電解質異常
O：	Oxygen	低酸素状態
	Overdose	急性薬物中毒
T：	Trauma	頭部外傷
	Temperature	低体温，高体温
I：	Infection	感染症
P：	Psychiatric	精神疾患
S：	Stroke/SAH	脳卒中，くも膜下出血
	Shock	ショック状態

緊急度は意識レベル，バイタル所見，神経症状も影響する．
注）急性アルコール中毒でも死に至ることもある．脳梗塞でも緊急性のないものもある．

（文献5を参照して作成）

必要な検査

- **血糖検査**で，一番に**低血糖を除外**してください．麻痺を伴わない意識障害の場合，最も頻度の多い原因です．早期に血糖を補正すれば，後遺症を残さずに回復します．低血糖でも麻痺を起こすことや痙攣を起こすこともあるため，意識障害を認める場合，まず**全例に施行**すべきです．
- **頭部単純CT**で頭蓋内疾患をスクリーニングすることは，最も有用です．特に麻痺を認める場合や瞳孔不同がみられる場合は，脳ヘルニアの徴候の有無の確認が必要です．脳ヘルニアを認める際は，手術や薬剤などの緊急処置が必要になります．
- **頭部単純X線**，**造影MRI**も有用です．CTで発見しにくい，早期の脳梗塞や脳炎などの診断に有用です．
- **採血**で**電解質異常**，**白血球やCRPの上昇**，**アンモニア高値**の有無を確認します．薬剤の中毒を疑う場合は，その**血中濃度**を調べることもあります．**ビタミン欠乏症**も鑑別になることがあります．
- **腰椎穿刺**は，上記の検査で原因がわからない場合行うことがあります．髄

MEMO

電解質異常で低Na血症や高Ca血症の場合は意識障害を起こします．
白血球やCRP上昇は感染症を示唆します．発熱や細菌の毒素で意識障害を起こすことがあります．身体のストレスで不穏状態になることもあります．
アンモニア高値は肝性脳症を疑う所見です．アンモニアなどの肝臓で代謝できなかった毒物で意識障害を起こします．

膜炎の診断，頭蓋内圧測定がその目的です．
- 経過中，**パルスオキシメータ**を装着し，低酸素にならないことを確認し続けてください．
- 呼吸器疾患がある場合は**血液ガス検査**，循環に異常がある場合は**心電図，心エコー**を行います．

この症状にこの初期対応

- 原因をいち早く確定し，治療をすることが必要です．
- **脳梗塞**であれば，発症3時間以内の場合は**血栓溶解療法（rt-PA投与）**の適応になる可能性があります．そのため，**早期の鑑別が重要**です．
- **脳内出血**であれば，出血を助長しないように厳密な血圧管理を行います．必要に応じて止血薬や脳浮腫治療薬を投与します．止血できない場合は，**手術になる可能性がある**ため，特に経時的な意識状態の評価を行い，そのタイミングを逃さない必要があります．
- **くも膜下出血**も厳密な血圧管理を行います．手術を行うまでは再破裂の危険性があり，急変時に正しく対応できるように準備が必要です．
- **てんかん発作**の場合は，抗てんかん薬の投与で再発作や重積化を予防します．**発作時の指示を確認**しておくことが必要です．
- **髄膜炎**は原因により適切な抗生物質や抗ウイルス薬を投与します．
- いずれの原因であっても，高度意識障害の場合は**舌根沈下**による気道確保が困難になったり，脳幹症状として**呼吸停止**が起こる危険性があるため，**気道確保（エアウェイ，気管挿管），人工呼吸器装着**を行う場合があります．
- 高齢者は発熱のみでも軽度の意識障害をきたすことがあります．睡眠薬が遷延することもあります．ただし，思い込みで原因を決めずに，**バイタルサインの異常や神経症状の変化がないかを必ず確認**するように心がける必要があります．
- 「昏迷・昏睡」という表現は**観察者の主観によっても左右される**ので，**医療スタッフ同士での申し送りでは適さない**こともあります．しかし，**医学用語を知らない患者家族への説明**において，うまく活用していただければと思います．

> **用語解説**
> **rt-PA投与**
> 遺伝子組み換えで作られた組織プラスミノーゲン活性化因子．血管の中では血栓を溶かす蛋白質を合成して作られた薬剤．超急性期の脳梗塞の治療薬として使われる．

> **MEMO**
> **患者家族への説明**
> 難しい医学の専門用語を使うより，一般に使われる言葉を使用したほうがより理解してもらえる場合があります．

参考文献

1) 太田富雄，和賀志郎，半田 肇 他：急性期意識障害の新しいgradingとその表現法（いわゆる3-3-9度方式）．"第3回脳卒中の外科研究会講演集" pp61-69，1975
2) Teasdale G, Jennett B：Assessment of coma and impaired consciousness. A practical scale. Lancet：81-84，1974
3) 箕輪良行：VII章 救急症候に対する診療 1．意識障害．"救急診療指針 改訂第4版" 日本救急医学会 監修，日本救急医学会専門医認定委員会 編．へるす出版，pp272-280，2011
4) Stead L G, Stead SM, Kaufman MS/岡元和文 訳：ひと目でわかる救急初期診療ガイド．総合医学社，pp65-96，2003
5) 林 寛之：AIUEO TIPSで鑑別する意識障害への初期対応．レジデントノート 7(6)：1-176，2005

昏迷・昏睡に対する観察とケアのポイント

植木伸之介

観察のポイント

- 昏迷・昏睡は覚醒の程度を示す言葉であり，患者に意識障害がある状態を指します．
- 患者の意識状態を正しく評価し，医療者間で共有する必要があります．そのために共通のスケールとして用いられるのがGCSやJCSです（3頁の表1，2）．
- GCSにおいて「開眼：E」を評価する際に，その時点で開眼していない場合（目を閉じている時や睡眠している時）"3点"と評価されることがあります．大声で呼びかける，叩く，あるいは痛み刺激を与えることなく15秒以上開眼できれば"4点"と評価します．
- 見当識障害の有無を観察する際に，"今日は◯月◯日ですか？"と問いかけている場面を臨床で頻繁にみかけます．日付は答えられない場合が多いため，"月"が正答できればよいとされています．しかし，日本では「JCSとの整合性をとるため日付を含めることが多い」[1]ようです．
- 意識障害には，一次性脳障害と二次性脳障害があります．一次性の脳障害は，脳実質に何らかの障害が生じ意識障害をきたすものです．二次性の脳障害は脳実質に障害がなく，不整脈や低酸素血症，低血糖，薬剤などの影響により，他の臓器に障害が生じた結果，意識障害をきたすものです．
- 意識障害を生じている場合は，呼吸や循環に影響を及ぼす可能性があります．また，呼吸や循環の障害から意識障害が生じることもあります．
- 意識障害を認めた場合は，C（Circulation：循環）→A（Airway：気道）→B（Breathing：呼吸）の順に患者の状態を評価することが重要となります．
- 脳ヘルニアの直前の状態では，Cushing現象（高血圧，徐脈，脈圧拡大）がみられます．脳ヘルニアは生命の危機に直結するため，意識障害を認めた場合はCushihg現象の有無も意図的に観察します．
- 意識障害により，舌根沈下や分泌物による気道閉塞のリスクがあります．また，呼吸数の変化から低酸素血症や高二酸化炭素血症が生じることもあります．
- 呼吸パターンの変化から，脳のどの部位に障害が生じているのかを推測することができます（図1）．このように，患者に意識障害を認めた場合は，循環や呼吸状態の変化も綿密に観察することが必要となります．

ケアのポイント

- 昏睡状態では自発運動は認めません．そのため，褥瘡が発生するリスクが高くなります．栄養状態や皮膚の状態，体圧などを考慮し，褥瘡発生予防に努めます．
- 咳嗽反射や咳嗽力，嚥下筋群の筋力低下から，分泌物の喀出や唾液の飲み込みが困難となるため，誤嚥するリスクも高くなります．
- 口腔内の細菌数は，歯磨きの頻度が少ない場合で4,000～6,000億個[2]といわれています．意識障害が生じると，二次的に誤嚥性肺炎を起こす可能性があります．院内肺炎における原因菌の約8割は，口腔内細菌である[3]といわれています．
- 医師の指示にもよりますが，可能な限りヘッドアップ30°以上，頸部下方回旋，前傾側臥位などのポジショニングで誤嚥を予防します．
- 口腔内を清潔保ち，誤嚥した場合の肺炎発症リスクを低減させます．
- 適切なポジショニングを維持し，廃用状態を予防することが重要となります．また，可能な限り速やかに，ROMなどのリハビリテーションを開始することも重要です．

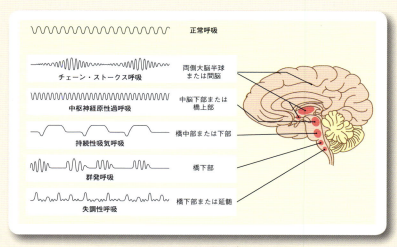

図1　障害部位に応じた呼吸パターンの変化

引用・参考文献

1) 安心院康彦：意識障害の評価．"ISLSガイドブック2013 第2版" ISLSガイドブック2013編集委員会編．へるす出版，pp32-34，2013
2) 日本訪問歯科協会：お口の中は細菌がいっぱい
   https://www.houmonshika.org/oralcare/c111/
3) 日本環境感染学会：口腔内細菌コントロールによる感染予防
   http://www.kankyokansen.org/common/fckeditor/editor/filemanager/connectors/php/transfer.php?file=/publication/edu_03_pdf/uid000001_332D325F32372E706466
4) 河合佑亮：「意識障害」にはどのような特徴や原因があるの？ Expert Nurse 32（6）：5-7，2016

2 痙攣

大高 祐一

痙攣とは？

- 痙攣とは全身，または身体の一部の筋肉が，自らの意思とは別に発作的に激しく収縮することによって起こる運動です．
- 痙攣には筋肉の収縮が持続し，突っ張ったように見える強直性痙攣と，収縮と弛緩を小刻みに繰り返し身体が激しく動いて見える間代性痙攣があります．また，これらが組み合わさった強直間代性痙攣もあります．

痙攣のメカニズム

- 痙攣とは症状であり，痙攣をきたす原因（疾病）はいくつもあります．そのため，痙攣を生じるメカニズムは原因によっても異なり，複雑ではっきりとしていませんが，いずれにせよ脳神経細胞が異常に興奮することにより痙攣が生じます．おおまかな流れを図1に示します．
- 痙攣の重積状態では，交感神経の興奮で，唾液分泌，頻脈，高血圧，瞳孔散大などが起こります．痙攣重積で呼吸が停止すると低酸素状態になり，呼吸性アシドーシスと代謝性アシドーシスの両方を生じます．その他，代謝は亢進し，体温の上昇や血糖値の変動も生じます．これらは二次的に脳を損傷させるため，痙攣の持続は大変危険な状況です．痙攣による合併症を表1に示します．

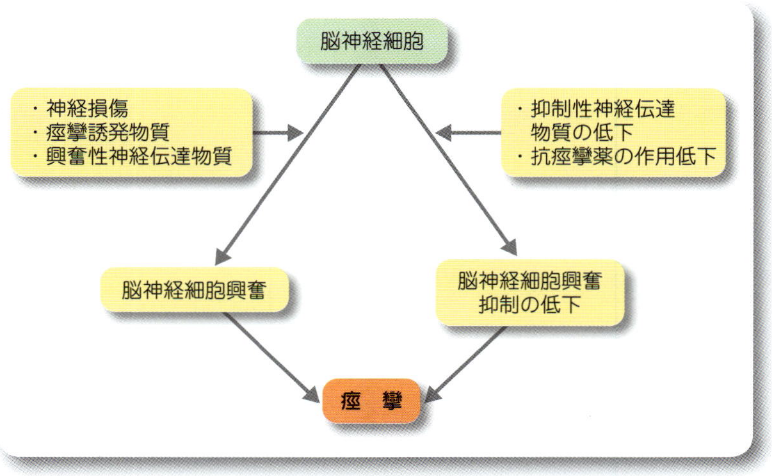

> **用語解説**
> **呼吸性アシドーシスと代謝性アシドーシス**
> 呼吸性アシドーシスとは，呼吸不全などで，体内の二酸化炭素が蓄積したため生じるアシドーシスです．
> 代謝性アシドーシスとは，体内の酸の産生増加，排泄低下で生じるアシドーシスです．痙攣では筋肉から乳酸が放出されるため生じます．

図1　痙攣のメカニズム

表1　痙攣による合併症

呼吸器系	・低酸素血症 ・誤嚥 ・窒息	中枢神経系	・昏睡 ・視床下部障害 ・神経細胞障害
循環器系	・高血圧 ・低血圧 ・不整脈	その他	・低血糖 ・高カリウム血症 ・アシドーシス ・横紋筋融解症 ・腎不全 ・高体温 ・外傷

症候からみたトリアージ（図2）

- 痙攣が30分以上持続するもの，または発作が断続的に続いている状態を痙攣重積状態といい，大変危険な状態です．しかし，通常は5分以上痙攣が持続するか，意識が戻る前に断続的に痙攣が出現していれば，緊急性が高いと判断します．
- 特に，意識障害や分泌物過多による誤嚥と窒息，痙攣による呼吸停止が生じている場合は気道と呼吸の管理を必要とし，超緊急の状態です．
- 痙攣の原因は，脳以外の場合もあります．特に循環器系に原因がある場合は，致死性不整脈の出現など心停止時に痙攣を生じることがあるので，注意が必要です．その場合には速やかに蘇生処置を行います．

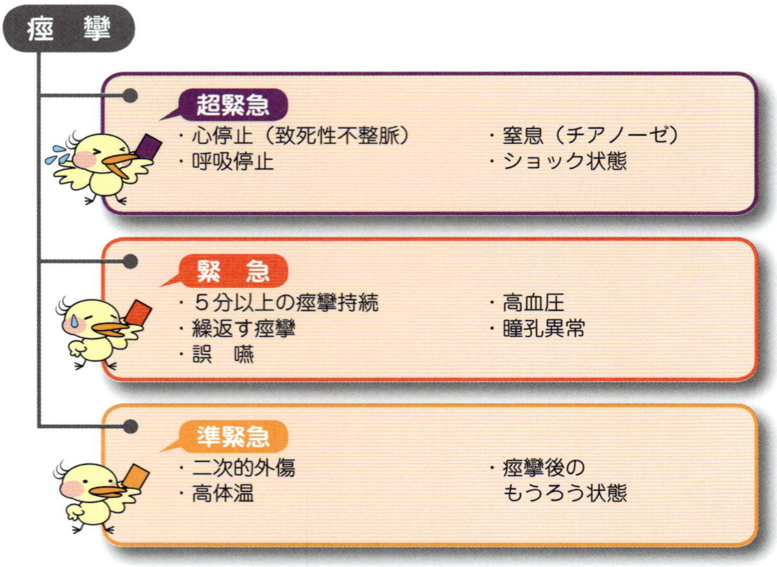

用語解説

致死性不整脈
放置すると短時間で死亡する確率の高い不整脈．
心室細動や持続性心室頻拍などの頻脈性不整脈を指すことが多い．

痙攣

超緊急
・心停止（致死性不整脈）　・窒息（チアノーゼ）
・呼吸停止　　　　　　　　・ショック状態

緊急
・5分以上の痙攣持続　・高血圧
・繰返す痙攣　　　　　・瞳孔異常
・誤嚥

準緊急
・二次的外傷　　　・痙攣後の
・高体温　　　　　　もうろう状態

図2　痙攣の症候からみたトリアージ

問診のポイント

- 痙攣中であれば処置が優先されますが，痙攣の原因を知るために**既往歴の聴取**は大切です．
- 痙攣中または痙攣直後は意識障害があるため，本人に問診をすることは難しいので，**現場にいた人や救急隊から情報を集めます**．
- まず，痙攣が初発であるかを確認します．**初発の痙攣は，脳卒中や脳腫瘍によるものが多く，脳ヘルニアを起こせば緊急性が高いため，注意が必要**です．突然の発症で激しい頭痛や嘔吐がみられたか，**四肢麻痺**や**構音障害**が生じていなかったかを確認します．
- 痙攣をしている患者は，**外傷を合併**していることがあります．痙攣により転倒して受傷したのか，受傷後に痙攣を起こしたのかも確認が必要です．頭部外傷の既往の確認も大切です．
- 次に，内科的疾患を疑った病歴聴取が必要になります．特に糖尿病による**低血糖**や**アルコール依存症**，**低栄養**状態での痙攣はよくみられるため，痙攣の患者をみたらこれらを疑う必要があります．また，発熱などの**感染徴候**，**低酸素**や**高二酸化炭素血症**を生じる呼吸器疾患の既往，**不整脈**を生じる心疾患の既往，**肝腎機能障害**や**貧血**の有無について確認します．
- 痙攣の既往があれば，**てんかん**の診断がついているかを確認します．てんかんであれば，どのような時に痙攣が生じたのか，痙攣は身体のどの部分から生じてどのように拡がっていったのか，発作時の四肢の状態や眼球偏位などを確認します．また，**抗痙攣薬をきちんと飲んでいたか**，発作の誘発因子として**発熱や不眠などがなかったか**を聴取します．
- ほかに，何かしらの**薬物依存症**がないか，**中毒物質を摂取した可能性**がないか，**精神疾患**の既往がないかを確認します．
- 緊急度の高い疾患の可能性があるポイントを**図3**に示します．

用語解説

構音障害
しゃべりづらさや呂律不良といった発音の障害で脳卒中などでみられます．

MEMO

これらの病歴聴取は今後の診療に役立つもので大切な情報になりますが，痙攣を停止させる処置の介助やケアより優先させるほどではありません．

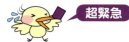
・突然の卒倒後，心停止や呼吸停止があった

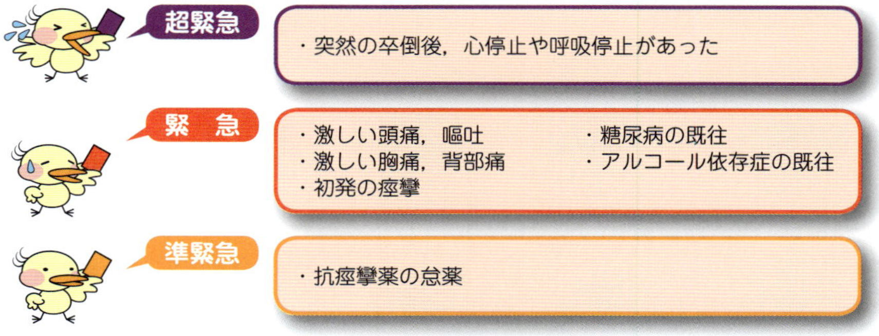

・激しい頭痛，嘔吐　・糖尿病の既往
・激しい胸痛，背部痛　・アルコール依存症の既往
・初発の痙攣

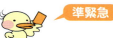
・抗痙攣薬の怠薬

図3　問診による緊急度の判断

フィジカルアセスメントのポイント

- 痙攣の持続は緊急性が高いため，**発作が停止しているかの判断**が大切で

す．痙攣は強直間代性痙攣が持続していれば判別は難しくありませんが，抗痙攣薬の使用で発作が減弱した場合には，痙攣の持続に気がつきにくいことがあります．強直性痙攣中の肢位を**図4**に示します．

- 四肢の強直発作や間代発作で発作の持続が判断しづらい場合は，眼球の動きとバイタルサインが参考になります．発作中は眼球が一方へ偏位固定していることが多く，発作による交感神経の緊張で頻脈，高血圧，瞳孔散大がみられます．
- 痙攣持続による呼吸筋麻痺のため呼吸が停止し，胸郭の動きがなく，経皮的酸素飽和度の低下や心電図モニターに筋電図が混入してしまう（**図5**）のも参考になります．
- 痙攣時，痙攣直後は気道・呼吸・循環を安定させます．舌根沈下や咽頭部のゴロゴロ音（水泡音）の聴取，痙攣でひき起こされた呼吸筋麻痺や抗痙攣薬投与による呼吸抑制を確認するための胸腹部の視診と聴診，突然の心停止や不整脈を確認するための心電図モニターの装着や動脈触知（**図6**）が重要です．

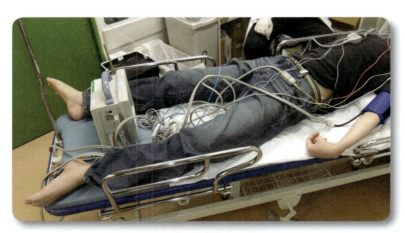

図4　強直性痙攣中の肢位

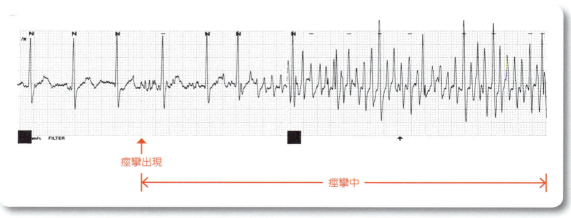

図5　痙攣時の心電図波形

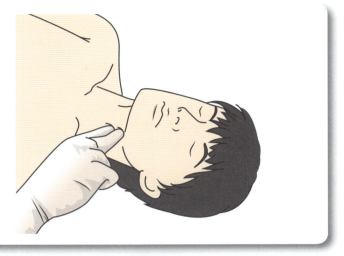

図6 頸動脈触知

考えられる疾患（表2）

- 痙攣を生じる疾患は多岐にわたりますが，**脳そのものに原因がある疾患**と，**二次的に脳へ影響する疾患**に分けると考えやすいです．
- どの疾患が原因でも，痙攣の持続があれば緊急性が高いわけですが，特に**虚血性心疾患など心停止をきたすような循環器疾患，脳出血やくも膜下出血など脳ヘルニアを生じる脳卒中**は，疾患そのものの致死率が高く，見逃してはいけません．痙攣は症状の一つですので，何が原因で痙攣が生じているのかを常に考える必要があります．

表2 考えられる疾患

脳に原因がある疾患	中枢神経系	脳血管障害，脳腫瘍，脳炎・髄膜炎，頭部外傷，てんかん
脳に影響する疾患	呼吸器系	肺炎，気管支喘息，高CO_2血症
	循環器系	虚血性心疾患，心不全，不整脈
	代謝性	糖尿病，尿毒症，電解質異常，肝性脳症
	薬剤性	アルコール，急性薬物中毒
	その他	熱中症，熱性痙攣，妊娠中毒症

必要な検査（表3）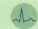

- 痙攣の患者が運ばれた場合，**気道・呼吸・循環の安定に努めつつ検査を行います**．最初の検査は，血糖，血液ガス，血算・生化学，心電図，胸部X線を行います．
- 前述の検査で疑える疾患があれば，そちらの精査を続けますが，中枢神経系の疾患が疑わしければ，**気道・呼吸・循環が安定した後**，頭部CTやMRIを行います．中枢神経系の感染症が疑わしければ，髄液検査を追加します．
- 何らかの薬物やアルコールの関係が疑わしければ，Triage®尿中薬物定性キットを活用したりアルコール血中濃度を測定します．

表3　注目すべき検査

検査	考えられる疾患・病態
血糖	糖尿病，低血糖
血液ガス	低O_2，高CO_2
血算・生化学	貧血，肝腎機能障害，電解質異常，感染症
心電図	虚血性心疾患，不整脈
胸部X線	肺炎，急性大動脈解離
頭部CT・MRI	脳血管障害，頭部外傷，脳腫瘍，脳炎
髄液	髄膜炎
脳波	てんかん
Triage®	急性薬物中毒
血中アルコール濃度	急性アルコール中毒

この症状にこの初期対応

- 痙攣は低酸素状態をつくり出し，脳にダメージを与えます．**少しでも早い酸素投与が大切**ですので，まず酸素の準備，投与を忘れずにしましょう．
- 嘔吐や分泌物で気道を塞ぐことがあります．**吸引や体位の変換**（**図7**）で**窒息を防ぎましょう**．
- 痙攣中は**激しい体動**が生じることがあります．ベッドやストレッチャーからの落下，柵などによる四肢の打撲を防ぐため，**四肢を支えましょう**．激しく抑えると骨折や関節の損傷の原因になりますので注意します．

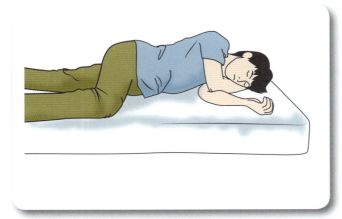

図7　回復体位

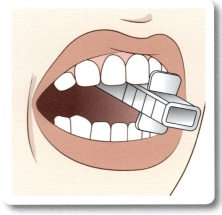

図8　バイトブロックを臼歯間に挿入

- 強直性痙攣時に咬舌することがあります．口腔内に無理に異物を挿入することは，口腔内の損傷や嘔吐の誘発につながります．痙攣が弱まった合間に下顎を押し下げ，空いた隙間にバイトブロックを挿入する（**図8**）などして，予防しましょう．
- 呼吸と循環を妨げないように，衣服は緩めましょう．光の刺激などで発作が誘発されることがありますので，落ち着いた環境を用意し，安静にさせましょう．

痙攣に対する観察とケアのポイント

植木伸之介（うえきしんのすけ）

観察のポイント

- 痙攣には全身に生じる全身痙攣と，身体の一部に生じる局所性の痙攣があります．
- 痙攣は，全身または一部の筋肉が不随意に激しく収縮することによって起こる発作です．発作が誘発される原因は，薬物中毒や血糖の異常，電解質異常，心疾患，脳卒中など様々です．
- てんかんは脳内の神経細胞の過剰な電気的興奮に伴って，意識障害や痙攣などを発作的に起こす慢性的な脳の病気です[1]．
- 先述したように痙攣の原因は様々であるため，痙攣＝てんかんではありません．しかし，初めて見る患者，あるいは患者に初めて痙攣を認めた場合は，痙攣とてんかんを瞬時に判断することは困難です．
- 発作の種類により投与する薬剤が異なるため，痙攣がどこから始まり，どのような痙攣がどれくらい持続したのかを観察し，医師に正確に報告する必要があります．

ケアのポイント

- 痙攣を生じると，骨格筋の不随意運動によって酸素消費量は増大します．また，呼吸筋が麻痺し呼吸が停止することにより低酸素状態となるため，脳にさらなるダメージを与えます．
- 二次的な脳の障害を予防するため速やかに酸素を投与し，経皮的酸素飽和度（SpO_2）を経時的に計測します．
- 痙攣の持続時間が長い場合や痙攣発作を繰り返す場合は，気管挿管が必要となるため速やかに気管挿管ができるよう準備します．
- 分泌物の増加や嘔吐などにより誤嚥や気道閉塞を起こすリスクも高くなります．吸引やポジショニングも重要となります．
- 痙攣に伴い意識障害が生じると転倒する危険性があります．また，間代性痙攣の場合は，激しい身体の動きにより受傷する可能性やベッドから転落する危険性があります．
- ベッドをフラットにし，ベッドの柵などで身体を打撲することがないように環境を調整します．
- 激しい痙攣発作に対し，受傷を防ぐため身体を抑えることもありますが，強く抑えることで骨折や関節損傷を招くこともあるため注意が必要です．
- 目に見える症状や傷がなくとも骨折していた事例もあります．そのため，

発作後に疼痛がないかなどの観察も重要となります．
- 痙攣は何らかの刺激に誘発されることがあります．どんな時に起こったのか，前触れがあるのか，可能であれば患者から情報収集します．患者から情報収集が困難であれば，家族など居合わせた人から情報を得ます．
- 可能な限り刺激となるものを避け，落ち着いた環境を調整します．
- 痙攣は目に見える激しい症状であるため，家族は不安を感じます．また，患者本人も意識を消失している間のことはわからず不安を感じます．不安が軽減できるよう情報を提供する，話を聴くなどの精神的なケアが求められます．
- 痙攣を生じることで起こる合併症を最小限にとどめるよう，観察とケアが重要となります．

引用・参考文献

1) 日本神経学会：てんかんとは
   https://www.neurology-jp.org/public/disease/tenkan_detail.html
2) 日本神経学会：(症状編) けいれん
   https://www.neurology-jp.org/public/disease/keiren.html

3 頭 痛

岩下 具美（いわした ともみ）

頭痛とは？

- 頭痛とは，**頭部の一部あるいは全体の痛みの総称**で，後頭部と後頸部の境界，眼の奥の痛みも頭痛として扱います．頭皮の外傷や感染などによって生じる表面の痛みは，頭痛とはいいません．

頭痛のメカニズム

- 脳組織には，痛みを感じる「感覚受容体」が存在しません．
- 頭蓋外の皮膚・筋肉・血管，骨膜，硬膜，頭蓋内の静脈洞や動脈に痛覚受容器が存在します．
- つまり，脳卒中や脳腫瘍など頭蓋内に異常が起こっても，「痛み」を感じるのは脳実質ではなく，異常を認知した頭蓋内の血管，神経，硬膜から脳組織へ「痛み」の信号を出し，頭痛と感ずるのです．
- 主な頭痛のタイプを5分類します（**図1**）．

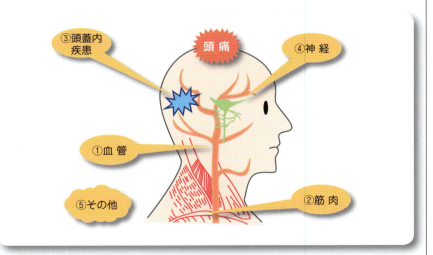

図1 頭痛のメカニズム
①頭蓋外の血管から起こる頭痛
②精神・筋の緊張から起こる頭痛
③頭蓋内の疾患から起こる頭痛
④神経痛から起こる頭痛
⑤その他：関連痛（耳鼻歯の疾患）や心因性（抑うつ性頭痛，妄想による頭痛など）から起こる頭痛

▶ 頭蓋外の血管収縮や拡張が原因の頭痛（片頭痛など）
- 動脈壁には，痛みを感じる神経が豊富に存在します．
- 何かの刺激で神経伝達物質（セロトニンなど）が多量に放出されると，強力な血管収縮作用とその後の急激な拡張が生じ，拍動性の痛みを感じます．

▶ 筋肉や精神の緊張が原因の頭痛（緊張型頭痛）
- 運動時には筋肉は収縮と弛緩を繰返し，筋肉内の血行は良好です．ところが身体的または精神的ストレスで同じ姿勢でいると血行が悪くなり，筋肉は酸素不足となり，痛みを起こす乳酸などが溜まります．
- また，硬くなった筋肉を無理に動かすと筋線維に裂け目が生じ，そこが硬くなり頭痛を生じます．

▶ 頭蓋内疾患が原因の頭痛
- 頭蓋内疾患により，脳動脈が伸展したり，拡張したり，あるいは炎症を起こした場合，また，腫瘍や血腫により硬膜が圧迫された場合に痛みを感じます．

▶ 神経痛が原因の頭痛
- 神経自身が刺激され，頭痛を生じます．
- 顔が痛くなる三叉神経痛，後頭部に響く後頭神経痛が代表です．
- 三叉神経痛は，神経の傍を走行する動脈が動脈硬化性変化により神経に当たること，後頭神経痛は後頭神経が走行する第2，第3頸椎の間にある骨や靭帯の変形・肥厚で神経を締め付けることが，主たる原因です．

▶ その他
- 耳鼻歯の疾患・二日酔いや熱中症による頭痛（関連痛）や，抑うつや妄想による頭痛（心因性）などがあります．前者は通常，原因となる状態が解消されれば頭痛は治まります．

症候からみたトリアージ

- 頭痛症状の他に，重症意識障害（Glasgow Coma Scale：GCS 3～8）・瞳孔不同・重度片麻痺の神経所見が合併している時は，脳ヘルニア，また，全身状態が①徐脈，②血圧上昇（脈圧の増大），③不規則な呼吸，と「Cushing現象の3徴候」である時には，脳圧亢進を起こしている可能性が高く，超緊急事態です．ただちに医師に連絡して，蘇生処置を開始します．
- 中等症の意識障害（GCS 9～13）に片麻痺，構音障害，視野障害などの神経所見や，項部硬直や高熱を合併している時には緊急事態です．ただちに医師に報告し，緊急で診断と治療を行います（図2）．
- 以上を簡易的にまとめると，頭痛を主訴とする患者のうち，重症意識障害（GCS 3～8）例はすべて超緊急群，中等症の意識障害（GCS 9～13）例でも瞳孔不同や重度片麻痺，または全身状態が不安定な時には超緊急群，いずれの所見もなければ緊急群に分けます．意識障害が軽度（GCS 14，15）でも神経所見（片麻痺・言語障害・視野障害）があれば緊急群，神経所見がなくとも全身状態に異常があれば準緊急群にトリアージします．

> MEMO
> GCS
> ①昏迷・昏睡の章（3頁）を参照．

また，症候からは非緊急群にカテゴリーされても，重篤な頭蓋内病変を起こしていることもあります．**非緊急群では，問診から緊急度・重症度を再評価**します（**図3**）．

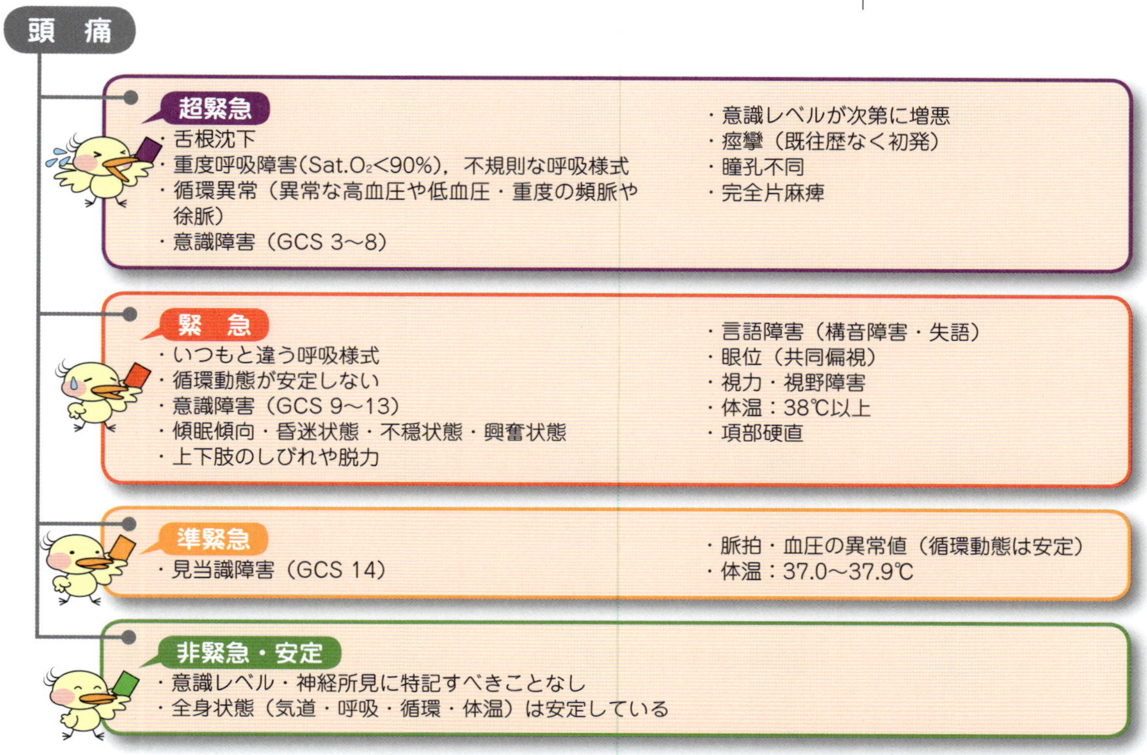

頭　痛
超緊急
・舌根沈下
・重度呼吸障害（Sat.O2<90%），不規則な呼吸様式
・循環異常（異常な高血圧や低血圧・重度の頻脈や徐脈）
・意識障害（GCS 3〜8）
・意識レベルが次第に増悪
・痙攣（既往歴なく初発）
・瞳孔不同
・完全片麻痺
緊　急
・いつもと違う呼吸様式
・循環動態が安定しない
・意識障害（GCS 9〜13）
・傾眠傾向・昏迷状態・不穏状態・興奮状態
・上下肢のしびれや脱力
・言語障害（構音障害・失語）
・眼位（共同偏視）
・視力・視野障害
・体温：38℃以上
・項部硬直
準緊急
・見当識障害（GCS 14）
・脈拍・血圧の異常値（循環動態は安定）
・体温：37.0〜37.9℃
非緊急・安定
・意識レベル・神経所見に特記すべきことなし
・全身状態（気道・呼吸・循環・体温）は安定している

図2　頭痛の症候からみたトリアージ

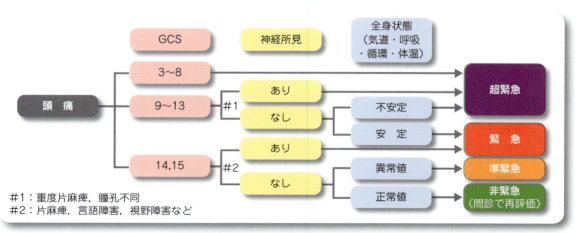

GCS
神経所見
全身状態（気道・呼吸・循環・体温）
頭　痛
3〜8
9〜13
14,15
#1
#2
あり
なし
あり
なし
不安定
安　定
異常値
正常値
超緊急
緊　急
準緊急
非緊急（問診で再評価）
#1：重度片麻痺，瞳孔不同
#2：片麻痺，言語障害，視野障害など

図3　症候からみた頭痛のフローチャート

問診のポイント

- 患者自身は，**言語障害や意識レベル低下を合併**していることがあります．患者のみならず，**家族や発症現場にいた人からも聴取**することが大切です．
- 症候からみたトリアージでは，準緊急群・非緊急群に分類されている中に，**緊急の処置・治療が必要とされる頭蓋内病変が潜んでいる**ことがあり，適切な問診が求められます．
- 片頭痛・筋緊張性頭痛・群発頭痛などの**一次性頭痛（非緊急に該当）**ではなく，頭蓋内病変などによる**二次性頭痛（緊急に該当）**を鑑別することが重要です（**表1**）[1]．つまり，真の準緊急・非緊急の状態であるか否かの見極めが大切です．
- **頭痛の強度**（強＞中等＞軽）**と発症様式**（初めて経験する＞以前からある）**の問診**から，緊急度・重症度を評価します．
  頭痛の強度・支障度の目安は，日常生活（仕事，家事，学業）の活動が，概ね可能：軽度，能率が落ちるが可能：中等度，不可能な状態：強度とします．
- **二次性頭痛を疑うキーワード**は，「突然の頭痛」「今まで経験したことがない頭痛」「いつもと様子の異なる頭痛」「頻度と強度が増していく頭痛」「40歳以降に初発の頭痛」「神経脱落症状を有する頭痛」「発症時刻が明確な頭痛」「がんや免疫不全の病態を有する」「発熱・髄膜刺激症状を有する」

用語解説
言語障害
構音障害と失語症に大別されます．
構音障害は，呂律が回らない状況で音を作る構えに問題があり，主に顔面神経・舌咽神経・迷走神経・舌下神経の機能不全です．
失語症は，いったん獲得した言語機能が障害された状態で言葉を聞いて理解する力，話を組み立てる力，などが障害された状態です．言葉の聴覚的理解が保たれている運動性失語と，障害されている感覚性失語に分けられます．

用語解説
神経脱落症状
脳の血流が途絶えてしまうことで起こす神経症状のこと．手足に運動麻痺やしびれを感じたり，また字を読むのが困難になったり話しにくいなどの症状．

表1 頭痛分類（国際頭痛分類第3版）

第1部　一次性頭痛：4分類
1. 片頭痛
2. 緊張型頭痛
3. 三叉神経・自律神経性頭痛
4. その他の一次性頭痛
第2部　二次性頭痛：8分類
5. 頭頸部外傷・傷害による頭痛
6. 頭頸部血管障害による頭痛
7. 非血管性頭蓋内疾患による頭痛
8. 物質またはその離脱による頭痛
9. 感染症による頭痛
10. ホメオスターシスの障害による頭痛
11. 頭蓋骨，頸，眼，耳，鼻，副鼻腔，歯，口あるいはその他の顔面・頸部の構成組織の障害による頭痛あるいは顔面痛
12. 精神疾患による頭痛
第3部　有痛性脳神経ニューロパチー，他の顔面痛およびその他の頭痛：2分類
13. 有痛性脳神経ニューロパチーおよび他の顔面痛
14. その他の頭痛，頭部神経痛，中枢性あるいは原発性顔面痛

- などです（**図4**）.
- また，<u>一次性頭痛を疑うキーワード</u>は，「いつもの頭痛」「過去に片頭痛・筋緊張性頭痛・群発頭痛といわれたことがある」などです（**図4**）.
- Dodickは簡潔でわかりやすい一次性/二次性頭痛鑑別臨床的手がかりとしてSNOOPを紹介しています（**表2**）[2].
- また，耳鼻歯の疾患や心因性の既往症についても聴取し，陽性であれば準緊急・非緊急群にカテゴリーします．

> **用語解説**
>
> **髄膜刺激症状**
>
> 髄膜炎やくも膜下出血などにより，髄膜が刺激された際に出現する徴候．頭痛のほか項部硬直，ケルニッヒ徴候，ブルジンスキー徴候があります．
>
> **項部硬直（nuchal rigidity）**は，仰臥位の患者の頭部を持ち上げると抵抗を感じることです．患者の頭頚部を他動的に前屈させると，正常では抵抗を示さないが，感染などにより髄膜が刺激されている状態では伸展による刺激に対して，刺激を和らげようと後頭部，項部の筋肉に持続的な収縮が起こります．
>
> **ケルニッヒ徴候（Kernig sign）**は，仰臥位で股関節を90°屈曲した状態で，膝関節を伸展させると，髄膜刺激により大腿屈筋の攣縮が起こり伸展できない徴候．
>
> **ブルジンスキー徴候（Brudzinski's sign）**は，患者を仰臥位にさせ，頭部を前屈させると伸展していた両下肢が自動的に股関節と膝関節で屈曲し，膝が持ち上がる徴候．

超緊急
- 頭痛後に舌根沈下（努力呼吸，チアノーゼ）

緊急
- 経験したことがない激しい頭痛
- 突然発症，これまでで最悪の頭痛
- 頻度と強度が増していく頭痛
- 強い吐き気（嘔吐）を繰り返す
- 身体がふわふわする
- 眼の疼痛
- 発症時刻が明確である
- 年齢は40歳以降

準緊急
- 初めての頭痛であるが，疼痛は中程度
- 以前からある反復性頭痛であるが，疼痛は強度
- がんや免疫不全の病態を有する
- 感染徴候（発熱・咳・鼻汁など）

非緊急・安定
- 初めての頭痛であるが，疼痛程度は軽度
- 以前からある反復性頭痛で，疼痛もいつもと同程度
- 頭痛で病院にかかったことがある（片頭痛・筋緊張性頭痛・群発頭痛といわれたことがある）
- 耳鼻歯の疾患や心因性の既往症あり

図4　問診時に聴取すべきこと

表2　SNOOP：一次性/二次性頭痛診断の臨床的手がかり

Systemic symptoms/**s**igns	……	全身性の症状・徴候：発熱，筋痛，体重減少
Systemic disease	……	全身性疾患：悪性疾患，AIDS
Neurologic symptoms or signs	……	神経学的症状や徴候
Onset sudden	……	突然の発症：雷鳴頭痛
Onset after age 40 years	……	40歳以降の発症
Pattern change	……	パターンの変化/頭痛発作間隔が次第に狭くなる進行性の頭痛，頭痛の種類の変化

（文献2より引用）

フィジカルアセスメントのポイント

- 頭痛の強度・支障度と緊急度・重症度が相関しないことがあり，注意します．
- 全身状態（呼吸様式や循環動態の異常）や神経所見（運動麻痺や言語障害），既往症などの情報を集め，アンダートリアージとならないように，総合的に評価します．
- 瞳孔不同・異常高血圧に徐脈を伴うもの・重度意識障害（GCS 3～8）に舌根沈下を伴うものは危険な徴候です．
- 完全片麻痺は，重症度の高い状態です．
- 既往歴のない痙攣発作（初発例）は，緊急度の高い状態です．
- 意識レベルや運動麻痺が次第に悪化（進行）する症例は，緊急度の高い状態です．
- 言語障害・眼位異常（共同偏視）や視野障害（同名半盲）は，大脳の広範囲障害を伴っている可能性があり，緊急度の高い状態です．
- 発熱や項部硬直を伴うものは，緊急度の高い状態です．
- 発症が突然で，今まで経験したことのない頭痛は緊急度が高い状態です．
- 以前から経験し反復する頭痛や，片頭痛・筋緊張性頭痛・群発頭痛といわれたことがある患者では，緊急度は高くないことがあります．

用語解説

共同偏視

左右の眼球が一方向を向いた状態にあること．左右の方向への眼球運動は，大脳皮質から脳幹部（橋）への神経回路と，橋にある水平共同視中枢によって支配されています．これらの経路のどこかに病変が生ずると，一定方向への水平共同視ができなくなり，眼球は反対側にひかれた状態のままとなってしまいます．前頭葉の刺激性病変（てんかん発作など）では刺激の反対側へ偏位がみられ，破壊性病変（出血など）では障害側をにらむ形で偏位がみられます．
また，テント上（大脳）の脳血管障害では病巣をにらむ共同偏視と反対側の片麻痺を，テント下（小脳・脳幹部）の脳血管障害では病巣の反対側を向く共同偏視と交代性麻痺（対側の脳神経麻痺を伴う片側の上下肢麻痺）を呈することが一般的です．

考えられる疾患

- 考えられる疾患を**図5**に示します．

超緊急
- 瞳孔不同
- 舌根沈下
- 不規則な呼吸様式
- 不安定な循環動態（脳血管障害/脳腫瘍/頭部外傷など）

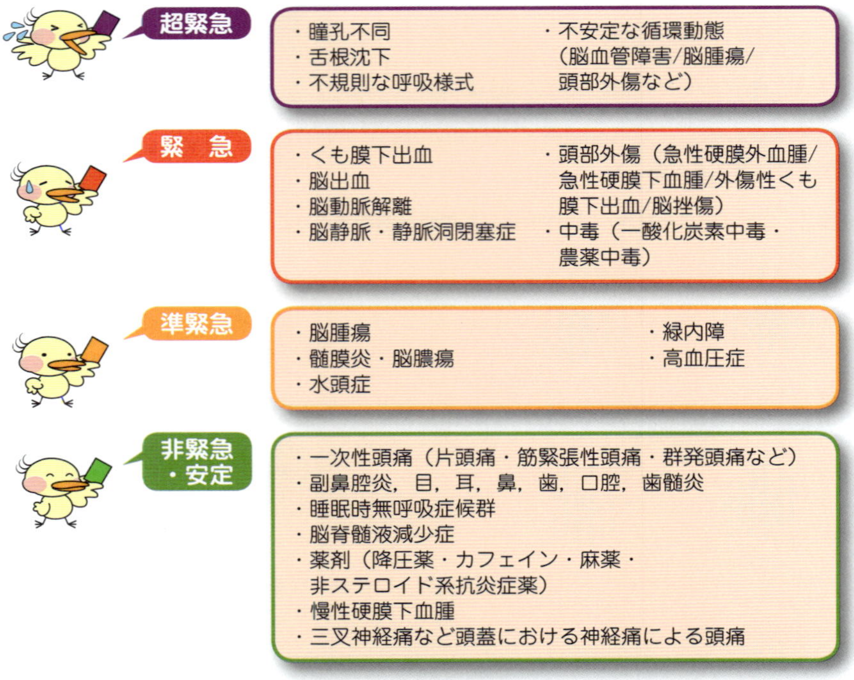

緊急
- くも膜下出血
- 脳出血
- 脳動脈解離
- 脳静脈・静脈洞閉塞症
- 頭部外傷（急性硬膜外血腫/急性硬膜下血腫/外傷性くも膜下出血/脳挫傷）
- 中毒（一酸化炭素中毒・農薬中毒）

準緊急
- 脳腫瘍
- 髄膜炎・脳膿瘍
- 水頭症
- 緑内障
- 高血圧症

非緊急・安定
- 一次性頭痛（片頭痛・筋緊張性頭痛・群発頭痛など）
- 副鼻腔炎，目，耳，鼻，歯，口腔，歯髄炎
- 睡眠時無呼吸症候群
- 脳脊髄液減少症
- 薬剤（降圧薬・カフェイン・麻薬・非ステロイド系抗炎症薬）
- 慢性硬膜下血腫
- 三叉神経痛など頭蓋における神経痛による頭痛

図5　考えられる疾患

用語解説

同名半盲

視野が半分欠けてしまって，両眼の同じ側が見えなくなる症候のこと．一側の視索（視交叉と外側膝状体の間の視神経の束）あるいは大脳の側頭葉や後頭葉に障害が生じると，反対側の同名半盲が起こります．

3 頭痛

- 超緊急に該当する特定の疾患はありません．
- 脳血管障害・脳腫瘍・頭部外傷等のすべての重症例に起こりえます．前述の症候からみたトリアージをもとに，瞳孔不同や舌根沈下・不規則な呼吸様式・不安定な循環動態が合併している時に評価します．
- 意識レベルの程度は様々ですが，発症時刻が明確で"突然の頭痛""今まで経験したことのない頭痛"を訴える患者では，第一にくも膜下出血を疑います．
- 突然発症で，片麻痺・視野障害・眼位異常・言語障害を伴う時には，脳出血を疑います．脳梗塞の可能性もありますが，頭痛を訴えることは一般的ではありません．
- 頸部のひねりや過伸展の動作を契機に頸から後頭部に痛みを生じた場合には，脳動脈解離を疑います．しかし，頸部の運動は非常に軽微でも解離を生じることがあり，詳細な問診が有用です．

用語解説

脳動脈解離

機　序：動脈壁は，内膜，中膜，外膜の３層から成ります．内膜に亀裂が生じ，血液が血管壁の中に入り込み，血管壁が裂けた状態を動脈解離といいます．脳動脈の中では，椎骨脳底動脈解離が多いとされています．

原　因：外傷性と非外傷性があります．
　　　　外傷性……交通事故やスポーツ等による頸部のひねりや過伸展
　　　　非外傷性…血管壁が弱くなる基礎疾患をもっている場合（Marfan症候群，Ehlers-Danlos症候群，骨形成不全症，線維筋形成不全症，高ホモシステイン血症など）

症　状：解離が起きると，頸から後頭部，顔面にかけて激しい痛みが起こります．このような痛みが起きた数日以内に，脳梗塞や一過性脳虚血発作で発症する例や，血管壁の外膜に解離が生じ動脈瘤が形成され，くも膜下出血で発症する例があります．

- 脳静脈・静脈洞血栓症は，非常に緊急度の高い疾患です．しかし，頻度は低く，頭痛の強度や発症様式も様々で，頭痛の他に特異的な特徴も乏しいため，診断に苦慮します．頭痛の鑑別として常に念頭におき，耳鼻科領域の感染症などを起こしやすい既往症について問診をとることが重要です．

用語解説

静脈洞血栓症

機　序：脳内を灌流してきた血液は，頭蓋外へ出ていく前に，静脈洞に集まります．静脈洞血栓症では，血栓で静脈洞が閉塞することにより，血液が頭蓋外に出ていきにくくなります．その結果，頭蓋内圧亢進，静脈性脳梗塞，脳出血，痙攣などを起こします．

原　因：経口避妊薬やホルモン剤（プロゲステロンなど），妊娠・出産に伴う凝固能亢進，ベーチェット病や凝固異常症，喫煙等があります．また，副鼻腔炎や中耳炎，乳突蜂巣炎などの炎症性疾患が静脈洞に波及して，血栓を形成する場合もあります．

症　状：発症は急激な経過をとるものと，頭痛が数週間先行するものがあります．頭痛の他に痙攣，悪心嘔吐，意識障害，うっ血乳頭といった症状がみられます．片麻痺，耳痛（横静脈洞血栓症），眼部痛や眼球運動障害（海綿静脈洞血栓症）などがみられることもあります．

- 緩徐に頭痛が増悪した症例では，頭痛を起こしやすい時間帯や姿勢から，以下の疾患を疑います．
　・脳圧は寝ている時のほうが高くなるため，起床時に頭痛を訴える（early

morning headache）症例は脳腫瘍や水頭症による頭蓋内圧亢進，または睡眠時無呼吸症候群を疑います．
・立位姿勢で頭痛が増強し，臥位姿勢で軽快する症例では脳脊髄液減少症を疑います．
● 目の痛みを伴う頭痛は，急性の緑内障を疑います．視神経障害は徐々に進行するため，自覚症状として視力低下・視野欠損を訴えることは少ないことがポイントです．

注目すべき検査

● CTで，急性期出血性病変と骨病変を確認します．しかし，くも膜下出血の発症24時間以内の診断率は92％とされ[3]，CT検査で診断に至らないくも膜下出血があることを念頭におくことが大切です．
● MRIは，脳実質，血流，髄膜の評価ではCTより優れています．微細な脳組織の変化，血管病変（奇形・瘤・狭窄や解離），炎症による髄膜の変化を観察します．また，T2＊強調像では，CTで観察できない微小脳出血の評価もできます．
● 腰椎穿刺で，髄液の性状（色，細胞数，蛋白，糖など）や髄液圧を測定できます．検査前に，CTまたはMRIにて頭蓋内病変がないこと，または，眼底検査でうっ血乳頭がないことを確認してから検査します．
● 血液・生化学検査の白血球数，血小板数，CRPやプロカルシトニンの測定値から，炎症例の重症度や治療後の推移が評価できます．

この症状にこの初期対応

● 重度意識障害（GCS3～8），瞳孔不同，舌根沈下，不規則な呼吸様式・不安定な循環動態のいずれかの症候を有す患者には，気管挿管と人工呼吸器を準備します．気管挿管下の人工呼吸管理で全身状態の安定化を最優先します．
● 突然の激しい頭痛を主訴とする患者では，くも膜下出血を第一に疑い，CTで診断する前から「Hurry, but gently!」に対応します．
● 出血性病変（くも膜下出血，脳出血，外傷など）は，根治手術（クリッピング，血腫除去術など）までに再出血を起こさないように，血圧や鎮静管理を厳格に行い，移動や処置時の血圧・意識レベルの変動に注意します．
● 頭蓋内疾患では，何かしらの神経障害を有すことがあり，早期リハビリを配慮します．
● リハビリが積極的に実施できるように，種々の管（気管挿管，酸素マスク，動脈内留置カテーテル，持続点滴，尿道カテーテルなど）の必要性を日々評価し，早期抜去を検討します．
● 頭蓋内圧亢進や遷延性意識障害による誤嚥性肺炎の可能性のある患者では，頭位挙上の体位を基本（図6）とします．

用語解説

T2＊強調像

微小出血は，gradient-echo法で撮像されるT2＊強調画像でほぼ円形の均一な低信号域を示します．しかし，微小出血として描出された出血が新鮮なものか，陳旧性のものかは，画像からは判断できません．増悪因子は，加齢・脳血管障害（脳梗塞・脳出血）の既往，高血圧，左室肥大，高コレステロール血症があります．微小出血を有す症例では脳出血再発率が上がります．

MEMO
なぜ髄液検査を行うのか？

脳室内や脳脊髄のくも膜と軟膜の間にある透明な液体のことを髄液といいます．脳や脊髄に発生した異常はこの髄液に影響を与え，色調に変化が現れたり，髄液圧が上昇したりします．髄膜炎やくも膜下出血が疑われるがCTやMRIでははっきりしない時に髄液検査を行います．髄膜炎では，髄液圧・外観・細胞数・蛋白質値・糖値など，くも膜下出血では髄液圧・外観が重要な項目です．また，正常圧水頭症では，髄液圧の評価とともに過剰に溜まっている髄液を少量排除することで，歩行障害などの神経症状が改善するか評価（髄液タップテスト）することにも用いられます．

3 頭　痛

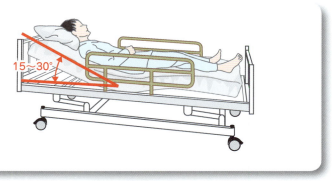

図6　頭位挙上
脳循環改善のために頭部を15〜30°挙上させる．

> **MEMO**
> **Hurry, but gently!**
> 検査・治療は迅速に，しかし，患者にはストレスをかけずに優しく．

参考文献

1) Headache Classification Committee of the International Headache Society（IHS）：The International Classification of Headache Disorders, 3rd edition（beta version）. Cephalalgia 33（9）：629-808, 2013
2) Dodick DW：Clinical clues（primary/secondary）. In "The 14th Migraine Trust International Symposium" London, 2002
3) Mayberg MR, Batjer HH, Dacey R et al：Guidelines for the management of aneurysmal subarachnoid hemorrhage. A statement for healthcare professionals from a special writing group of the Stroke Council, American Heart Association. Stroke 25（11）：2315-2328, 1994

頭痛に対する観察とケアのポイント

西村 祐枝

観察のポイント

- 頭痛の原因は，頭蓋内病変から筋の緊張，心因性と多種多様です（21頁の図1参照）．また，頭痛の分類は，頭蓋内病変を認めない一次性頭痛と頭蓋内病変に続発する二次性頭痛があります（24頁の表1参照）．必ず最初に確認すべきことは，緊急度・重症度の判断で，生命に直結する二次性頭痛か否かを見極めることです．

- 特に，二次性頭痛を疑うキーワードとして列挙された「突然の頭痛」「今まで経験したことのない頭痛」は，くも膜下出血である可能性が高くなります．このような頭痛に伴い，意識レベルの低下や嘔吐，呼吸状態の悪化のいずれかを認めれば，緊急度・重症度ともに高くなります．

- 通常，くも膜下出血の大発作前に少量の出血を起こす場合があり，これをマイナーリークといいます．マイナーリーク症状は突然の頭痛が最も多いとされますが，悪心・嘔吐，めまい，せん妄，動眼神経麻痺や視力障害を伴うこともあります[1]．これらの症状についても観察していきましょう．

- トリアージ（23頁の図3参照）に示された手順に従って，バイタルサインに異常はないかを確認しましょう．そして，身体・神経学的観察と問診を十分に行い，いくつかの疑わしい所見を認めた場合は，画像診断につながるCTやMRIの所見の確認は必須となります．必要に応じて，髄液検査も行います．

- 意識レベルは，GCSやJCSで確認し，意識レベルの推移もみていく必要があります．また，麻痺の有無，会話ができる場合は構音障害の有無や意思疎通がはかれるかなど，脳神経学的所見の異常の有無も併せて確認しましょう．

- 外傷の有無もしっかり観察する必要があります．外傷を確認した場合は，受傷転機や経過なども同時に確認しましょう．

- 患者と会話が可能であれば，問診にて，痛みの発症様式と経過，部位，程度を確認します．その際，主観的疼痛評価スケールを用いることで，頭痛の推移，治療やケアの効果判定が確認できます．患者が受診前に鎮痛薬を内服している可能性もあるため，投与頻度や薬剤も確認しておきましょう．

- 片頭痛や緊張型頭痛に代表される一次性頭痛は生命の危機には陥りませんが，QOLを低下させます．「ズキンズキンと痛む」「頭全体が締めつけられるように痛む」など具体な表現ができるよう支援し，頭痛は主観的なものであることを念頭におき，丁寧な問診を心がけましょう．

ケアのポイント

- 原疾患の治療を優先させながら，頭痛の緩和に努めることが大切です．また，くも膜下出血であれば再出血の危険性があるため，刺激はできるだけ避けます．特に血圧管理が重要です．そのため，医師の指示に基づき，降圧剤を用いて血圧を調節します．必要に応じて，鎮痛薬や鎮静薬を用いますが，薬剤の影響で患者の意識レベルが低下する可能性があります．その際は，頭蓋内圧亢進症状に注意しながら，上述した観察を適宜行っていきます．
- 頭蓋内圧を上昇させずに，脳還流圧を維持させるためのポジショニングを行います．方法は，頸部を正中位で維持し，頭位挙上を行います．なぜなら，頸部が過度に屈曲・伸展を起こすことで静脈還流を阻害し，頭蓋内圧の上昇をきたすからです．また，頭蓋内圧を下げる目的で15～30°の頭位挙上（29頁の図5参照）を行うことは脳循環維持にも有効といわれています[2]．
- 頭痛は，患者に不安や不快感情を招きます．そして，痛みが持続することで，患者は恐怖を感じることもあります．特に，痛みを修飾する因子には，悲しみ，怒り，孤独感などがあり，痛みの閾値を下げる要因となります．そのため，こうした要因を軽減できるように精神的介入による疼痛緩和ケアが求められます．同時に，患者へ処置や検査について説明を行います．そして，苦痛の緩和と不安の軽減をはかったうえで，可能な限り安静が保持できるよう，環境を調整しましょう．患者だけでなく，家族も不安に感じていますので，緊張感を与えないよう接します．
- 患者は，十分な睡眠，気分転換，医療者や家族とのふれあい，リラックスなどによって，痛みの閾値を上げることができます．具体的方法として，音楽やテレビを鑑賞するなどして注意をそらす意識拡散，温かい蒸しタオルや温沈で筋の緊張を和らげる温罨法，氷枕やゲルパックを用いた冷罨法，腹式呼吸やポジショニングなどを用いたリラクゼーション，患者に直接触れるタッチングなどのケアを行うことで，非薬理学的鎮痛の効果が期待できます．
- さらに，慢性的な頭痛に移行しないよう，多職種が連携した患者教育や介入も必要となります．

引用・参考文献

1) 日本頭痛学会 編：慢性頭痛の診療ガイドライン2013
   http://www.jhsnet.org/guideline_GL2013.html．pdf
2) Ng I, Lim J, Wong HB：Effects of head posture on cerebral hemodynamics：its influences on intracranial pressure, cerebral perfusion pressure, and cerebral oxygenation．Neurosurgery 54：593-598，2004
3) 山内豊明：フィジカルアセスメントガイドブック―目と手と耳でここまでわかる 第2版．医学書院，2011

4 脱力・麻痺

水 大介, 有吉 孝一

脱力・麻痺とは？

- 脱力とは，体から力が抜けてぐったりしてしまうことです．なかでも，自分の思うように四肢を動かすことができない状態を麻痺といいます．四肢の片方が動かせないのが片麻痺で，片麻痺を起こす代表的な疾患に脳血管障害があります．

脱力・麻痺のメカニズム（図1）

- 意識的な運動（随意運動）は，大脳の神経細胞が興奮することから始まります．その電気信号は脳から神経（上位ニューロンといいます）を通って脊髄に到達します．続いて，脊髄からの信号は末梢神経（下位ニューロンといいます）として，神経と筋肉を結ぶ接合部を興奮させ，伝導物質が放出されることで筋肉が収縮し，随意運動が始まります．
- ①上位ニューロン，②下位ニューロン，③神経筋接合部，④筋肉，のいずれに障害が及んでも麻痺が出現します．
- "麻痺"は脳・脊髄の病変が多いですが，特に高齢者では感染症や脱水などの全身疾患から全身に力が入らない状態を，「脱力した，力が入らない」と訴えることが多いことを覚えておいてください．

症候からみたトリアージ（図2）

- ABCDに異常がみられる昏睡状態，ショック状態は超緊急事態です．
- 脳血管病変は，時間との勝負です．口角下垂や呂律が回っていない，片側の麻痺症状が4.5時間以内に発症しているのであれば，血栓溶解療法（rt-PA）が適応となります．超緊急事態ですので，速やかに医師に報告し，検査・診療を進めてください．
- 4.5時間以上経過しているが脳卒中を疑うもの，自力歩行が困難な状態，随伴症状として激しい痛みを伴うもの，感染症の可能性がありqSOFA 2点以上であるもの，軽度〜中等度の意識障害を伴うものは，緊急事態です．

用語解説

ABCD
Airway：気道
Breathing：呼吸
Circulation：循環
Dysfunction of CNS：意識

用語解説　qSOFA
呼吸数：≧22回/分
収縮期血圧≦100mmHg
意識障害
　各1点

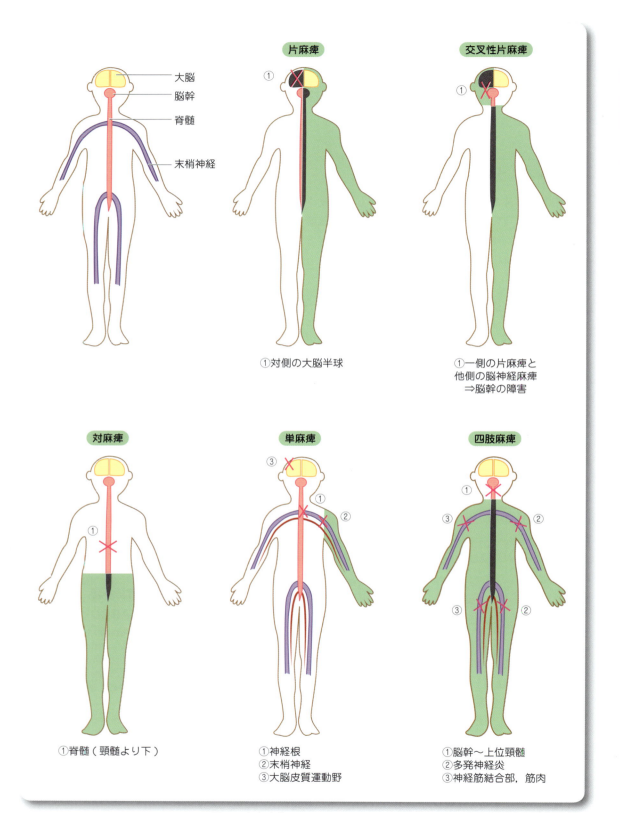

図1　麻痺形式（文献1を参照して作成）

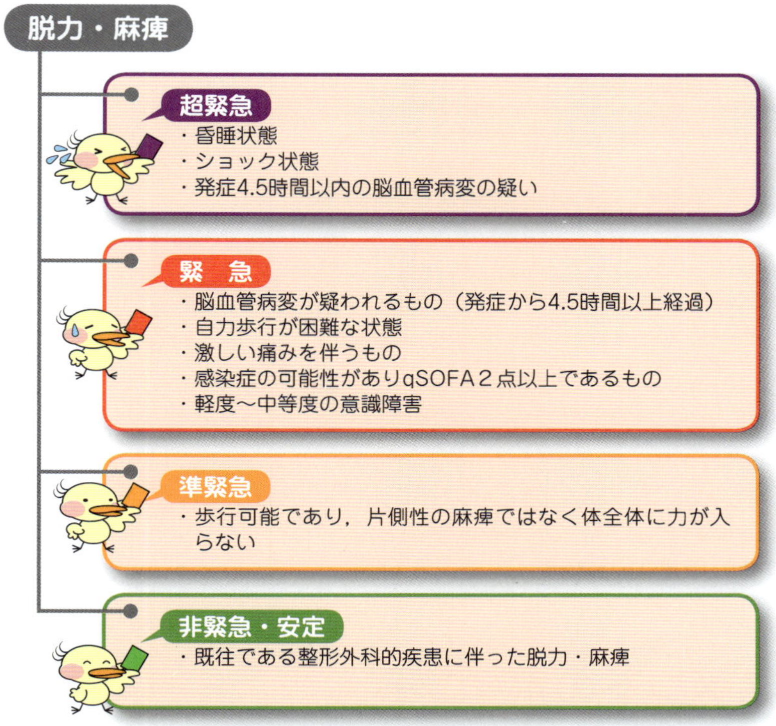

4 脱力・麻痺

脱力・麻痺

超緊急
・昏睡状態
・ショック状態
・発症4.5時間以内の脳血管病変の疑い

緊　急
・脳血管病変が疑われるもの（発症から4.5時間以上経過）
・自力歩行が困難な状態
・激しい痛みを伴うもの
・感染症の可能性がありqSOFA2点以上であるもの
・軽度〜中等度の意識障害

準緊急
・歩行可能であり，片側性の麻痺ではなく体全体に力が入らない

非緊急・安定
・既往である整形外科的疾患に伴った脱力・麻痺

図2　脱力・麻痺の症候からみたトリアージ

問診のポイント（図3）

- **急性で進行性か**：突然発症したならば脳血管障害が疑われます．
- **どれくらい前に起こったのか**：脳梗塞の場合，rt-PAの治療適応に重要です．
- **どの部位が動かしにくいのか**：病変の部位を探し当てるのに有用です．左右差のある脱力・麻痺は，脳血管障害を強く疑います．単肢のみでは脳血管障害だけでなく，末梢神経障害の可能性もあります．左右差のない脱力は，感染症など全身症状を伴うものを考えます．
- **意識レベルはどうか，ショック状態ではないか**：異常があれば，すぐに蘇生処置が必要になります．
- **頭痛・胸痛・背部痛や嘔吐，発熱などの随伴症状**：頭痛は頭蓋内病変，胸痛・背部痛は大動脈解離や脊髄病変，発熱は髄膜炎・脳炎などを考えるのに重要なサインであり，頭蓋内・脊髄病変との鑑別に有効です．
- **糖尿病や高血圧，喫煙など**動脈硬化をひき起こすリスクを確認します．特に，糖尿病の有無は低血糖を考えるうえでも重要なポイントです．
- **現在の内服薬や既往歴**：経口糖尿病薬は低血糖を，不整脈は脳血管病変を，担がん患者であれば脳転移の可能性など，麻痺・脱力の鑑別に有用です．
- **外傷歴はないか**を確認します．
- **これまで経験したことのある症状かどうか確認**：これまでに経験している慢性的な症状なら，緊急性がないことがほとんどです．

> **MEMO**
> **大動脈解離の病態（大動脈解離でなぜ脱力を起こすの？）**
> 大動脈解離は血管の中膜が突然裂けることが原因です．解離腔により真の血管（真腔）が閉塞することで，様々な臓器の虚血や梗塞を起こします．
> 下行大動脈からは脊髄を栄養する血管（アダムキュービッツ動脈）が解離により，脊髄の虚血をきたし下肢脱力を起こします．

超緊急
- 昏睡状態か（舌根沈下，あえぎ様呼吸）
- 4.5時間以内に発症した左右差のある麻痺
- 冷汗や呼吸困難などショックを疑う

 緊急
- 4.5時間以上経過した左右差のある麻痺
- 激しい頭痛や胸部痛，背部痛などの随伴症状がある
- 動脈硬化のリスク（高血圧，糖尿病，高脂血症，喫煙など）がある
- 低血糖のリスク（糖尿病，経口糖尿病薬）がある
- 外傷後の四肢の麻痺

 準緊急
- 左右差がはっきりしない，全身に力が入らない
- 歩行可能

 非緊急・安定
- これまで経験したことのある症状と同じである

図3　問診から考える脱力・麻痺のトリアージ

フィジカルアセスメントのポイント

- まずは，脳血管障害が疑わしいかどうかを確認します．①口角の下垂がないか，②上肢の運動の左右差（上肢Barre徴候），③失語・構音障害の有無の3つをすばやくチェックします（図4）．
- 意識障害や冷汗を認める時は，低血糖の可能性があります．血糖値を測定しましょう．

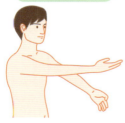
上肢Barre徴候（左陽性）

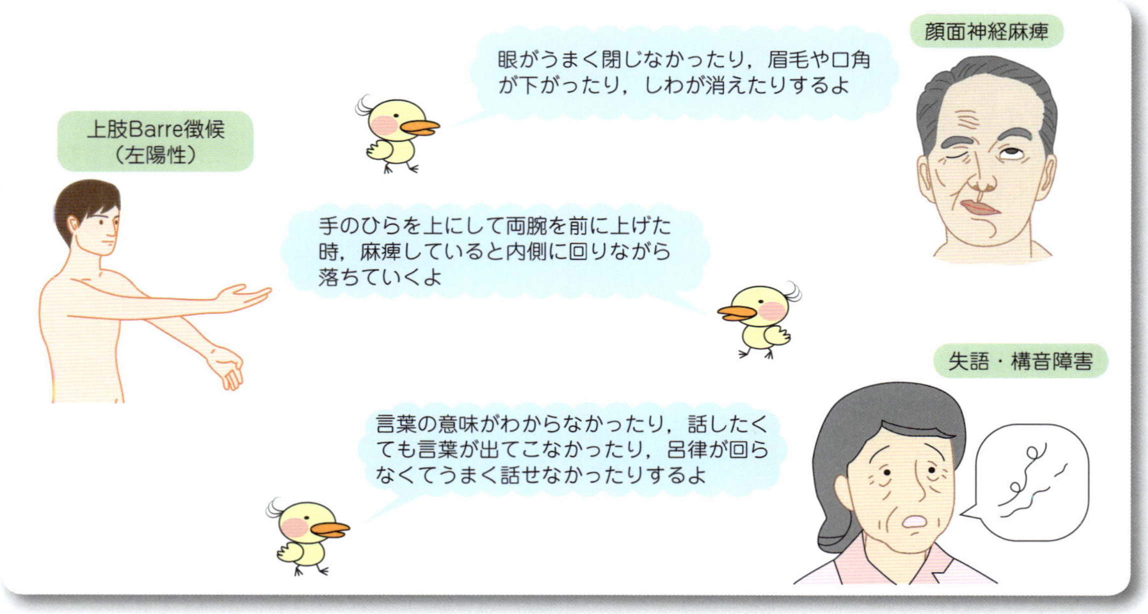

手のひらを上にして両腕を前に上げた時，麻痺していると内側に回りながら落ちていくよ

眼がうまく閉じなかったり，眉毛や口角が下がったり，しわが消えたりするよ

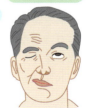 顔面神経麻痺

言葉の意味がわからなかったり，話したくても言葉が出てこなかったり，呂律が回らなくてうまく話せなかったりするよ

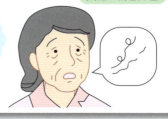 失語・構音障害

図4　脳血管障害の有無のチェックポイント

- 両側の下肢麻痺（対麻痺）や排尿障害を認めれば，脊髄病変が疑われます．
- 左右差を認めない脱力（筋力低下）は，電解質異常や感染症，筋などの全身疾患に由来する可能性があります．
- 力の入り方が一定しない（症状の再現性が乏しい），不必要に違うところに力が入っているなどは，心因性の要素をチェックします．

考えられる疾患

- 考えられる疾患を図5に示します．
- 突然発症し，左右差のある麻痺があれば，脳血管障害を疑います．
- 低血糖は意識障害だけではなく，片麻痺など脳血管障害と非常に似た症状をきたします．
- 両側の麻痺は脊髄疾患が疑われます．特に外傷後の四肢麻痺では脊髄損傷が疑われますので，頸部を動かさないように注意しましょう．
- 意識障害や冷汗がみられたり，糖尿病の既往があれば，まずは低血糖を確認します．
- 発熱や頭痛を訴えていれば，感染症による脱力が疑われます．特に髄膜炎・脳炎に注意します．
- 麻痺が出現する前に胸部痛や背部痛があれば，大動脈解離が疑われます．脳血管障害とは治療法が異なりますので，注意してください．
- 感冒後や下痢の後に脱力を認めれば，ギランバレー症候群を疑います．
- 左右差のない脱力（筋力の低下）が認められ，発熱や外傷がなければ，重症筋無力症や低K血症や甲状腺疾患，周期性四肢麻痺などの筋疾患を疑います．

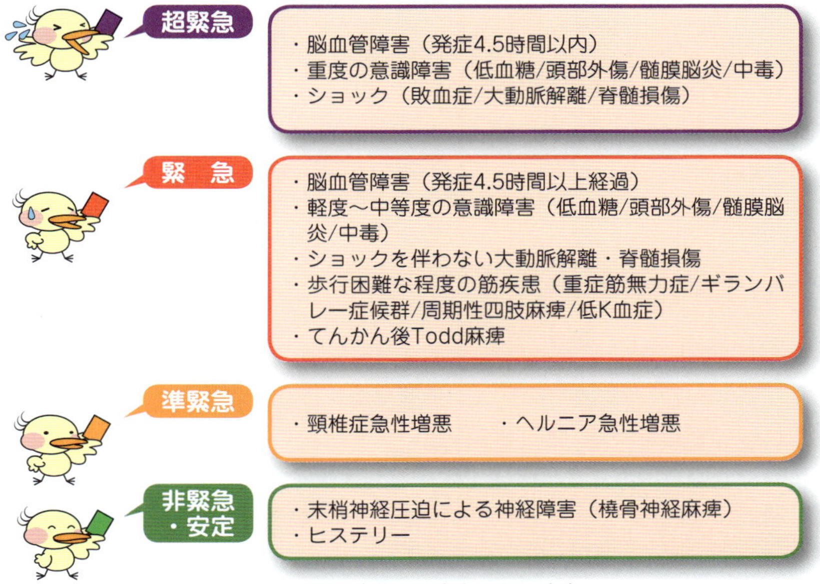

> **MEMO**
> **電解質異常でなぜ脱力を起こすの？**
> 電解質異常ではNa，K，Ca異常が主ですが，これらの異常（高値および低値）により脱力をきたすことはよく知られています．電解質は筋を正常に機能させるための神経伝導や細胞膜に重要な役割をもっており，異常が生じることによって筋収縮がうまくできず脱力という症状をきたします．

> **用語解説**
> **ギランバレー症候群**
> 筋肉を動かすための末梢運動神経が，障害される疾患であり四肢脱力をきたします．原因は様々ですが，約60％に先行感染が認められます．症状としては多くは下肢脱力症状で始まり，次第に体幹・上肢の筋力低下をきたします．運動障害に比べて感覚障害は軽度です．重症になると呼吸筋低下による呼吸不全をきたします．

超緊急
・脳血管障害（発症4.5時間以内）
・重度の意識障害（低血糖/頭部外傷/髄膜脳炎/中毒）
・ショック（敗血症/大動脈解離/脊髄損傷）

緊急
・脳血管障害（発症4.5時間以上経過）
・軽度〜中等度の意識障害（低血糖/頭部外傷/髄膜脳炎/中毒）
・ショックを伴わない大動脈解離・脊髄損傷
・歩行困難な程度の筋疾患（重症筋無力症/ギランバレー症候群/周期性四肢麻痺/低K血症）
・てんかん後Todd麻痺

準緊急
・頸椎症急性増悪　・ヘルニア急性増悪

非緊急・安定
・末梢神経圧迫による神経障害（橈骨神経麻痺）
・ヒステリー

図5　脱力・麻痺から考えられる疾患

- 睡眠薬など，多くの薬物は過量内服により全身の脱力をきたします．他疾患だとわかるまでは，常に考慮に入れるようにしてください．

必要な検査

- まずは，簡易血糖測定器で血糖値を確認します．低血糖症状で片麻痺をきたすこともあることを覚えておきましょう．
- 頭部CTで脳出血を確認します．急性期の脳梗塞はCTでは確認できませんので，CTで異常がなければ頭部MRIを適宜撮影します．CT・MRIの撮影を行う前に，必ずバイタルサインが安定していることを確認してください．
- 採血では，電解質を確認します．敗血症を疑う場合は，血液培養も忘れずに採取します．血液培養は，必ず別の部位から2セット以上採取するようにします．
- 髄液検査では，髄膜炎や脳炎の診断に有効です．また，ギランバレー症候群を疑う時も蛋白質が増加し，細胞数は増加しない「蛋白細胞解離」を認めることがあり，有用です．
- 胸部X線では，縦隔拡大の有無を確認します．あれば大動脈解離を疑い，造影CTを施行します．ただし縦隔拡大（図6）がないからといって，大動脈解離を否定してはいけません．
- 薬物に関しては，尿中薬物検出キットを用いて検出します．

> **MEMO**
> どの程度で低血糖症状が出現するかは，個人差があります．

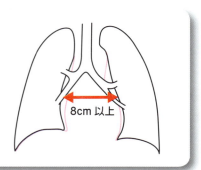

胸部X線で
8cm以上の縦隔影があれば
縦隔拡大である！

8cm以上

図6　縦隔拡大

> **用語解説**
> **髄液検査**
> 主に髄膜炎や脳炎，ギランバレー症候群を疑う時に有効です．髄膜炎では髄液中の細胞数の上昇が認められ，蛋白も増加します．一方で糖は低下します．一方，ギランバレー症候群では髄液中の蛋白の上昇は認められますが，細胞数の増加は認められないことがあります．この髄液中の蛋白の上昇があるにもかかわらず，細胞数の増加を認めない状態を「蛋白細胞解離」といい，ギランバレー症候群や糖尿病性神経障害，アルコール性神経炎などで認めることがあります．

この症状にこの初期対応

- 脳血管障害では意識障害から舌根沈下をきたし，上気道閉塞の危険性があります．酸素投与や必要に応じてバッグ・マスクでの換気，挿管準備を行います．また，嘔吐の危険性もありますので，口腔内吸引も行います．
- ショック患者では酸素投与を行い，心電図モニターをすぐに装着します．血圧，脈拍，SpO_2，呼吸数，尿量を監視しましょう．急変に備え，緊急カートやモニター付き除細動の準備，挿管準備が必要になります．
- 脳血管障害の患者では，意識レベルや瞳孔所見，麻痺の程度が経過ととも

- に変化がないかを監視します．状態の変化に応じて緊急手術や血管造影・血管内治療を行います．
- 発症から4.5時間以内の脳梗塞では，rt-PAの適応になることがあります．時間との勝負です．
- 低血糖患者では一度血糖を補正しても，時間経過とともに再度低血糖になることがあります．適宜血糖チェックを行います．
- 外傷患者の麻痺では頭蓋内損傷だけでなく，脊髄損傷の可能性があります．ネックカラーを装着し，頸部を不用意に動かさないように注意が必要です．
- 髄膜脳炎では，いかに早く抗菌薬を投与するかがポイントとなります．速やかに血液培養を2セット以上採取後，抗菌薬の準備をしましょう．

> **MEMO**
> **髄膜脳炎に対する抗菌薬の準備**
> 細菌性髄膜脳炎では，抗菌薬投与開始までの時間が死亡率にかかわってきます．あらかじめ医師に使用する抗菌薬を確認しておき，血液培養が採取されたと同時に，抗菌薬投与が開始できるようにベッドサイドに準備をしておく必要があります．

参考文献

1) 林　寛之 編：いきなり名医！もう困らない救急・当直．日本医事新報社，2009

脱力・麻痺に対する観察とケアのポイント

西村 祐枝(にしむら さちえ)

観察のポイント

- 脱力・麻痺は，中枢・末梢神経障害によって生じ，身体の機能が減衰あるいは喪失した状態をいいます．①上位ニューロン，②下位ニューロン，③神経筋接合部，④筋肉のいずれに障害が起こっても麻痺は出現します（34頁の図1参照）．そのため，脱力・麻痺の原因は多岐にわたるため，麻痺の状況から障害部位を特定することで疾患を同定できます．また，感染などの全身疾患によって生じた脱力は，運動麻痺とは違うため，鑑別が必要となります．そこで，脱力や麻痺が主訴の場合は，麻痺の部位や程度を十分に観察することが大切です．同時に，顔面麻痺の有無や病的反射の有無，嚥下障害などがないかを確認すると，麻痺の原因検索に役立ちます．また，バイタルサインに異常はないかも必ず確認しておきましょう．

- 麻痺については，2つのタイプがあり，筋肉の緊張は失われた「弛緩性麻痺」と，筋肉の緊張は亢進した「痙性麻痺」があります．そのため，麻痺の部位を確認したら，次に程度として，麻痺のタイプを把握しておきます．麻痺の程度は，徒手筋力テストを用いて評価することで，推移も把握できます．

- 麻痺が生じた際に，最初に生命に直結するような病態の危険性がないかを見極める必要があります．患者の意識レベル低下や呼吸状態の悪化，バイタルサインの異常を認めた場合は，緊急度・重症度は高いと判断します．この原因として，脳・脊髄の病変の危険性が高いため，脳血管障害の有無（36頁の図4参照）を確認します．また，四肢麻痺であれば，脳幹や頸髄損傷の可能性を考えて観察します．鑑別が必要となるのは，全身脱力状態で，意識レベルは低下し，発熱や頻脈，頻呼吸，血圧低下を呈している場合は，SIRSによる全身疾患の可能性が高くなります（37頁の図5参照）．いずれも生命の危機に陥る危険性があり，全身状態の管理，気管挿管や人工呼吸器の準備などが必要となるため，意識レベルと併せて呼吸状態を十分に観察する必要があります．

- 運動麻痺を呈する疾患として，脳梗塞を発症した場合は，アルテプラーゼ静注療法が適応となります．発症から4.5時間以内に，治療可能な虚血性脳血管障害患者に対して行われるため，迅速な判断が求められます．この治療は，「81歳以上」「脳梗塞既往に糖尿病を合併」「NIHSS値26以上」「経口抗凝固薬投与中」に該当する場合は，適応の可否をより慎重に検討する必要があるとされているため，属性や薬剤使用状況も併せて確認しましょう[1)2)]．

ケアのポイント

- 麻痺のある患者は，身体のある部分の自由が利かないために，不安やストレスを抱えます．早期リハビリテーションの有用性は認められていますが，患者は元通りに回復できず，その障害を受容できず，危機的状況に陥るケースがあります．そこで，早い段階からの多職種チームによる精神的ケアが必要となります．特に，患者の情緒的反応が強い場合は，共感的態度で傾聴に徹し，患者の不安軽減や安楽，睡眠促進に努めましょう．同様に，家族も精神的ケアが必要となります．患者の回復支援に対して，家族の協力が得られるよう，家族エンパワメントしましょう．
- 麻痺がある患者は，自力で体位変換ができません．この状況は「不動」「筋緊張異常」「疼痛」といった増悪因子が重なり合い，関節の拘縮を助長させます．そこで，体位管理が重要となります．
- 良肢位（**図1**）を基本姿勢とした体位で，適切な大きさの枕を用いて支持基底面積を広く保ち，患者の安全（安定）・安楽・快適性を確保した状態に調整すること（**図2**）が必要となります．特に，仰臥位や麻痺側を上にした側臥位は短時間にしなければ，異常姿勢反射が高まり[3]，患者の苦痛や日常生活動作の支障を増幅させます．麻痺側を上にした側臥位は，重力の影響を受けやすく，可動域を狭小させます．一方で，麻痺側を下にした側臥位では，患側全体の伸展により痙性を減少させ，さらに認知機能回復や効果的なリハビリテーションにつながります[4]．

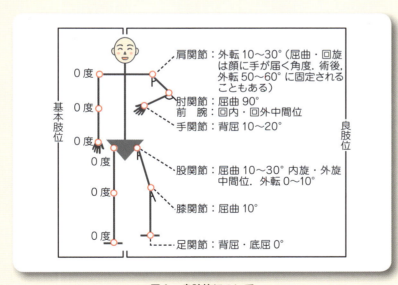

図1　良肢位について

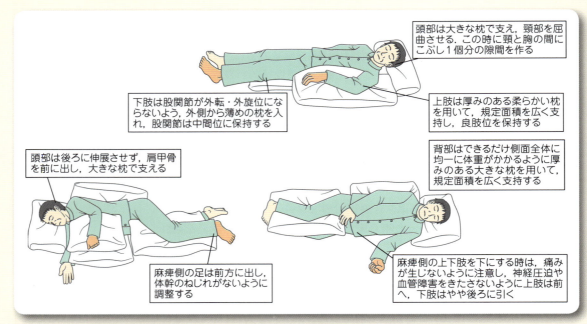

図2 安全（安定）・安楽・快適性を確保した姿勢の調整

引用・参考文献

1) 日本脳卒中学会脳卒中合同ガイドライン委員会 編：脳卒中治療ガイドライン2009
http://www.jsts.gr.jp/main08a.html
2) 日本脳卒中学会，脳卒中医療向上・社会保険委員会rt-PA適正治療指針改訂部会：『発症3時間超4.5時間以内の虚血性脳血管障害患者に対するrt-PA（アルテプラーゼ）静注療法の適正な施行に関する緊急声明』
http://nsg.med.tohoku.ac.jp/jsscs/pdf/info_120904.pdf
3) Davies PM：Steps To Follow. シュプリンガー・フェアラーク東京，1987
4) 石川 朗：ER（救急救命室）で理学療法？ "理学療法のとらえかた" 奈良 勲 編．文光堂，pp115-123，2001
5) 山内豊明：フィジカルアセスメントガイドブック―目と手と耳でここまでわかる 第2版．医学書院，2011

5 失神

稲田　眞治(いなだ　しんじ)

失神とは？

- 失神とは，「一時的に意識を失った結果，立位・坐位などの姿勢を保てなくなり倒れてしまう．その後，自然に，かつ完全に意識が回復する症候」[1]です．意識を失うのはごく一過性である点，意識を失った後にすっきりと目が覚めて回復する点が特徴です．

失神のメカニズム

- 意識を司る臓器は脳ですので，脳の異常が起きているわけですが，一過性の意識障害であり，脳梗塞など脳の不可逆な疾患によるものではありません．原因は，脳全体の一過性の低灌流（血流が一時的に低下すること）です（図1）．
- 脳も，ほかの内臓と同様に，心臓から血液が送られています．意識に関係する脳の部位は，大脳皮質や脳幹と広範囲にわたるため，意識が完全に消失する場合には，脳全体の血流が低下する状況が生じていると考えられます．すなわち，脳の一部の血管の異常によって生じる血流低下よりも，心臓から脳へ送られる血流全体の低下により生じることが多いのです．
- 失神のメカニズムとしては，脳の疾患よりも，心拍出量の低下する心臓の疾患もしくは，循環血液量の低下する疾患が重要です．心疾患による失神を心原性失神，循環血液量が低下する疾患による失神を起立性失神と呼

MEMO
よくある誤解が，一過性脳虚血発作（TIA）でも失神が生じるというものですが，一時的に，大脳皮質と脳幹への血流が（塞栓などによる血管閉塞で）選択的に低下した後に，完全に血流が回復する事態は極めて稀であるといえるでしょう．

心拍出量の低下は心原性失神

循環血流量の低下は起立性失神

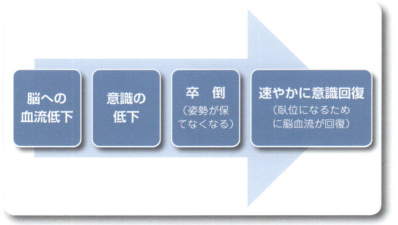

図1　失神発生のメカニズム

び，見逃してはならない危険な失神として覚えてください．
- こうしたメカニズムを理解すると，倒れた後にすっきり目が覚めるという経過もよく理解できると思います．立位や坐位では，脳が心臓より高い位置にあるため，心臓からの血流低下により容易に低灌流が生じますが，倒れると，心臓と脳の高さはほぼ同等となるため，脳血流自体は，心臓自体が駆出する血流が低下したままでも回復するわけです．

症候からみたトリアージ

- 失神の定義上，病院に到着した患者は，意識が清明で元気なことが多く，バイタルサインも安定していることが多いので，超緊急であることは少ないのですが，そうした見た目にとらわれることなく，本当に失神が生じたのかどうか，その原因としてどんな疾患が考えられるのか，問診で注意深く聴き出すことが重要です．また，来院時も意識のない状態が続いているのは，失神ではなく意識障害と捉え，意識障害のトリアージをするようにしてください（**図2**）．
- ここで，緊急として挙げた，仰臥位での発症について解説します．前項の「失神のメカニズム」で述べたように，失神により姿勢が保てなくなって倒れると，心臓と脳の高さが同等になり，脳の血流が回復しやすくなりま

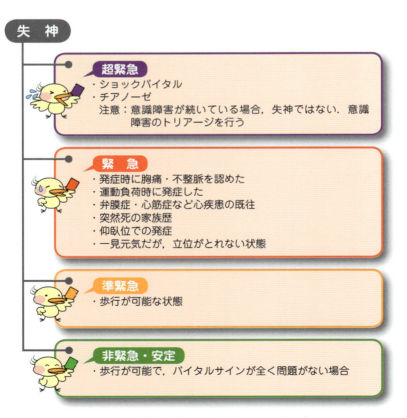

図2　失神の症候からみたトリアージ

5 失　神

す．仰臥位で失神が発生する状態は，心臓と脳の高さが同等でも，脳の低灌流が生じているわけですから，バイタルサインの異常が起きかねない重篤な低灌流状態といえます．その後低灌流状態が回復したとしても，一時的に相当危険な状態が起きていたと考え，緊急と判断する必要があります．

問診のポイント（図3）

▶ バイタルサインは安定しているか
- 本当に失神が生じたのであれば，一時的にせよ，心臓からの血流低下が生じたわけですから，現在も持続していないか，すなわち，ショックバイタルやチアノーゼの状態が継続していないかを，まず確認してください．そうした徴候がないことを確認したうえで，以下のポイントをおさえた問診をとっていきます．

▶ 心原性失神の可能性はないか
- 失神の10％程度が，心疾患が原因である失神（心原性失神）であるといわれています．多くはないものの，できるだけ早く診断，治療を開始しなければ，生命に危機を及ぼしかねませんので，心原性失神かどうかを念頭においた問診をとることは重要です．
- 具体的には，心疾患を思わせる症候，すなわち，胸痛・動悸があったかどうか，今でも継続していないか，などを問診します．発生時の状況，すなわち，運動負荷時の発生かどうか，突然発症かどうかも重要です．
- また，既往歴に心疾患があれば当然リスクは上がりますが，心疾患のリスク因子である，高血圧，高脂血症，糖尿病，喫煙歴なども問診します．さらに，突然死の家族歴がないかどうかも重要です．

▶ 循環血液量減少による起立性失神の可能性はないか
- 出血する疾患，脱水を生じる疾患では，臥位，坐位から起立すると，血圧の調節が難しく，急速な一過性の低血圧を生じ，失神（起立性失神）の原因となりますので，もともと貧血を指摘されたことがなかったか，タール

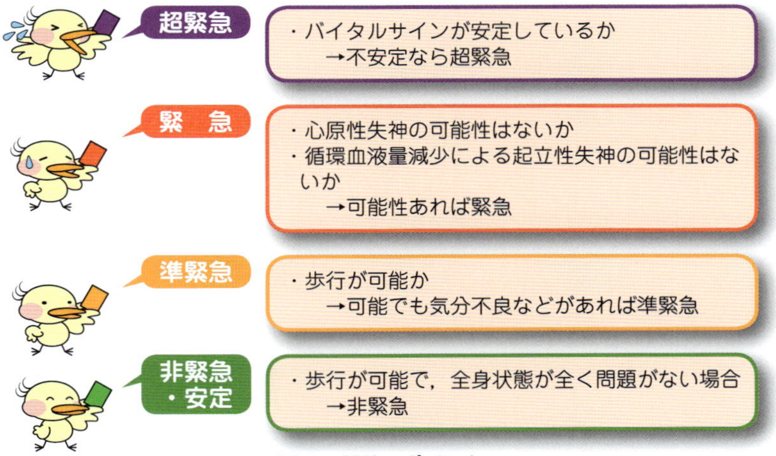

> **用語解説**
> **ショックバイタル**
> ショック状態が見てとれるようなバイタルサインを指します．血圧低下の際はもちろん，頻脈（＞90回／分），頻呼吸（＞20回／分）の場合もショックを疑う必要があります．

超緊急
・バイタルサインが安定しているか
　→不安定なら超緊急

緊　急
・心原性失神の可能性はないか
・循環血液量減少による起立性失神の可能性はないか
　→可能性あれば緊急

準緊急
・歩行が可能か
　→可能でも気分不良などがあれば準緊急

非緊急・安定
・歩行が可能で，全身状態が全く問題がない場合
　→非緊急

図3　問診のポイント

便を認めなかったか，（女性であれば）妊娠の可能性や月経過多はなかったか，といったことを問診します．

▶ **歩行可能か**
- 以上，3つのポイントがなかった場合に，初めて**歩行可能かどうか**を確認します．

フィジカルアセスメントのポイント

- まずは，**超緊急に区分されるようなショックバイタルがないこと**を確認します．**呼吸の促迫**（呼吸数20回/分以上）があれば，SpO₂が正常であっても循環不全に伴う徴候の可能性がありますので，注意が必要です．血圧が正常であっても，**冷汗，チアノーゼ**を認めたら，循環不全の徴候の可能性があります．判断に迷う場合は，CRT（毛細血管再充満時間）も併用し，2秒を超えれば，異常であるとアセスメントしましょう．
- 繰り返しになりますが，失神の患者は，病院に到着した時点で元気なことが多く，以上のフィジカルアセスメントで異常を示さなかったからといって安心できません．失神患者のフィジカルアセスメントでは，**一刻の猶予も許されない失神患者を見逃さないために，必要最低限の評価をしている**ことを忘れないでください．

> **用語解説**
> **CRT**
> ほんのりと赤い爪床を指で押すと白く退色しますが，押すのをやめると再び赤くなります．指を離してから赤くなるまでの時間をCRTと呼びます．循環不全の時には，血流低下のため，時間が2秒を超えます．

考えられる疾患

- 失神は，原因に応じて大まかに3つの病態に分類されます．**①起立性失神，②神経調節性失神，③心原性失神**です．このうち，最も危険で，緊急度，重症度が高いのは心原性失神です．また，起立性失神のうち，循環血液量減少によるものも，循環血液量減少の程度，発生様式（急性に生じたものか徐々に生じたものか）により多少異なりますが比較的，緊急度，重症度が高くなります．
- ほかの疾患が原因の失神については，**歩行可能かどうか，バイタルサインの異常の有無**に応じて緊急度，重症度を決定します（**図4**）．

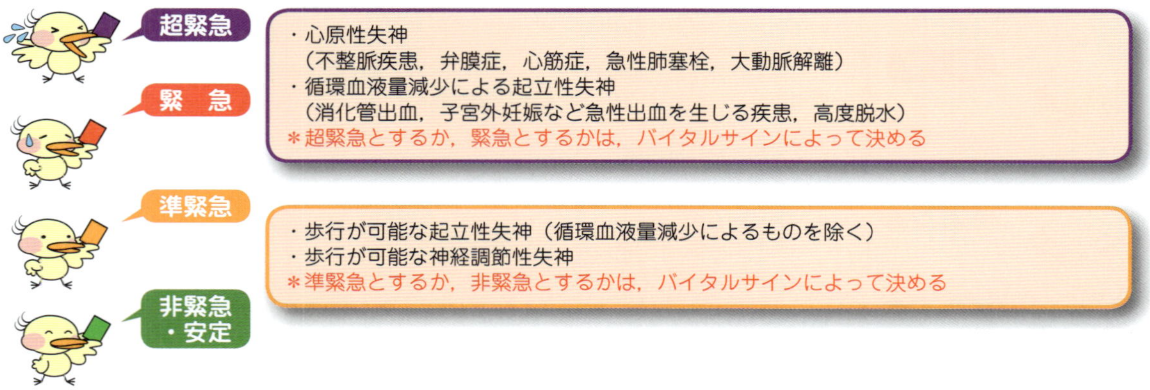

- 心原性失神
  （不整脈疾患，弁膜症，心筋症，急性肺塞栓，大動脈解離）
- 循環血液量減少による起立性失神
  （消化管出血，子宮外妊娠など急性出血を生じる疾患，高度脱水）
*超緊急とするか，緊急とするかは，バイタルサインによって決める

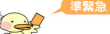

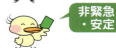

- 歩行が可能な起立性失神（循環血液量減少によるものを除く）
- 歩行が可能な神経調節性失神
*準緊急とするか，非緊急とするかは，バイタルサインによって決める

図4　考えられる失神の原因

必要な検査

- 考えられる疾患を鑑別するための検査を行うわけですが，まずどんな検査を優先的に行うか決定するために参考となるのが，San Francisco Syncope Ruleです[2]．これは，うっ血性心不全，ヘマトクリットの低下（30％未満），心電図異常，収縮期血圧の低下（＜90mmHg），息切れがなかった場合は，あった場合に比べ，致命的疾患である危険性が15分の1まで減少するという調査結果をもとにした考え方です．
- これをふまえると，失神の患者にまず必要な検査は，
    - 胸部X線写真
    - 12誘導心電図
    - 採血（最低限，血算の確認）

ということになります．
- また，救急外来で日常的に行われる
    - 心エコー

も心原性失神と，循環血液量減少による起立性失神をまず除外するためにやはり必要です．
- ほかには，心原性失神の原因になっているほかの疾患を診断するために，
    - 造影CT（急性肺塞栓症，大動脈解離）

も必要です．

この症状にこの初期対応

- 一見落ち着いている場合でも，一過性に心臓からの血流低下が起きていた可能性があるのが，失神の病態です．問診上，失神を疑ったら，まず患者に待合から救急外来の中へ入ってもらい，ストレッチャーに休んでもらったうえでモニターを装着してください．
- また，帰宅可能であるという判断になった場合は，たとえ生命に危険のある疾患が原因ではなくても，再発により転倒し，外傷を受傷する危険性があります．家族に気をつけてもらえるように注意を促しておくことが重要です．

参考文献

1) 日本循環器学会，日本救急医学会，日本小児循環器学会 他：失神の診断・治療ガイドライン（2012年改訂版）．
   http://www.j-circ.or.jp/guideline/pdf/JCS2012_inoue_h.pdf
2) Quinn JV et al：Drivation of the san francisco syncope rule to predict patients with short-term serious outcomes. Ann Emerg Med 43：224-232, 2004

失神に対する観察とケアのポイント

安達 和人

- 失神は原因によって，緊急度の高い疾患の可能性があり，一度失神を起こした場合，原因を明らかにすべきと考えます．そのため，失神の原因となる3つの病態に注目し観察およびケアのポイントについて説明します．

起立性失神

- 人は臥位から立位になると，重力の影響で心臓に還流する血液量が減少し血圧が低下します．しかし，健常者は圧受容器というセンサーが働き，その反射で心拍数増加，心収縮力増加，末梢血管抵抗増加，末梢静脈を収縮させて血圧の過剰な低下を抑制しています．起立性失神はこれらシステムがうまく機能しない時に起こりやすいと考えられます．

▶観察のポイント

- 起立性失神は自律神経不全や薬剤性など様々な原因で起こります．しかし，原因にかかわらず失神に至るまでに時間を要すること，前駆症状がみられることが共通しています．そのため，臥位から立位になる過程において前駆症状（めまい，倦怠，動悸，視力，聴力障害，多汗，背部・頸部・胸部痛)[1]の有無を確認することが重要です．

▶ケアのポイント

- ケアの基本は卒倒することによって合併する外傷を予防することです．立位になる過程で前駆症状が増強するようであれば臥位に戻し，バイタルサインの測定や医師に報告することが必要です．また，自律神経障害の既往，血管拡張薬の服用，著しい脱水など，起立性失神をきたしやすいとわかっている場合には，弾性ストッキングの装着，上半身を高くしたセミファウラー位での睡眠，急な起立の回避，昼間の臥位を避ける[1]よう指導するなどのケアが有効な場合もあります．

神経調節性失神（血管迷走神経性失神，状況失神）

- 長時間の立位あるいは坐位姿勢，痛み刺激，不眠・疲労・恐怖などの精神的・肉体的ストレス，さらには人混みの中や閉鎖空間[1]などの環境要因が誘因となって発症し，自律神経調節が関与し一過性の徐脈や血圧低下が発症にかかわっています．

▶観察のポイント

- 発症前には，頭重感や頭痛・複視，嘔気・嘔吐，腹痛，眼前暗黒感[1]などの何らかの前兆を自覚していることが多いため，前駆症状の観察が重要で

す．また，発症した場合は徐脈と低血圧が発症にかかわっているため，心拍数および血圧測定を行います．

▶ **ケアのポイント**
- 上記にある誘因を避けることが基本です．また，痛みを伴う処置がある場合あらかじめ臥位の状態で行うことで卒倒するリスクをなくします．

心原性失神

- 緊急性を最も要する失神で，不整脈，弁膜症，急性肺塞栓症，大動脈解離など原因や重症度も様々であり継続的な観察が必要となります．

▶ **観察のポイント**
- 心原性失神は一時的に心臓からの血流が低下もしくは停止したことを意味します．そのため，バイタルサインの確認はもちろんのこと，末梢循環不全の有無を確認します．

▶ **ケアのポイント**
- 心室細動などの致死性不整脈が原因である可能性がある場合は心電図モニターを装着し記録が途切れることのないように注意します．

引用文献
1) 日本循環器学会，日本救急医学会，日本小児循環器学会 他：失神の診断・治療ガイドライン（2012年改訂版）

6 めまい

鳥居 旬, 関口 健二

めまいとは？

- めまいと聞いたらどんな症状を思い浮かべますか？ 患者が「めまい」を訴えて来た時，それが意味するものは実は様々です．「めまい」と聞くと，目がぐるぐる回る回転性めまいや，ふわふわと揺れるような浮動性めまいを思い浮かべることが多いと思います．ところが，その他に立ちくらみのように気が遠くなる前失神や，立っているのが不安定でふらふらする平衡障害が含まれるのを忘れてはいけません．
- 我々医療者は患者の訴えである「めまい」を中枢性めまい・末梢性めまい・前失神・平衡障害の4つに分け，適切に分類しながら考えていくことが必要です．

めまいのメカニズム（表1）

表1 めまいの4つの分類

末梢性めまい 体の平衡感覚のセンサーの半規管やその信号を脳に伝える前庭神経の異常で起こります．	中枢性めまい 小脳や脳幹などの異常で起こります． 脳梗塞や脳出血が原因になります．
前失神 心臓や血管の異常や循環血液量が減ってしまうことで，脳の循環が不足し起こります．	平衡障害 まっすぐ立っていられなくなりふらついてしまうことで，様々な原因で起こります．

めまいを4つに分類しましょう．前失神と中枢性めまいに緊急性の高い疾患が含まれるので先に可能性を考えます．

▶ 前失神

- 前失神は立ちくらみのように気が遠のき，気を失う直前の状態です．心臓や血管の異常や循環血液量が減ってしまうことで，脳への血液の循環が悪くなって起こります．前失神はどんなことをすると起こりやすくなるでしょうか？ 寝ている状態から立ったり座ったりするときに起こりやすくなります．その他の3つのめまいとは違って，病歴だけで区別することができるので，はじめに可能性を考えます．前失神なら失神と同じ流れで対応します．

▶ 末梢性めまい

- 末梢性めまいは，体の平衡感覚を保つ3つの管（半規管）の異常やその信号を脳に伝える神経（前庭神経）の異常で起こります．半規管は体の回転のセンサーなので，ここに異常が起こると体が回転していないのに回転しているような感覚が起こり，典型的にはぐるぐる回るようなめまいを訴えます．半規管からの信号を脳に伝える前庭神経に異常が生じても同じようなめまいを起こします．脳の外側で起こるめまいなので末梢性めまいと呼ばれます（図1）．

- 例えば，末梢性めまいをひき起こす代表的な疾患として良性発作性頭位めまい症があります．半規管の中に平衡感覚を感知するための石のようなもの（耳石）が入り込み，半規管が誤作動することで起こります．

▶ 中枢性めまい

- 中枢性めまいは，脳のうち小脳や脳幹の異常で多く起こります．小脳や脳幹は体の姿勢のバランスを保つ役割があるので，ここに異常が起こると体がふわふわするような感覚になります．脳の中で起こるめまいなので，中枢性めまいと呼ばれます．ただし，めまいの性状だけで末梢性めまいと中枢性めまいをしっかり区別することはできません．

▶ 平衡障害

- 平衡障害は立っていることが安定せずにふらついてしまうことです．いろいろな原因の平衡感覚の異常で起こります．

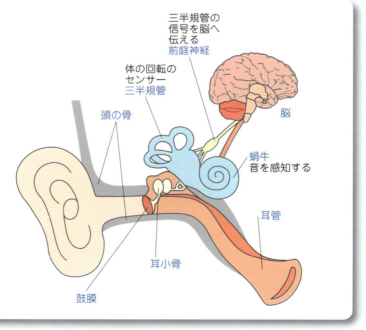

図1　めまいの解剖

耳の奥（内耳）にある半規管が回転のセンサーで，前庭神経を通じて脳へ異常を伝えます．半規管や前庭神経が誤作動することで回転性めまいが起こります．

症候からみたトリアージ（図2）

- めまいの患者が来院した際の対応をみていきましょう．
- はじめに前失神の可能性はどうでしょうか？ 前失神って何でしたか？ 頭にあまり血液が巡らなくて，意識がなくなりそうになる状態のことでしたね．それは心臓がうまく血液を全身に送ることができなくなるような状態，つまり心臓や血管の異常（心筋梗塞・大動脈解離・心不全・不整脈・肺塞栓など）や血液が減ってしまう状態（出血・貧血・脱水など）が原因になります．
- 心臓や血管の異常のうち**心筋梗塞・大動脈解離・肺塞栓・致死性不整脈**や，**高度な出血による貧血**などは緊急な状態です．特にバイタルサインが崩れていたり，胸痛・動悸・呼吸困難といった危険な症状を伴ったりする場合には緊急での検査・治療が必要です．**初めの問診で前失神を疑えば，それら緊急疾患を念頭においた対応が必要**になります．
- 失神の可能性が低ければ，残りの3つのめまい（末梢性めまい・中枢性めまい・平衡障害）を考えます．そのうち**中枢性めまいを見逃さない**ことが重要です．
- 中枢性めまいって何でしたか？ 脳の何らかの異常で起こるめまいのことでしたね．脳に異常が起きると，力が入らなくなったり，しびれたり，喋られなくなったり，飲み込めなくなったりといった神経症状が出てきます．中枢性めまいには，**脳梗塞・脳出血**などの脳血管疾患が含まれ，緊急での検査・治療が必要です．
- 中枢性めまいの可能性が低ければ，末梢性めまいの可能性が高まります．例えば，安静にすることで1分以内に落ち着くめまいは，末梢性めまいの

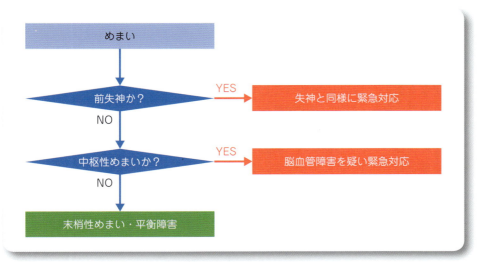

図2　めまいの診断のアルゴリズム

めまいの患者が来たら，まず問診から前失神の可能性を考えます．前失神が疑われれば失神と同様の緊急対応を行います．次に中枢性めまいの可能性を考えます．中枢性めまいでは脳血管障害の可能性を考え緊急対応を行います．

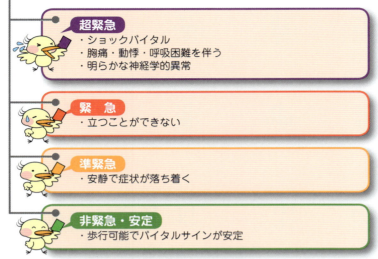

図3 めまいの症候からのトリアージ

良性発作性頭位めまい症を疑います．末梢性めまいの場合は一般的に緊急性が低いのですが，当初，末梢性めまいが疑われて安心しても，症状が変化して実は中枢性めまいだったということも珍しくないので，トリアージを繰り返していくことが必要です．また，末梢性めまいでも急性期に強い症状が出ることが多いのですが，ゆっくり動かせば坐位がとれることがほとんどです．坐位が保持できない場合は，否定できるまで中枢性と考え対応していきましょう（**図3**）．

問診のポイント

- めまいの患者をみたら，はじめに何を考えるのでしたか？ 問診の流れも同じです．まず，前失神の可能性を考えます．前失神は頭に十分な血液が巡らなくなり，意識がなくなりそうになる状態のことでした．心臓や血管の異常の可能性があるので，胸痛・動悸・呼吸困難といった危険な症状の有無を確認します．心臓や血管の病気を今までに起こしたことがないのかを確認し，動脈硬化を起こしやすくする糖尿病・高血圧症・脂質異常症・喫煙・家族歴の有無の確認を忘れないようにします．また，「立ちくらみ」は立ち上がった際に血圧が下がり（起立性低血圧），頭の血液の循環が一時的に悪くなる状態で，前失神のうち全身の血液が減ってしまっている可能性があり出血の有無などの確認が必要です．
- 次に中枢性めまいかどうかを意識し問診していきます．めまいの性状はどうでしょうか，回転性でしょうか，浮動性でしょうか？ めまいが起こった時の状況はどうでしたか，誘因はありましたか，急に起こりましたか？ めまいはどのくらいの時間続きましたか？ めまい以外の症状はありますか，特に神経症状，話しにくくなる構音障害，むせたりする嚥下障害，手

足が動かしにくくなる運動障害，手足がしびれる感覚障害，ものが二重にみえる複視はありますか？　中枢性めまいでは，脳梗塞・脳出血の可能性が心配です．忙しい救急外来でも，脳梗塞や脳出血も動脈硬化が原因となるので，動脈硬化のリスクの確認を忘れないようにします．糖尿病・高血圧・脂質異常症・喫煙・家族歴でしたね．

- 「回転性めまいなら末梢性，浮動性めまいなら中枢性」といわれてきましたが，心疾患の63％が回転性めまいを訴える，末梢性めまいの17％が非回転性めまいを訴える[1]，めまいの性状の変化を訴えることも少なくない[2]といわれているので，繰り返した問診が必要です．

- 中枢性めまいでなければ，末梢性めまいの可能性が高くなりますが，根拠がはっきりしないまま「良性発作性頭位めまい症」や「メニエール病」と診断されていることが少なくありません．その後に実は中枢性めまいの脳梗塞が判明するようなことも珍しくありません．何となく末梢性めまいでなく，この症状があるからこの病気だと診断していくことが必要です．**頭の向きを変えた時にめまいが起こり，安静で1分以内に落ち着けば良性発作性頭位めまい症を考えます．また，耳の聞こえにくさ・耳が詰まる感じ・耳鳴りがあり，同じようなめまいを何度も繰り返していて，めまいが20分～数時間続く場合にはメニエール病を考えます**（図4）．

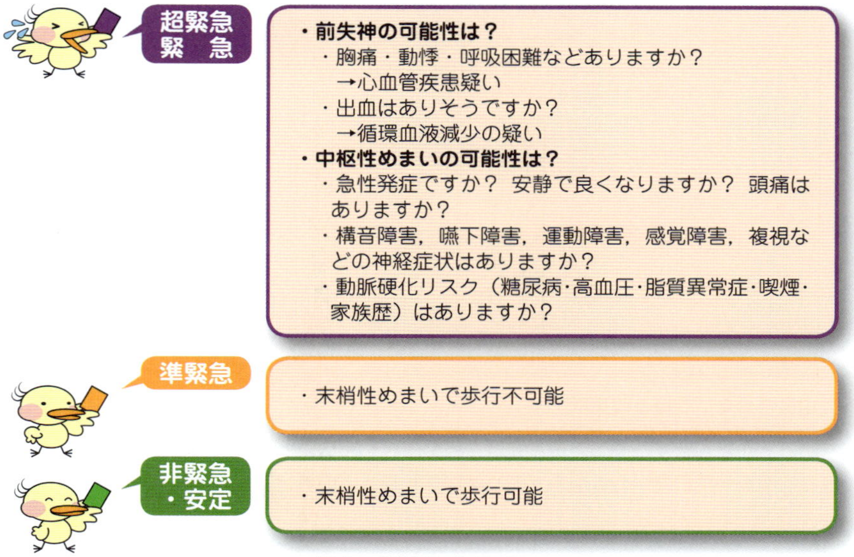

超緊急
緊急

- 前失神の可能性は？
  - 胸痛・動悸・呼吸困難などありますか？
    → 心血管疾患疑い
  - 出血はありそうですか？
    → 循環血液減少の疑い
- 中枢性めまいの可能性は？
  - 急性発症ですか？　安静で良くなりますか？　頭痛はありますか？
  - 構音障害，嚥下障害，運動障害，感覚障害，複視などの神経症状はありますか？
  - 動脈硬化リスク（糖尿病・高血圧・脂質異常症・喫煙・家族歴）はありますか？

準緊急

- 末梢性めまいで歩行不可能

非緊急
・安定

- 末梢性めまいで歩行可能

図4　問診のポイント

フィジカルアセスメントのポイント

- 身体診察では中枢性めまいと末梢性めまいを区別することが一番の目的です．

- 中枢性めまいを見逃さないために，神経診察が重要です．眼振や眼球運動，顔面の運動・感覚，聴力などの脳神経所見，四肢の運動障害や感覚障

- 害，指鼻試験・回内回外試験などを行います．神経診察で異常があれば中枢性めまいの可能性が高くなります．
- 特にめまいの診察では，<u>眼振の評価が重要</u>になります．眼振が見にくい場合には，フレンツェル眼鏡という特殊な眼鏡を用いてめまいを見やすくする場合もあります．
- 垂直方向への眼振や左右を向いた際に方向の変わる眼振は中枢性めまいで見られます．左右一方向への眼振は末梢性めまいで見られます．良性発作性頭位めまい症を疑う場合には体位を変えることで<u>めまいを誘発する試験</u>（<u>Dix-Hallpike試験</u>など）を行う場合もあります（**図5**）．
- また，末梢性めまいの診断には<u>HINTS</u>と呼ばれる3つの身体診察の組み合わせが用いられます．MRIよりも正確に末梢性めまいを診断できるといわれていて[3]，身体診察の重要性がわかってもらえると思います（MEMO参照）．

> **MEMO**
> **HINTS**
> 以下の①〜③のすべて満たす場合に中枢性めまいはほぼ否定できます[3]．
> ①Head Impulse Test陽性（頭を急に回転させた時に注視していた視線がずれる）．
> ②中枢性を示唆する眼振がない．
> ③斜偏倚（注視時に眼球の向きが左右で上下にずれる）がない．

末梢性を示唆

・左右注視時（30°）も眼振の方向の変わらない自発眼振

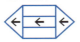

・左右どちらか一方向注視時のみの注視方向眼振

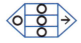

中枢性を示唆

・左右注視方向に**眼振の向きが変わる自発眼振**

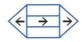

・両側注視した方向に眼振の方向が変わる**方向交代性眼振**

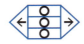

・**垂直方向性眼振**（特に下向き眼振）

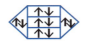

図5　中枢性めまいを疑う眼振は？

矢印は眼振の向きを○は眼振がないことを表します．図の上下左右は注視の向きを表します．注視の方向で眼振の向きが変わる眼振や垂直方向性の眼振があれば中枢性めまいの可能性が高まります．

考えられる疾患

- ここまで，めまいの診療の流れを見てきました．
- めまいで受診した患者のうち，良性発作性頭位めまい症をはじめとした末梢性めまいが約半数を占めます[4]．
- 一方で前失神が6%，中枢性めまいは10%程度[4]と頻度は低いのですが，今まで見てきたとおり，緊急性の高い疾患が多いので，先に考えていくのです．

- 診療の流れを再度確認しましょう．**まず，前失神の可能性**を考えます．特に胸痛・動悸・呼吸困難などを伴う場合には心臓・血管の異常，立ちくらみを伴う場合には出血などによる循環血液量の減少を疑い，緊急での検査や治療が必要となります．
- **次に中枢性めまいの可能性**を考えます．構音障害，嚥下障害，運動障害，感覚障害，複視複視などの神経症状や神経診察での異常がある場合に疑います．緊急で頭部CTやMRIを併用し，脳梗塞や脳出血を診断していきます．
- 末梢性めまいの場合には緊急性は高くありませんが，頭位変換時にのみ生じる1分以内のめまいなら良性発作性頭位めまい症，難聴を伴う20分～数時間程度続くめまいを繰り返すようならメニエール病というように，特徴的な症状から診断していきます（**表2**）．

表2　めまいの原因疾患

	原　因	頻　度
末梢性めまい	良性発作性頭位めまい症	16％［4～44］
	前庭神経炎	9％［3～23］
	メニエール病	5％［0～10］
	その他（薬剤など）	14％［0～30］
中枢性めまい	脳血管疾患	6％［0～20］
	脳腫瘍	＜1％［0～6］
	その他（多発性硬化症，片頭痛）	3％［0～12］
精神疾患	精神疾患	11％［2～26］
	過換気症候群	5％［0～24］
その他	前失神	6％［0～16］
	平衡障害	5％［0～15］
	その他	13％［0～53］
不　明	不　明	13％［0～37］

約6％が前失神で，約1割が中枢性めまいで緊急疾患を含みます．約半数は末梢性めまいで，良性発作性頭位めまい症の割合が一番多くなっています．

（文献4より引用）

必要な検査

- めまいと聞くと頭部CTやMRIを思い浮かべることが多いのですが，救急

外来を受診するめまいのうちで頭部CT・MRIで診断できるのは約6％といわれ[5]，めまいの診断には問診・身体診察が重要です．
- 病歴から前失神を疑う場合には，失神の対応と同様に血液検査や心電図・胸部X線写真・心臓超音波検査などを行います．
- 中枢性めまいの可能性については頭部の画像評価を行います．頭部CTは脳出血の診断には有用ですが，小さな脳梗塞の診断には使えません．脳梗塞の診断には頭部MRIの拡散強調画像の高信号が有用です．しかし，後に脳梗塞が判明した患者のうち，来院時のMRIでは半数が異常を認めなかったという報告[5]もあり，MRIを過信しすぎないことが大切です（図6）．

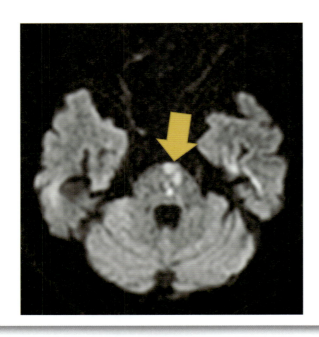

図6　脳幹梗塞のMRI

突然発症のめまい・歩行困難を訴え受診した80歳代男性．めまいが持続し，動脈硬化のリスクが高かったため，MRIを施行したところ，拡散強調画像で急性期脳幹梗塞（矢印）が判明しました．

この症状にこの初期対応

- 前失神のうちで心臓や血管の異常が疑われる場合や，出血などによる循環血液量減少が疑われる場合や中枢性めまいが疑われる場合には，緊急の検査や治療が必要です．
- 末梢性めまいであれば緊急性は低いのですが，めまいはしばしば強い嘔気・嘔吐を伴い非常に辛い症状です．薬物などでめまいを取り除くことは難しく，安静や対症療法が治療の主体になります．めまいが今まさに起こっている場合には安静を保つことが大切です．体動だけでなく，振動や

- 音・光がめまいを増強させるため注意が必要です．照明を抑えた静かな部屋で安楽な姿勢で心身の安静を図れるように環境を整えましょう．点滴などでトイレに行きたくなることもあります．良性発作性頭位めまい症などで症状が落ち着いてくれば歩ける場合もありますが，ベッドから起き上がる際に頭の向きが変わる際にめまいが再発することも多いので，一気に立ち上がらずにゆっくり起きてもらうようにします．また，めまいが続いている場合には普段通り歩くことができず，転倒の恐れが強まります．患者の動くペースに合わせ，必要に応じて介助しましょう．
- メニエール病などで聴力障害や耳鳴が強い場合には筆談なども併用しましょう．
- 症状が落ち着き帰宅可能となった場合には，神経症状が現れた場合の緊急受診を指導し，めまいに対しては安静や対症療法について指導します．
- 良性発作性頭位めまい症の場合にはEpley法などの理学療法が有効といわれていますので，指導できるとよいでしょう（MEMO参照）．

> **MEMO**
> **Epley法**
> 良性発作性頭位めまい症に対する理学療法です．三半規管に入ってしまった耳石を元の位置に戻すため，30秒ずつ順番に5つの姿勢をとっていきます．この治療で80％の症状が消失したといわれています．

*

- めまいは末梢性めまい・中枢性めまい・前失神・平衡障害の4つに分けて考えましょう．
- そのうち，前失神・中枢性めまいに緊急性の高い疾患が含まれるので先に考えましょう．
- 中枢性めまいは神経症状を問診や診察で見逃さないことが大切で，動脈硬化のリスク因子の評価ももれないようにしましょう．
- 末梢性めまいの可能性が高いと考えても，実は中枢性めまいだったということもよくあるので，繰り返し評価を行いましょう．

参考文献

1) Neuhauser HK, von Brevern M, Radtke A et al：Epidemiology of vestibular vertigo：a neurotologic survey of the general population. Neurology 65（6）：898-904, 2005
2) Newman-Toker DE, Cannon LM, Stofferahn ME et al：Imprecision in patient reports of dizziness symptom quality：a cross-sectional study conducted in an acute care setting. Mayo Clin Proc 82（11）：1329-1340, 2007
3) Kattah JC, Talkad AV, Wang DZ：HINTS to diagnose stroke in the acute vestibular syndrome：three-step bedside oculomotor examination more sensitive than early MRI diffusion-weighted imaging. Stroke 40（11）：3504-3510, 2009
4) Saber Tehrani AS, Kattah JC, Mantokoudis G et al：Small strokes causing severe vertigo：frequency of false-negative MRIs and nonlacunar mechanisms. Neurology 83（2）：169-173, 2014
5) Kroenke K, Hoffman RM, Einstadter D：How common are various causes of dizziness? A critical review. South Med J 93（2）：160-167, 2000

めまいに対する観察とケアのポイント

安達　和人

観察のポイント

- めまいは患者の訴えそのものであり，めまいに併発する緊急性の高い症状を認めなければ，病歴や症状の詳細などを詳しく聴取することがポイントです．

▶ 末梢性めまい

- 末梢性めまいは運動の錯覚であり，周囲が動いているようにみえることもあれば，自分が回転したり傾いたり思うこともあります．訴えとして，「目が回る」「天井が回る」「壁が流れるようにみえる」「身体がぐるぐる回る」「身体が側方へ寄っていく」「身体が傾いていく」など，患者さんによって表現は様々です．また，末梢性めまいには歩行の不安定性，嘔気・嘔吐がしばしば伴うことも特徴です．原因は，急性期の前庭神経系による末梢性のことが多いとされています[1]．

▶ 中枢性めまい

- 中枢性めまいは，平衡障害や頭部のふらふら感が起こり，訴えとして「足元がふらつく」「身体がふらふらする」「よろめく」「頭がふらふらする」など，こちらも表現方法に個人差があります．原因は，前庭系の疾患で，特に慢性期のものを示唆することが多いとされています[1]．

▶ 症状の持続時間

- めまいの原因となる疾患によっては，めまいの持続時間や頻度が異なるため，症状の持続時間が秒から分，分から時間など詳細を確認します．

▶ 誘発因子

- めまいの誘発および増悪因子によっても原因となる疾患が異なります．寝返りや前かがみなど，頭を動かすことで誘発される良性発作性頭位めまい症は典型的です．そのほか，上気道感染の既往や多種多様な薬剤の服用，睡眠薬によって誘発するめまいもあるので注意が必要です．

▶ 見逃してはならないめまい

- 急性発症のめまいの場合，中枢性の原因による脳卒中（脳梗塞，脳出血）を見逃してはなりません．重要な観察ポイントは，めまいをきたす脳卒中の特徴を知ることです．めまいという症状が前景に出る脳卒中は，脳幹または小脳の梗塞か出血であるため[2]，小脳および脳幹の働きをおさえておくとよいでしょう．

ケアのポイント

▶ 安静が基本
- めまいは安静にて寛解する症状とされています．患者の症状に応じて徐々に安静度が拡大できるよう援助することがケアの基本になります．

▶ 誘発因子を考える
- 良性発作性頭位めまい症の場合，寝返りなどの特定の頭位となることで症状が誘発する特徴があります．また，心理的ストレスが症状の増悪にかかわっている可能性もあります．そのため患者さん個々に応じた誘発因子について情報収取を行い，ケアについて考えます．例えば，楽な体位を維持できるよう安楽枕を用いてポジショニングを行う，つらい症状についての共感や不安について傾聴することも重要です．ケアの中で気分転換やリラックスしてもらえるよう，患者の年齢や社会的背景に応じた会話などを交えるのも有効であると考え筆者は実践しています．

引用文献
1) 日本神経治療学会治療指針作成委員会 編：標準的神経治療：めまい．神経治療学28（2），2011
2) 肥塚　泉：めまい診療の進め方．日本耳鼻咽喉学会誌116：1282-1289, 2013

7 視覚障害

茨木　信博

視覚障害とは？

- 視覚障害とは，視力障害，視野障害などの視機能の障害のことです．視力が全くない，あるいは視機能が弱く，日常生活や就労に支障をきたしている方を視覚障害者と呼んでいます．

視覚障害のメカニズム

- 物が見えるには，眼球，視路，視覚中枢のすべてが健全である必要があります．眼球の構造は，カメラに例えると理解がしやすくなります．図1に示すように，カメラのレンズに相当するところが角膜，水晶体，絞りが虹彩，フィルムが網膜となります．
- 外からの光が角膜と水晶体で集光し，虹彩でその光量を調節したものが網膜に到達します．網膜で感じ取られた外界の情報は，網膜の神経線維を通じ，視神経乳頭に集まります．その後は眼球の外に出て，視神経，視交叉，視索を経て，大脳後頭葉の視覚中枢に到達します（図2）．
- 視覚障害は上述の部位のいずれの障害でも生じます．具体的には，角膜や水晶体の混濁，網膜での出血や血管閉塞による虚血，網膜剥離，視神経障害，下垂体腫瘍などの脳腫瘍による圧迫などの視路の異常，脳梗塞，脳出血などが，視覚障害をきたす原因として挙げることができます．

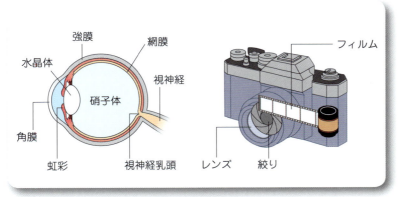

図1　眼球の構造

眼球の構造はカメラの構造と対比できる．角膜・水晶体がレンズ，虹彩が絞り，網膜がフィルムである．

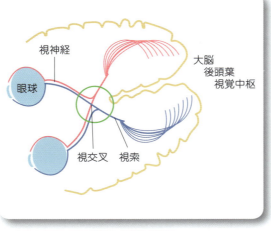

図2　視覚伝達路

症候からみたトリアージ（図3）

- 非常に急激に進行する視力障害，強い充血や眼痛を伴う霧視，穿孔性外傷や化学物質の飛入は，緊急事態です．ただちに医師に報告し，緊急診断と緊急治療を行います．
- 物が飛んで見えるという飛蚊症や，光が走るという光視症の訴えのある視覚障害は，準緊急事態です．医師に報告し，できるだけ早く診療，処置を行うべきものです．

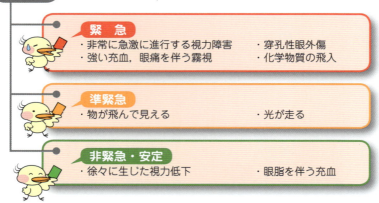

図3　視覚障害の症候からみたトリアージ

問診のポイント

- 視力低下がいつ，どのぐらい急激であったかを確認します．
- 視覚障害に充血が伴っているかどうか，また，その充血には眼脂が伴っているか否かも確認します．

- 痛みの有無も非常に参考になります．眼痛のみならず，頭痛，嘔気，嘔吐の有無も確認します．
- 穿孔性外傷の場合，眼内に刺入したものが何かが，予後にかかわります．
- 化学物質の場合は，できる限り薬品名を確認すること，特にpHを調べる必要があります．
- 高血圧，糖尿病，動脈硬化性疾患の既往歴が参考になります．

フィジカルアセスメントのポイント

- 何時何分に見えなくなったというぐらいはっきりしている非常に急激な視力低下は，重篤で急を要する眼疾患の重要な徴候です．
- 強い充血は単なる結膜炎だけではなく，ぶどう膜炎や急性緑内障発作の際にもみられる徴候ですので，注意が必要です．
- 眼痛については，頭痛，嘔気，嘔吐を伴うものは，急性緑内障発作の可能性が高い徴候です．角膜上皮の傷や角膜潰瘍などでは，疼痛が生じます．
- 物が飛んで見えるという飛蚊症や光が走るという光視症は，視野欠損を伴うと網膜剥離や眼底出血の可能性が高くなる重要な徴候です．

考えられる疾患

- 考えられる主な疾患を図4に示します．
- 急激な視力低下をきたす疾患は，重篤な病態のことが多いです．中でも網膜中心動脈閉塞症（図5）の場合，「何時何分にどちらの眼が真暗になった」と訴えることが多いです．本疾患では，一刻一秒を争う疾患で，発症から時間が経てば経つほど，視力回復の見込みがどんどんなくなっていきます．
- 網膜中心静脈閉塞症の場合も急激な視力低下をきたしますが，全く見えないということには至りません．治療開始も一刻一秒を争うということはありません．
- 充血をきたす重篤な疾患は，急性緑内障発作，ぶどう膜炎，角膜潰瘍などが考えられます．

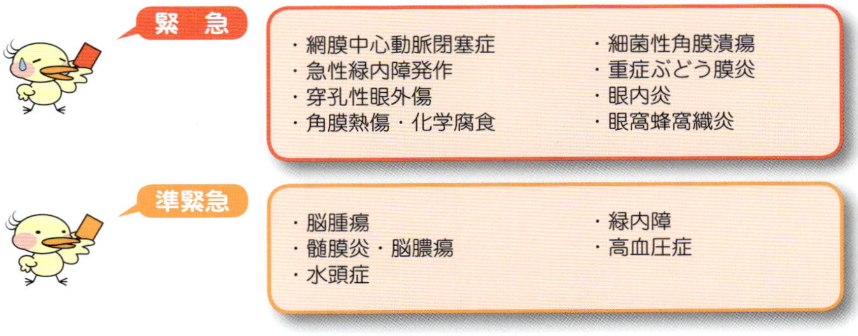

緊急
- 網膜中心動脈閉塞症
- 急性緑内障発作
- 穿孔性眼外傷
- 角膜熱傷・化学腐食
- 細菌性角膜潰瘍
- 重症ぶどう膜炎
- 眼内炎
- 眼窩蜂窩織炎

準緊急
- 脳腫瘍
- 髄膜炎・脳膿瘍
- 水頭症
- 緑内障
- 高血圧症

図4　考えられる疾患

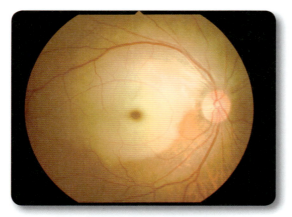

図5　網膜中心動脈閉塞症の眼底写真
網膜の動脈が狭細化し，網膜が浮腫のために白くなり黄斑部のみ健常色のためのcherry red spotが認められる．

- 急性緑内障発作では，充血以外に眼痛が強く，かすみや羞明（まぶしさ）などの視力低下があり，頭痛，嘔気，嘔吐などの眼外症状も認めます．しかし高齢者では，充血や眼痛が弱く眼外症状のみを訴えることも多く，頭蓋内病変や消化管疾患を疑われるために，急性緑内障発作の治療の時期を逸してしまい，失明に至る場合もあります．
- ぶどう膜炎では，充血，かすみ，羞明などの症状，眼痛が認められます．重症のものでは高度に視力低下をきたします．
- 角膜潰瘍においても，充血，かすみ，羞明，視力低下をきたします．原因菌によっては早期に治療を開始しないと角膜穿孔に至る場合や，全眼球炎に至り失明する危険があります．
- 網膜剥離の前駆症状に，飛蚊症，光視症があります．視野欠損を伴う場合は，網膜剥離が進行している可能性が大ですので，注意が必要です．

MEMO
網膜での結像は，実際の像の上下左右が逆となっていますので，硝子体出血が生じた場合，眼底の上方から下方へ出血が流れたものが，自覚症状としては墨汁を垂らしたような黒い影が，下から上に流れていくように感じます．

必要な検査

- 眼科の検査として，基本検査と特殊検査があります．
- 基本検査には，裸眼視力検査，矯正視力検査，眼圧測定，細隙灯顕微鏡検査，眼底検査を挙げることができます．これらの検査で90％以上の疾患の診断，経過観察が行えます．
- 特殊検査として，超音波Bモード検査，網膜電位検査，蛍光眼底撮影検査，光干渉網膜断層検査などがあります．
- 超音波Bモード検査や網膜電位検査は，水晶体混濁や硝子体混濁で眼底の網膜の観察が不可能な時に，網膜の形態や機能を判断するために使用します．
- 網膜中心動脈閉塞症や網膜中心静脈閉塞症，糖尿病網膜症など，網膜の血管病変で，その血流動態を観察する必要がある場合に，蛍光眼底撮影検査（図6）を行います．

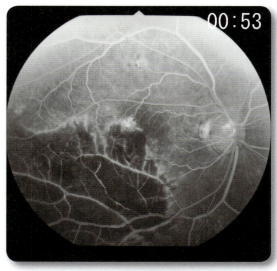

図6　蛍光眼底撮影検査
網膜血管のみを写し出せる．本例では黄斑下方の静脈が閉塞し，毛細血管網の血流が途絶している．

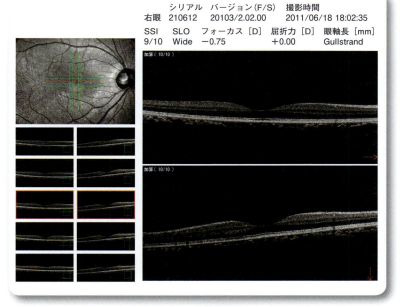

図7　光干渉網膜断層像
網膜の断層像を見ることができる．中心窩のくぼみや網膜の層構造も鮮明に観察できる．

● 光干渉網膜断層検査は，網膜の断層像を鮮明に観察できる検査法です．黄斑部疾患，視神経乳頭異常の際に機能を発揮します（**図7**）．

この症状にこの初期対応

- **網膜中心動脈閉塞症**の初期治療は，<u>眼球マッサージや前房穿刺を行い，可能な限り眼圧を下げます</u>．眼圧を下げることで，網膜血管を抑えつけている圧力が少なくなり，閉塞した血管の途絶が解除され，血流の再開をはかることが目的です．その他，<u>血栓融解薬や血管拡張薬の全身投与</u>を行います．
- **網膜中心静脈閉塞症**の場合は，黄斑部浮腫，網膜毛細血管網の血流不全のために視力が低下します．黄斑浮腫の解除目的に<u>ステロイド薬の結膜下（テノン嚢下）注射や抗VEGF抗体の硝子体注射</u>を行います．血流不全が高度になると新生血管が出現しますので，その予防のために<u>レーザーにて網膜全体を光凝固し，酸素需要を減ら</u>すことで，新生血管の発生を抑えます．
- **急性緑内障発作**の場合には，閉塞した隅角を開放する目的で，まず<u>縮瞳薬ピロカルピンを用い縮瞳をはかります</u>．その後，虹彩の周辺部位にレーザー光線あるいは手術によって<u>小さな切開を行うことで，隅角の閉塞を完全に解除</u>します．最近の考え方では，角膜，虹彩，水晶体の位置関係で隅角の深さが決まることから，水晶体摘出術，いわゆる<u>白内障の手術</u>を行うことが多くなってきました（**図8**）．
- 薬品などの飛入による角膜熱傷，化学腐食に関しては，特にアルカリ性の薬品が入った場合，アルカリ性薬品は組織深達性が強いため，その予後は非常に悪いです．そのため，<u>初期治療が非常に重要</u>になります．

> **MEMO**
> **眼球マッサージ**
> 閉瞼した状態で施行者は，両手の人差し指で交互に眼球を押します．あまり強くしないで眼球が軽く凹む程度に押すと，徐々に眼圧が下がり，眼球が柔らかくなるのがわかります．5分程度で十分な眼圧下降が得られます．

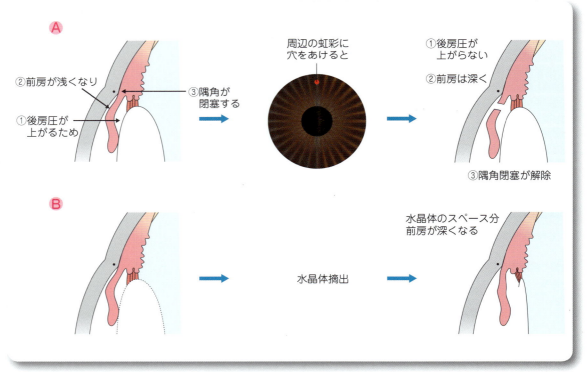

図8　急性緑内障発作に対する治療
A：周辺虹彩を切除することで，隅角閉塞が解除される．B：近年は水晶体摘出（白内障手術）で，隅角閉塞を解除する．

- アルカリ性に酸性物の添加，あるいは酸性にアルカリ性物の添加などという中和は，かえって危険ですので行いません．大量の流水で眼球を洗浄します．大量といっても，勢いよく洗浄するのではなく，やさしい水流で時間をかけて洗います．
- 角膜潰瘍については，角膜内に病変が留まっている場合は，原因菌に感受性のある抗菌薬の点眼や内服を行います．角膜を越え眼内に波及した場合は，抗菌薬の静脈注射や点滴にて全身的に強力な治療を行います．
- 角膜穿孔に至った場合は，保存角膜を用いた角膜移植術が必要なことがあります．菌の増殖が強く，眼球全体に及んでしまった場合は，眼球摘出を行わざるを得ないことがあります．
- 網膜剥離に関しては，単に網膜に裂孔が生じただけで，孔の周りの網膜が剥離をきたしていない場合は，その孔の周りの網膜をレーザー光線で光凝固することで，剥離の発生を抑えることができます（図9）．
- 剥離がある場合は，剥離網膜の下に溜まっている下液を排除し，眼球の外壁を成す強膜を網膜側に持ち上げる強膜内陥術，あるいは眼球内の硝子体を切除することによって，硝子体が剥離網膜を牽引する力を除くことができ，網膜を元の位置に復位させます．
- いずれの手術も高度な技術を要します．

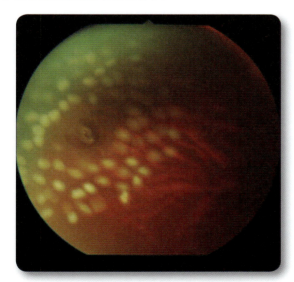

図9　網膜裂孔に対するレーザー光凝固術
裂孔の周囲をレーザー光線で凝固した直後．
白い斑点が凝固斑．

参考文献

1) 鈴木俊一，梯　彰弘，茨木信博：病状からみた観察と処置におけるピットフォール：8．視力障害．"救急現場のピットフォール1" 山本保博 監修．荘道社，pp132-137，2001
2) 茨木信博：眼科診療のエッセンス．レジデントノート　4：79-84，2003
3) 茨木信博：内科医のための眼科救急．Medicina 45：336-341，2008
4) 日野原重明，井村裕夫 監修：眼科疾患（看護のための最新医学講座）．中山書店，2008

視覚障害に対する観察とケアのポイント

野上　拓也

観察のポイント

- 視覚障害を判別していくためには，以下のような病歴の聴取が役立ちます．
  - ①視力障害の性質や片側性，両側性の区別
  - ②発症形式（急性，亜急性，慢性）
  - ③経過（進行性，不変，改善，一過性，持続性）
  - ④既往歴：高血圧，糖尿病，外傷，内服薬
  - ⑤家族歴
- 重要なことは，いつから症状が起き，どのくらい急激であったのかを確認することです．

▶ **急激な視力障害（数分から2日以内に発生するもの）**

- 眼痛，充血，眼のかすみ，見ようとする中心部のみえにくさ，小さくみえる，物が歪んでみえる，色が変わってみえる，痛み，目を動かすと目の奥が痛むなどがあります．急激な視力障害は，それ自体が重要なサインでありほとんどの原因は重篤であり，急を要します．
- しかし一方で，眼痛を伴わない突然の視力低下の場合，一過性脳虚血発作などの脳疾患に由来するものもあり，注意をする必要があります．

ケアのポイント

① 急激な視力障害は，失明の危険性があるため，専門医への報告と同時に検査，処置の準備をスムーズに行う
② 目が見えなくなることへの不安や恐怖がある患者への対応
③ 交感神経が興奮すると考えられることを避ける
④ 家族への連絡調整
⑤ インフォームド・コンセント時，文字を大きく書く，見せるなど
⑥ 転倒防止への声かけと介助など（安静）
⑦ 薬剤投与の為のルート確保
⑧ 点眼
⑨ 眼洗浄
⑩ 緊急手術への準備

参考文献

1) 山内豊明　編：臨床病理・病態学（ナーシング・グラフィカ）．メディカ出版，大阪，2004
2) 本郷利憲，廣重　力，豊田順一　監修：標準生理学　第6版．医学書院，2005

8 血圧低下

橋口　尚幸（はしぐち　なおゆき）

血圧低下とは？

- 心臓が収縮する時の血圧を収縮期血圧（systolic blood pressure：SBP）（または最高血圧）といい，拡張する時を拡張期血圧（diastolic blood pressure：DBP）（または最低血圧）といいます．その収縮期血圧が何らかの原因で通常より低下している時に，「血圧低下を認める」といいます．

血圧低下のメカニズム

- 血圧を決定する要因は主に2つです．1つは心拍出量（cardiac output：CO）で，心拍出量の大小で血管内を流れる血液量が増減し，血圧が変動します．もう1つは総末梢血管抵抗（total peripheral blood vessel resistance：TPR）であり，末梢の細動脈が収縮/弛緩することで血液の通り道幅が変わり，血圧が変動します．以上2つの要素を自律神経系や内分泌系で調節し，加齢，服用している薬物，あるいは糖尿病などの疾患で起こる末梢の血管壁の性状の変化が加味され，血圧が決定します（図1A，B）．
- 救急隊は，収縮期血圧が90mmHg未満を重症以上と定義づけていますが，普段の血圧が高い場合は，収縮期血圧が90mmHg以上でもショック症状を呈する場合があるので，患者の症状や徴候を見逃さないことが大切です．
- 血圧を低下させる原因を，ショック症状を呈する可能性がある場合とそうでない場合に分類し，病因別に緊急度の高いものから順に示します（表1）．

▶ アナフィラキシー

- Ⅰ型（即時型）アレルギーにより，30分以内に症状が完成します．ヒスタミンなどのケミカルメディエーターの作用により，気管支平滑筋攣縮，血管平滑筋拡張，毛細血管透過性亢進が起こります．原因として，様々な薬剤（抗生物質や解熱鎮痛薬，造影剤など），輸血などの血液成分，ハチやヘビ毒，食物，運動，ラテックス（合成ゴム）などに対するアレルギーなどがあります．

> **MEMO**
> 一般に収縮期血圧が100mmHg以下を低血圧といいますが，めまい，ふらつき，耳鳴り，食欲不振，倦怠感，手足の冷えやむくみなどの症状がある場合に，低血圧症として治療の対象になります．

> **MEMO**
> **血圧の表示について**
> 血圧の表示はmmHg（「ミリ水銀柱」「ミリエイチジー」と読む）で，torr（「トル」または「トール」と読む）で表されることもあります（1mmHg＝1torr）．これは一気圧の重力に抵抗して水銀（Hg）を押し上げる力を表します．例えば120mmHgの圧は水柱なら，約160mmH$_2$Oになります．

用語解説

重症度と緊急度（Severity and Acuity）

重症度は病気の程度を示し，緊急度はそこに時間の要素が加味されます．悪性腫瘍も急性心筋梗塞も重症度は高いですが，前者は日にち単位，後者は時間単位での対応が必要です．すなわち悪性腫瘍より急性心筋梗塞のほうが緊急度は高くなります．救急ではこの緊急度・重症度の考え方が大切です．

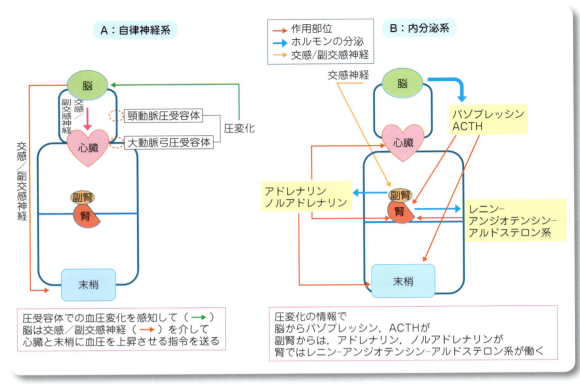

図1　血圧の調節

表1　血圧を低下させる原因

● ショック症状を呈する可能性のあるもの
- アナフィラキシー………薬剤，ハチ，ヘビ咬傷，ソバアレルギー，ラテックスなどが原因
- 循環血液量減少…………出血，脱水など
- 心原性……………………心筋梗塞，重症不整脈，緊張性気胸，肺動脈血栓塞栓症など
- 敗血症性…………………細菌，ウイルス，真菌（かび）などの感染
- 神経原性…………………採血などの疼痛，排尿・排便に伴うものなど

● ショック症状を呈さないもの
- 本態性……………………原因不明で低血圧であること
- 二次性（症候性）………甲状腺や副腎などのホルモン異常，服薬などによるもの
- 起立性……………………臥位→立位，坐位→立位で収縮期血圧が20～30mmHg，または拡張期血圧10～15mmHg低下し，脳虚血の症状を発症するもの

用語解説

ショック症状の5P

①蒼白（pallor）
②虚脱（力が入らない：prostration）
③冷汗（perspiration）
④脈拍触知不可（pulselessness）
⑤呼吸不全（pulmonary deficiency）

の5つをショック症状の5Pと呼び，いずれかを呈する場合は重症と判断します．

▶ **循環血液量減少性**
● <u>出血や脱水</u>（熱中症，下痢，腸閉塞，急性膵炎など）により循環血液量が減少し，その結果，末梢血管の虚脱が生じ血圧の低下，臓器障害を生じます．

▶ **心原性**
● <u>急激かつ著明な心ポンプ不全</u>が原因で循環不全に陥った状態です．急性心

筋梗塞で，壊死量が左室心筋の40％以上となるとショック症状を呈します．また，心筋梗塞に伴う心室中隔穿孔，乳頭筋断裂，左室自由壁破裂などの合併症でも発症します．
- その他，劇症型心筋炎，重症不整脈（心室頻拍や心室細動），心タンポナーデ，緊張性気胸，肺動脈血栓塞栓症などで発症します．

▶ **敗血症性**
- 感染症によって重篤な臓器障害がひき起こされる状態で，ショックに陥ると死亡率は40％に達します．qSOFA，SOFAスコアで評価して，可能な限り早期に抗菌薬投与を含めた治療が必要です．

▶ **神経原性**
- 疼痛などの何らかの引き金（トリガー）による血管迷走神経反射の結果，徐脈や心収縮力の低下に起因する心拍出量の低下および末梢血管拡張による血圧低下により発症します．

▶ **本態性**
- はっきりとした原因が見当たらない低血圧症をいいます．

▶ **二次性（症候性）**
- ホルモン異常（甲状腺機能低下，副腎機能低下，下垂体前葉機能低下），あるいは服用薬剤によるものです．

▶ **起立性**
- 臥位→起立または坐位→立位で収縮期血圧が20〜30mmHg以上，または拡張期血圧が10〜15mmHg以上低下する場合に，脳血流量が減少し，脳虚血の症状を発症します．肺動脈，心房，心室にある低圧系の圧受容体を介して交感神経を活性化し，末梢血管抵抗を増大させ血圧を維持しようとする機構が，糖尿病や薬物などが原因でうまく働かないために起こります．

症候からみたトリアージ（図2）

- 呼びかけに反応しない状態，脈拍触知困難，冷汗ありはショック状態であることを示し，超緊急事態です．血圧測定に固執することなくモニター装着，酸素マスク，末梢ルート確保のための準備，救急カートをただちに準備しつつ，医師に報告し蘇生処置を開始します．また，コントロールされていない外出血を認める場合，感染防御に留意して，止血を試みることが必要です．

用語解説

心タンポナーデ（cardiac tamponade）

心臓と心臓を覆う心外膜の間に液体が大量に貯留することによって，心臓の拍動が阻害された状態．容易に心不全に移行して死に至るため，穿刺やドレナージを行い早期の解除が必要です．鈍的外傷に伴って発症することが多い．

用語解説

緊張性気胸（tension pneumothorax）

胸腔に漏れ出した空気が，対側の肺や心臓を圧迫している状態．血圧低下，呼吸不全，ショックをきたし，緊急に胸腔穿刺し脱気を行わなければ死に至ります．

用語解説

肺動脈血栓塞栓症（pulmonary thromboembolism：PTE）

下肢の静脈にできた血栓（深部静脈血栓）が，静脈壁から剥がれて血流で運ばれ，心臓を通過して肺動脈につまり，血流を阻害し，急性の心不全，呼吸不全をきたす病気．エコノミークラス症候群（旅行者血栓症）としても知られるようになってきました．

用語解説

qSOFA，SOFAスコア（Quick SOFA, Sequential Organ Failure Assessment，クイックソーファー）スコア

qSOFAスコアは，ICU（集中治療室）外で敗血症患者を見つけ出すためのスコアです．感染症が疑われ，①意識変容 ②呼吸数≧22回/分 ③収縮期血圧≦100mmHg のうち2項目以上を満たす場合に敗血症を疑い，次にSOFAスコアで評価します．SOFAスコアは，呼吸器，止血系，肝臓，心血管系，中枢神経系，腎臓の6臓器の各スコアの合計（各指標0〜4点，合計0〜24点）で重症度を評価します．ICU入室時とその後48時間ごとに評価することが一般的です．スコアの詳細は成書をご参照ください．

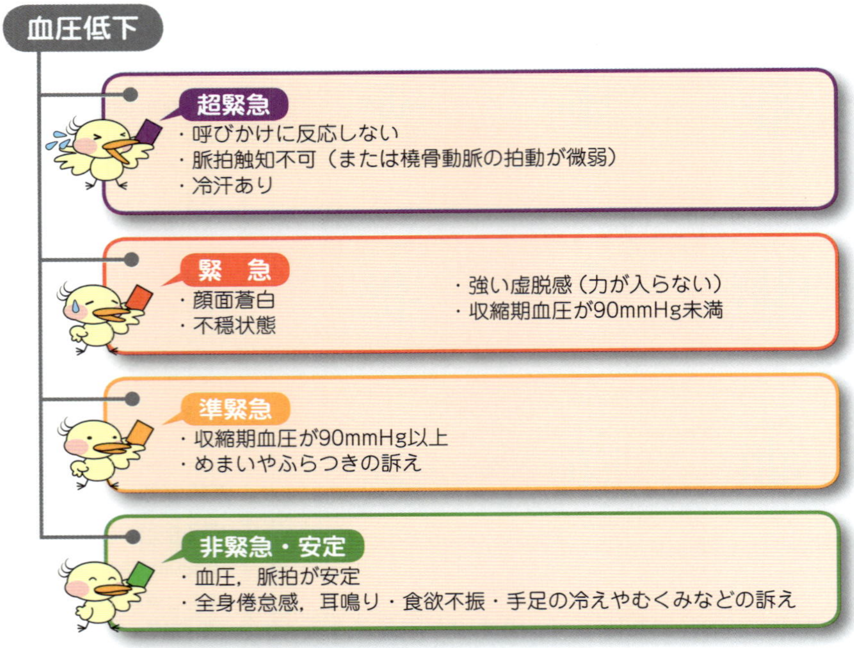

血圧低下

超緊急
・呼びかけに反応しない
・脈拍触知不可（または橈骨動脈の拍動が微弱）
・冷汗あり

緊　急
・顔面蒼白
・不穏状態
・強い虚脱感（力が入らない）
・収縮期血圧が90mmHg未満

準緊急
・収縮期血圧が90mmHg以上
・めまいやふらつきの訴え

非緊急・安定
・血圧，脈拍が安定
・全身倦怠感，耳鳴り・食欲不振・手足の冷えやむくみなどの訴え

図2　血圧低下の症候からみたトリアージ

問診のポイント（図3）

- 血圧を測りつつ，どのような症状が，いつから起こっているか確認します．
- これまでにかかった病歴，現在治療中の病気とその服薬内容，アレルギーの有無を確認します．
- 普段の血圧がどれくらいであるか聴くことも重要です．

超緊急　呼びかけに反応なく，橈骨動脈微弱あるいは冷汗を認める

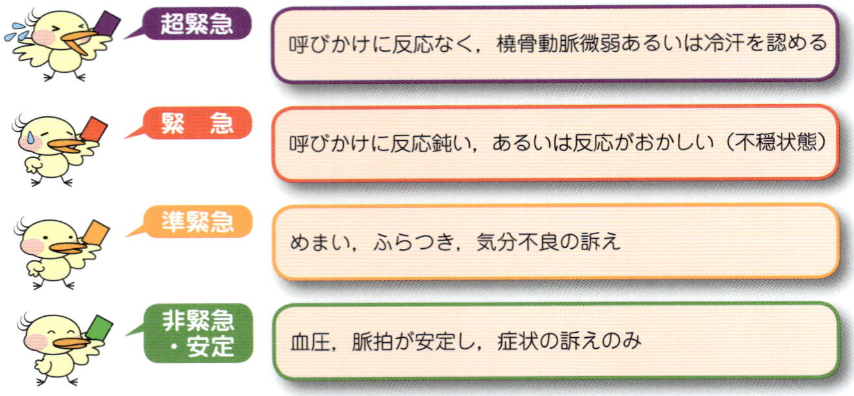

緊　急　呼びかけに反応鈍い，あるいは反応がおかしい（不穏状態）

準緊急　めまい，ふらつき，気分不良の訴え

非緊急・安定　血圧，脈拍が安定し，症状の訴えのみ

図3　血圧低下の緊急度の基準

8 血圧低下

フィジカルアセスメントのポイント

- 呼びかけに反応があるか，同時に橈骨動脈を触れ脈拍が力強い（充実している）か，また同時に冷汗がないか，を15秒程度で見極め，緊急度を判断します．
- 呼びかけに反応が鈍く（反応がない，あるいは不穏状態），末梢の冷汗を認める場合は危険な徴候です．
- ショック症状が疑われる場合は，マンシェットを巻いて，器械で測定することは不可能なことが多いので，触診法で測定します．その場合，「血圧，触診で○○です」と表現します．

> **MEMO**
> **血圧計**
> リバロッチ型，タイコス型，電子型があり，学校で訓練されたと思いますが，現場では電子血圧計が頻用されています．しかし，いずれの型でも測定に精通しておく必要があります．

考えられる疾患

- 考えられる主な疾患を**図4**に示します．血圧低下のメカニズムの項もご参照ください．

超緊急：・ショックを呈する状態（アナフィラキシー，出血・脱水性，心原性，敗血症，神経原性）

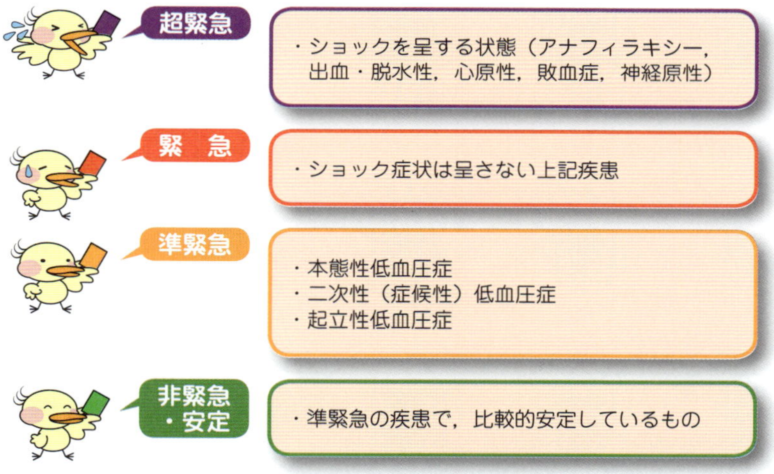

緊急：・ショック症状は呈さない上記疾患

準緊急：
・本態性低血圧症
・二次性（症候性）低血圧症
・起立性低血圧症

非緊急・安定：・準緊急の疾患で，比較的安定しているもの

図4　血圧低下から考えられる疾患

> **MEMO**
> **血圧計の使用方法**
> 使用前に点検を行っておきます．適した幅のマンシェットを，指が1，2本入る程度の強さで上腕に巻き，測定点が心臓の高さになるようにして測定します．

必要な検査

① **血圧**を測定します．
② **心電図モニター**を装着し，脈拍数，リズム不整の有無を確認します．
③ **パルスオキシメーター**で酸素飽和度を測定します．
- 以上の3点は**同時並行**で行います．
- **胸部X線写真**で，上縦隔の開大，心拡大，肺野の異常がないかをチェックします．大動脈解離や大動脈瘤，心タンポナーデ，緊張性気胸など，血圧を低下させる致死的な疾患がないかが診断できます．
- **12誘導心電図，心エコー**で，狭心症や心筋梗塞などを診断できます．
- **血液検査**で，前述してきた疾患を示唆する数値の上昇がないかを確認します．一方で，急性の出血では代償機転が働き，数値上はすぐに貧血を呈さ

> **MEMO**
> **血圧の測定方法**
> 触診法では，マンシェットを巻いた腕の橈骨動脈を触れつつ加圧し，拍動が消失したところよりさらに20～30mmHg圧を上昇させ，ゆっくりと圧を緩めます．拍動を触れたところが，収縮期血圧です．拡張期血圧は不明ですが，ショックを呈する患者には有用です．聴診法では，適当な圧まで加圧し，ゆっくりと圧を開放し，最初に拍動音（コロトコフ音）が聴こえたところが収縮期血圧，さらに下げて拍動音が消失したところが拡張期血圧です．

ないため注意が必要です．

この症状にこの初期対応

- 事前情報で血圧低下（ショック症状）が疑われる場合は，全例に酸素マスク（リザーバー付きを推奨），モニター装着，末梢ルート確保が必要です．
- 事前情報や問診などからアナフィラキシーショックが疑われる場合は，何をおいてもまずアドレナリンの筋肉注射が必要です．1回0.3～0.5mg（1A＝1mgなので，1/3A～1/2A）使用しますので，準備が必要です．ひき続きリザーバー付き酸素マスク，モニター装着，末梢ルートキープの準備を行います．
- 出血や脱水が疑われる場合は，酸素マスク，モニターを装着しつつ，末梢ルートをキープし輸液負荷を行います．骨盤骨折などの大量の出血が疑われる場合は，20G以上の太い静脈留置針を使用して複数ルートのキープ（左右の前腕からなど）を行い，輸液負荷と輸血の準備を行います．
- 心原性，敗血症性，神経原性が疑われる場合は，酸素マスクおよびモニター装着，末梢ルートを確保したのち，医師の指示に従い必要な薬剤や，医療機器を準備します．
- 本態性，二次性（症候性），起立性が疑われる場合は，医師の指示に従い，酸素マスクの準備や末梢ルートを確保する準備をします．
- 最後に繰り返しになりますが，データはあくまで補助的なものであり，最も大切なのは患者からの訴え（症状）やアセスメントで得られた症候です．患者にできるだけ早く元気になっていただくように，五感を研ぎ澄ましてアセスメントを行い，重要なサインを見逃さないように努めてください．

参考文献
1) 橋口尚幸：特集 救急患者の緊急度・重症度判定 血圧異常．救急医学 34（11）：1505-1510, 2010

MEMO

心原性ショックの場合，輸液や昇圧剤のほか，必要があれば，大動脈の中に風船を入れて心臓の働きを補助する大動脈バルーンパンピング（IABP）や心臓と肺の働きを一時的に補助する経皮的心肺補助（PCPS）などの医療機器を準備します．敗血症性ショックの場合，Surviving Sepsis Campaign Guideline（SSCG）という診断と治療に関するガイドラインに沿って治療が行われます．神経原性の場合は輸液負荷のほか，抗コリン薬の硫酸アトロピンや昇圧剤が使用されます．

血圧低下に対する観察とケアのポイント

野上　拓也

観察のポイント

▶ **アナフィラキシー**
- 皮膚症状（全身発疹，粘膜症状，掻痒感，紅潮，浮腫）と呼吸器症状（呼吸困難，気道狭窄，喘鳴，低酸素血症），循環器症状（血圧低下，意識障害）（**表1**）．

表1　循環血液量減少性ショックと心原性ショック

	循環血液量減少性ショック	心原性ショック
血圧	↓	↓
脈拍数	↑	↑→↓
尿量	↓	↓
心拍出量	↓	↓
中心静脈圧	↓	↑
末梢血管抵抗	↑	↑

＊CRT（毛細血管再充満時間）遅延：爪床を5秒圧迫し，2秒以内に再充（ピンクの色に戻る）すれば正常と評価．3秒以上であれば循環障害の可能性が考えられる．

▶ **敗血症**
- 非ICU患者：quick SOFA（呼吸回数：22回/分以上，意識レベル低下，SBP：100mmHg以下）．
- ICU患者：SOFA score 2点以上増加．

▶ **神経原性**
- 脈拍数の低下，血圧低下，末梢血管拡張（温感），意識レベル低下．

ケアのポイント

- 血圧低下が低下する要因は様々ですが，まず一番最初にバイタルサインの測定を必ず実施します．それと同時に「何が原因なのか？」という原因検索に入っていきます．
- また，緊急度を判断することも重要であり，75頁の図4を参照し，どの緊急度にあてはまるのかをアセスメントしていくことが重要です．

- 以下に，ポイントをまとめます．
  ① バイタルサインの確認（ABCDE評価）
  ② アドレナリン投与の準備（成人：0.5mg筋注）
  ③ 仰臥位のポジショニング（下肢挙上），呼吸困難感の場合は，上体を起こす
  ④ 酸素投与（必要時，気管挿管準備）
  ⑤ ルートの確保（末梢の確保とともに，中心静脈カテーテル挿入の準備）
  ⑥ アナフィラキシーショック時は，アドレナリンの筋注準備
  ⑦ 循環血液量減少性ショック時は，輸液の投与準備
  ⑧ 心原性ショック時は，カテコラミン投与の準備
  ⑨ 敗血症性ショック時は，輸液の投与準備
  ⑩ 神経原性ショック時は，血圧低下時は下肢挙上．アトロピンやドパミンの投与準備

参考文献

1) 日本アレルギー学会Anaphylaxis対策特別委員会：アナフィラキシーガイドライン．2014
2) 志馬伸朗 編：ER・ICU100のスタンダード．中外医学社，2017
3) 道又元裕 編：循環動態のアセスメントと輸液指示・管理．重症集中ケア12・1月号，2014

9 胸　　痛

今村　浩

胸痛とは？

- 一口に胸痛といっても，耐えられないほどの激痛，胸部絞扼感から，漠然とした胸部の違和感まで様々です．ここでは，重いものから軽いものまで幅広い症状を含めて解説します．

胸痛のメカニズム

- 胸部には，痛みの発生源となる様々な臓器があります．心臓，大血管のほか，食道や肺，胸膜，皮膚，神経・筋なども痛みの原因となります（表1）．
- 上腹部臓器由来の心窩部痛を「胸痛」と表現している場合があり，注意が必要です．
- 心理的要素が関与した胸痛も少なくありません．

表1　胸痛のメカニズム

胸痛	心　臓	心筋の虚血，心外膜への刺激（炎症や心嚢液貯留による伸展）
	大血管	大血管外膜の神経終末への刺激，肺高血圧による肺動脈の拡張
	呼吸器	壁側胸膜への刺激（炎症，梗塞，気胸など）
	消化器	食道疾患，胃・十二指腸潰瘍，胆嚢炎や膵炎による横隔膜への刺激
	胸　壁	神経，筋肉，肋骨・肋軟骨，乳腺への刺激（炎症，悪性腫瘍など）
	臓器に原因のないもの	不安神経症，過換気症候群など

症候からみたトリアージ

- 意識なし，呼吸なし，脈なしの状態は，超緊急事態です．ただちに医師に報告し，心肺蘇生を開始します．また胸痛後，ショックに陥った患者は短時間で心肺停止となる可能性が高いため，すぐに心肺蘇生が開始できる準備が必要です（図1）．
- 突然の激烈な胸・背部痛や，呼吸・血圧・脈拍などのバイタルサインに異常のあるものは緊急事態です．ただちに医師に報告し，必要な処置を始めます．

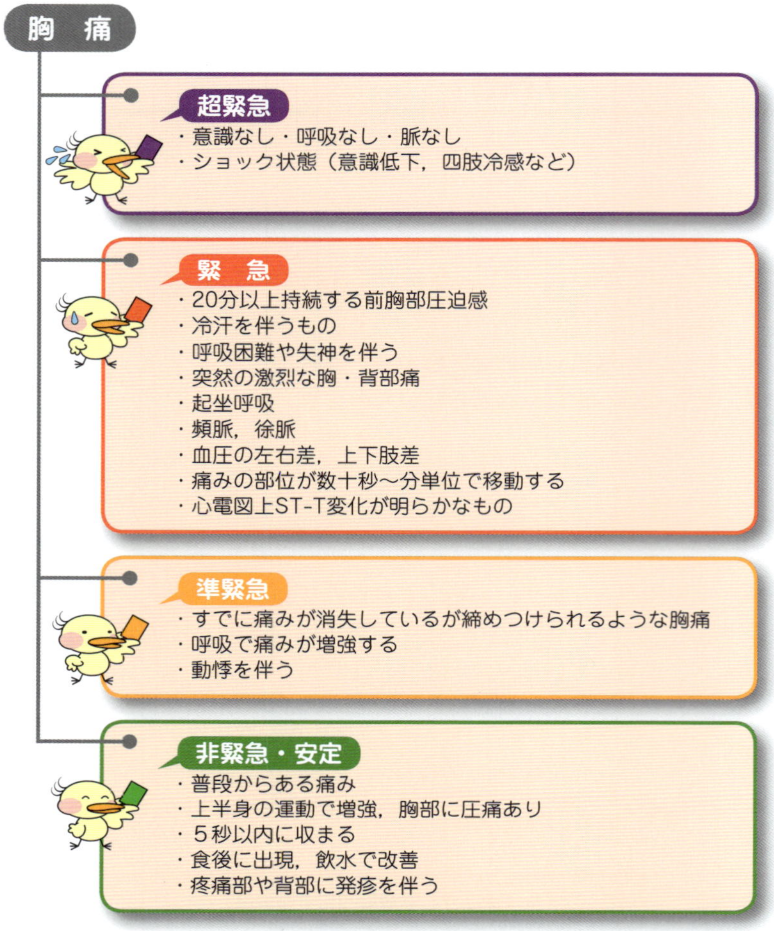

胸痛

超緊急
- 意識なし・呼吸なし・脈なし
- ショック状態（意識低下，四肢冷感など）

緊　急
- 20分以上持続する前胸部圧迫感
- 冷汗を伴うもの
- 呼吸困難や失神を伴う
- 突然の激烈な胸・背部痛
- 起坐呼吸
- 頻脈，徐脈
- 血圧の左右差，上下肢差
- 痛みの部位が数十秒～分単位で移動する
- 心電図上ST-T変化が明らかなもの

準緊急
- すでに痛みが消失しているが締めつけられるような胸痛
- 呼吸で痛みが増強する
- 動悸を伴う

非緊急・安定
- 普段からある痛み
- 上半身の運動で増強，胸部に圧痛あり
- 5秒以内に収まる
- 食後に出現，飲水で改善
- 疼痛部や背部に発疹を伴う

図1　胸痛の症候からみたトリアージ

- 「冷汗」は極めて重要なサインです．胸痛時に冷汗を伴っていた場合，たとえ来院時症状が消失していたとしても，緊急事態として対処します．

問診のポイント

- 胸痛を訴える患者には，まず「今，胸が痛いですか」と聴きます．現在も痛みが続いている患者と，発作性の痛みですでに消失している患者とを区別して扱います．
- 現在もまだ痛みが続いている患者では，速やかにバイタルサインを確認しつつ，痛みの程度や随伴する症状（冷汗や吐き気，背部痛）の有無を聴きます．問診にいたずらに時間を費やすべきでなく，早めに医師をコールしましょう．
- すでに痛みが消失している場合は，問診を十分にとる必要があります．痛みの部位，いつから始まりどれほど持続したのか，今までにこの痛みがあったか，過去に同様症状があればその発作の変化（増加しつつあるか），

MEMO
問診のポイント
来院時もまだ胸痛が持続している場合は，通常の「問診→身体診察→検査→診断→治療」といった手順ではなく，処置・治療をしながら診断を進める姿勢が必要になります．

最終発作の時期，持続時間，発作の誘因（安静時か労作時か）などを聴取します．
- 心筋虚血を示唆する胸痛とは「重苦しい」「締めつけられる」「圧迫される」などと表現される胸痛です．「鋭い」「刺すような」痛みのことは稀です．症状の強さは個人差が大きく，「少し胸が重い」「息苦しい」といった程度のこともあります．また，必ずしも胸だけに感じるわけではなく，背中，左肩〜腕，のど元〜下あごやみぞおちに不快感を感じることもあります．心筋虚血が疑われる場合は以後の診療を迅速に進める必要があるため（「この症状にこの初期対応（ケア）」，図3参照）12誘導心電図をとってすぐに医師をコールします．

フィジカルアセスメントのポイント

- まず重要なのは，**バイタルサイン**です．胸痛患者で呼吸の促迫や起坐呼吸，血圧低下，頻脈や高度徐脈などがあったら緊急事態です．
- **冷汗**は危険な徴候です．
- **血圧**は四肢で測定し，左右差，上下肢差がないか確認してください．もしあれば，大動脈解離が疑われます．
- **頸静脈の怒張**に注意しましょう．もしあれば，うっ血性心不全，心タンポナーデ，緊張性気胸が疑われます．
- 特に**急性冠症候群**では，重症あるいは重症化する一歩手前の状態でも，身体所見が全く正常ということもあるので，注意が必要です．

考えられる疾患

- 考えられる疾患を**図2**に示します．

 超緊急
- 急性心筋梗塞による心原性ショック，心肺停止
- 肺血栓塞栓症による拘束性ショック，心肺停止
- 急性大動脈解離・胸部大動脈瘤の破裂，心タンポナーデによるショック
- 緊張性気胸

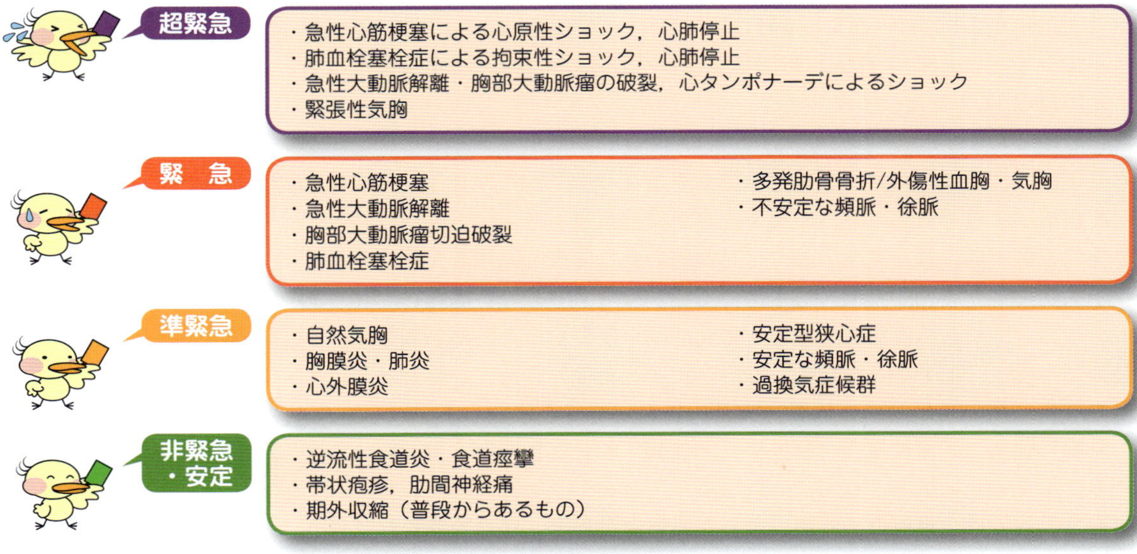

 緊　急
- 急性心筋梗塞
- 急性大動脈解離
- 胸部大動脈瘤切迫破裂
- 肺血栓塞栓症
- 多発肋骨骨折/外傷性血胸・気胸
- 不安定な頻脈・徐脈

 準緊急
- 自然気胸
- 胸膜炎・肺炎
- 心外膜炎
- 安定型狭心症
- 安定な頻脈・徐脈
- 過換気症候群

 非緊急・安定
- 逆流性食道炎・食道痙攣
- 帯状疱疹，肋間神経痛
- 期外収縮（普段からあるもの）

図2　考えられる疾患

- 胸部全体を締めつけるような，死の恐怖を伴うような激しい痛みがあり，冷汗を伴うものは，**急性心筋梗塞**を疑います．顔面蒼白，悪心，嘔吐，全身脱力感を伴うこともあります．ただし症例によっては，胸部の漠然とした不快感程度のものや，ほとんど症状がないものもあります．
- 胸部の圧迫感が労作により出現し，数分で消失することを繰り返せば，**狭心症**が疑われます．異型狭心症では，睡眠中ないし早朝の安静時に発作を繰り返します．ニトログリセリンの舌下投与が著効します．
- 突然出現する激烈な胸背部痛では，**急性大動脈解離**を疑います．疼痛の部位が解離の進展に伴って移動することがあります．
- **肺血栓塞栓症**の場合は，痛みよりむしろ呼吸困難が前面に出ることが多いです．しばしば頻脈や血圧低下を伴います．
- 突然の呼吸困難と左右どちらかの胸の痛みが出現した場合は，**自然気胸**を疑います．ショックを伴えば**緊張性気胸**です．片側の呼吸音低下と打診上鼓音を呈します．
- **過換気症候群**では呼吸困難と過換気があり，手指のしびれ感を伴うことがあります．心理的背景を伴います．
- **逆流性食道炎**では，食後や就寝後に胸焼け様の痛みを繰り返し，飲水で改善することが多いです．一方，**食道痙攣**は，狭心症様の胸部絞扼感を伴いニトログリセリンが奏効することもあり，狭心症との区別が難しい場合があります．ただし，こちらも飲水が有効です．

必要な検査

- まず，**心電図モニター**と**パルスオキシメータ**を装着し，危険な不整脈や低酸素血症がないかを確認します．
- **12誘導心電図検査**は必須です．問診と並行して早めに記録しましょう．
- 急性冠症候群は心電図所見によって，①ST上昇または新規に左脚ブロックが出現するタイプ（ST上昇型心筋梗塞），②ST低下またはT波の逆転を示すタイプ（非ST上昇型心筋梗塞または不安定狭心症），③正常または判定困難なST-T変化を示すタイプ（中・低リスクの不安定狭心症），の三群に分けられます．
- 心電図では上記のほか，陳旧性心筋梗塞を示す異常Q波の有無，肺血栓塞栓症を示す右心負荷所見，不整脈などを確認します．
- 発作を間欠的に繰り返す患者では，**胸痛のある時の心電図を記録**することが大切です．また，初回の心電図で所見がはっきりしない場合は，10～20分ほどしてから**再度記録**すると，変化が明らかになることがあります．
- **胸部X線**で，気管偏位の有無，鎖骨や肋骨の異常の有無，心陰影と心拡大の有無，横隔膜の陰影と位置，肺野の異常の有無を確認します．心不全，気胸，肺炎，外傷性変化（肺挫傷，血気胸，肋骨骨折など）が診断できます．
- **心エコー**では，虚血性心疾患による左室壁運動異常，肺血栓塞栓症に伴う右心負荷所見，大動脈解離，心タンポナーデなどが確認できます．

> **MEMO**
> **低酸素血症**
> パルスオキシメータの値は年齢や体位，標高の影響を受けますが，一般に95%未満であれば要注意と考えられます．

- 経食道心エコーで急性大動脈解離の確定診断を行う場合もあります．
- 血液検査では，心筋梗塞に伴う心筋マーカー（トロポニンT，CK-MBなど）の上昇，肺血栓塞栓症や急性大動脈解離に伴うDダイマー上昇を確認します．
- 胸部造影CTは，肺血栓塞栓症や急性大動脈解離，胸部大動脈瘤の確定診断に必要な検査です．

> **用語解説**
> **Dダイマー**
> 血液凝固により生じたフィブリンが線溶系により分解されてできた産物で，血栓症の時に高値になります．

この症状にこの初期対応

- 急性冠症候群を示唆する胸部症状であれば，図3に示す初期評価を10分以内に終える必要があります．そのためには，①早めに12誘導心電図をとる，②急性冠症候群に的を絞っての要領を得た問診，③初期対応医や受付も含めた救急部門全体の協力体制が重要です．
- 急性冠症候群では，胸痛があればモルヒネ（M），酸素投与（O），硝酸薬（N），アスピリン（A）を開始します（略してMONAと覚えます）．モルヒネと硝酸薬はともに血圧を低下させるので，注意が必要です．さらに，緊急心臓カテーテル検査が行われることが多いので，その準備も並行して行います（穿刺部位の確認，必要に応じて鼠径部剃毛，患者・家族へのインフォームドコンセントなど）．処置中は常に心電図モニターに注意を払い，致死的不整脈が発生したらただちに対処します．

> **MEMO**
> **急性冠症候群に的を絞って要領を得た問診**
> 「心筋虚血を示唆する胸痛」なのかどうか（問診のポイントの項参照），発症時刻，随伴症状などを短時間で聴き出します．

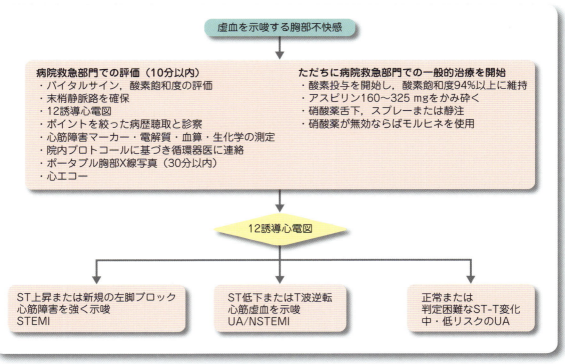

図3　急性冠症候群の初期診療（文献1より引用）
STEMI：ST上昇型心筋梗塞　UA：不安定狭心症　NSTEMI：非ST上昇型心筋梗塞

- **急性大動脈解離**による胸痛は，モルヒネなどによる積極的な除痛とともに，速やかに血圧を低下させる必要があります．通常は降圧薬の静脈内投与を行います．
- **肺血栓塞栓症**による胸痛・呼吸困難に対しては，まず酸素吸入とヘパリンの投与を行います．ショック，血圧低下がある時は心肺停止へ移行する可能性があり，輸液，昇圧薬投与など迅速な対応が必要です．
- 気胸による胸痛では，肺の虚脱の程度が大きければ胸腔ドレーンを挿入します．緊張性気胸でショックを伴う場合は緊急性があり，X線で確認する前に脱気が必要です．
- 胸痛でERを受診し，ただちにその原因がわからないが急性冠症候群が否定できないという場合，時に数時間（6〜24時間程度）経過観察する必要があります．その場合は心電図モニターを装着し，経時的に心筋マーカーと12誘導心電図をフォローします．

> **MEMO**
> **脱 気**
> 緊急時の脱気は，太め（18ゲージ以上）の静脈内留置針の挿入，またはメスで皮切した後ペアンで胸腔を鈍的に解放するのみで可能であり，胸腔ドレーンやチェストドレーンバッグは状態が安定してから用意すればよいことが多いです．

> **MEMO**
> 患者には胸痛の再燃があればすぐに申告させるとともに，不安を取り除く配慮も必要です．

参考文献

1) 日本救急医療財団心肺蘇生法委員会 監修：急性冠症候群．"救急蘇生法の指針2015（医療従事者用）改訂5版"．へるす出版，pp179-195, 2016

胸痛に対する観察とケアのポイント

原田　雅子

観察のポイント

- 胸痛を訴える疾患には，症状が軽く緊急性の低い疾患から生命の危機に直結する緊急性の高い疾患があります．重要なのは緊急度や重症度の高い病態を見逃さないことです．緊急度や重症度を判断する際，ショック徴候を認めていないかが重要なポイントです．
- ショックとは，急性全身性循環不全により全身の各組織・臓器への血流が障害された状態です．その徴候として，ショックの5P「蒼白（pallor）」「虚脱（prostration）」「冷汗（perspiration）」「脈拍触知不能（pulseless）」「呼吸不全（pulmonary insufficiency）」と呼ばれるものがあります（72頁参照）．
- バイタルサインの変化ならびにショック徴候を見逃さないこと，また，緊急度の高い疾患（急性冠症候群，急性大動脈解離，急性肺血栓塞栓症，緊張性気胸）を見落とさないよう，その特徴をふまえた観察を行うことが重要です．
- 胸痛は，様々な要因で発生します．人によって表現の仕方も異なるため，必ず12誘導心電図を記録し，ST-T変化を含めた波形の観察を行います．そして，胸痛の発症時間，部位や性状，発症/契機，程度，持続時間，放散痛，随伴症状などの必要情報を漏れなく収集し，臨床症状や検査所見とともに総合的に状態をアセスメントしましょう．
- 胸痛を示す疾患には，時間経過とともに症状が悪化するケースもあります．したがって，経時的にモニタリングを行い，症状の変化を迅速に捉え，速やかに対応していくことが重要です．
- 高齢者や糖尿病患者では，胸痛の自覚が乏しい場合があります．このような無痛性胸痛の場合は，随伴する循環不全症状やショック徴候として発見される場合があります．そのことを念頭におき，患者の異常所見や状態変化を見落とさないよう観察に努めていきます．

ケアのポイント

- 胸痛を訴える疾患には，緊急性が高く生命を脅かす重症かつ危険な病態があります．発見や対応の遅れは，生命の存続にかかわる大きな問題にもなりうるため，早期に診断し治療へつなげていかなくてはなりません．
- 胸痛を訴える患者では，12誘導心電図検査，血液検査，心臓超音波検査，胸部X線検査，CT検査，場合によって血管造影などが行われます．患者

の状態変化に注意し継続的にモニタリングを行うとともに，必要とされる検査の準備を行う必要があります．そして，状態の悪化や急変に備え，医師と連携をとりながら，ルートの確保や酸素投与，救急カートや除細動器の準備を行い，状態急変時には救命措置が迅速に行われるように努めていきます．
- また，不安の軽減に努めていくことも重要な看護ケアです．患者の訴えを傾聴し，安楽な体位を提供するとともに，苦痛の緩和をはかっていくことが重要です．

10 背部痛・腰痛

桑村　直樹

背部痛・腰痛とは？

- 背部痛・腰痛とは，背中や腰が痛くなることです．腰とは，大まかな意味では脊柱の下部から骨盤までを指しますが，解剖学的には，腰椎周囲の背部を指します．首から下，すなわち胸椎の部分の背面を背部といいます．

背部痛・腰痛のメカニズム（図1）

- 背部痛や腰痛には多くの原因があり，内臓疾患に起因するものや，骨・関節・筋の障害によるもの，加齢による変性，椎間板の損傷，心因性によるものなどがありますが，それぞれメカニズムが異なります．
- 腰痛の性質は，①局所的，構造的，②神経根刺激，③関連痛（投射痛），④その他，に大別されます．

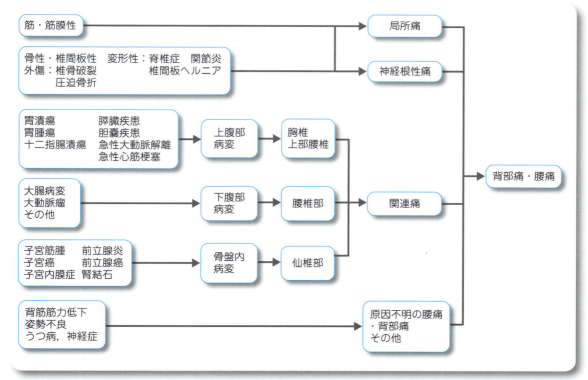

図1　症候のメカニズム　フローチャート

（文献1より引用）

- 局所的な痛みは，局所の痛覚神経刺激に由来し，姿勢や動作により影響を受ける，持続的または間欠的な痛みです．主な原因は，筋肉，筋膜，骨，骨膜，椎間板などに生ずる障害により，局所神経が刺激されるものです．
- 神経根刺激による痛みは，関連痛に類似した要素を有する痛みより強く，神経根の分布に即している点，体動で痛みの増強がみられるのが特徴です．
- 関連痛は，内臓疾患に由来し，脊髄を介して病変部位から離れた体表に感じる痛みであり，圧痛，背部の緊張，運動制限などの局所病変は伴いません．

症候からみたトリアージ

- 腰痛・背部痛を訴えた後に，ショックや呼吸状態の急激な悪化を起こしている場合は，超緊急事態です．すぐに，医師に報告し処置室へ移動し，蘇生を開始する必要があります（図2）．
- 血圧が高かったり，上肢の血圧の左右差が認められる場合や，呼吸ができなくなるほどの激しい痛みがある場合は，循環器系の疾患が疑われることがあるので，緊急事態といえます．すぐに医師に報告し，緊急診断と治療の開始が必要となります．
- 慢性の腰痛は，基本的には緊急度が低いですが，急激に増強した場合や痛みの性質が普段と違う場合には，慢性の腰痛に隠れていることがあるので，注意が必要です．

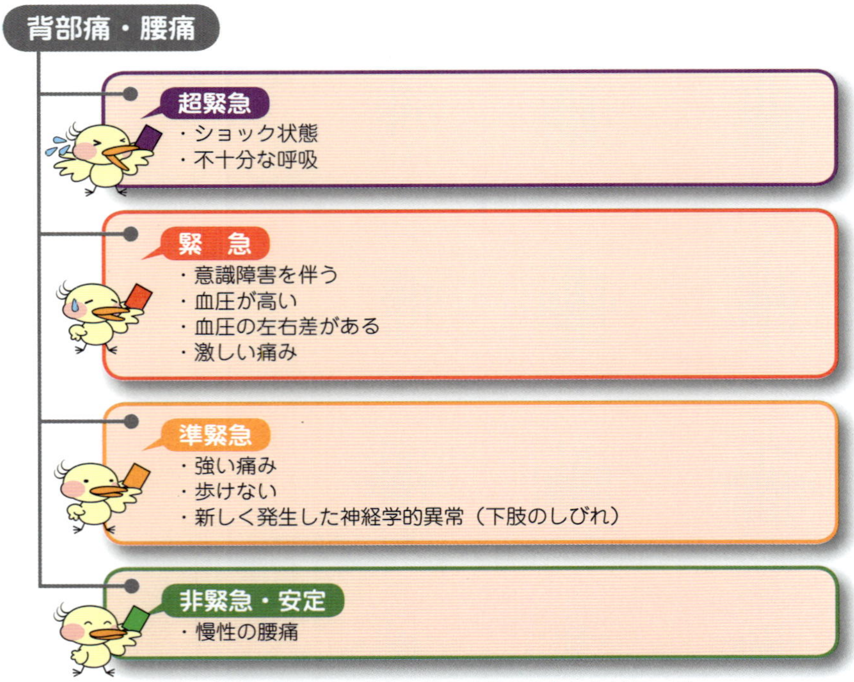

背部痛・腰痛

超緊急
- ショック状態
- 不十分な呼吸

緊急
- 意識障害を伴う
- 血圧が高い
- 血圧の左右差がある
- 激しい痛み

準緊急
- 強い痛み
- 歩けない
- 新しく発生した神経学的異常（下肢のしびれ）

非緊急・安定
- 慢性の腰痛

図2　腰痛・背部痛を訴えた後の症候からみたトリアージ

問診のポイント

- トリアージにおけるフィジカルアセスメントの手順で最初に行うことは問診です．問診は，本人または家族から聴取します．
- 問診の段階で，意識がない，顔面蒼白，呼吸が弱いまたはとても早い場合には，超緊急であるので，この段階ですぐに処置室に移動し，蘇生処置が必要です（**図3**）．
- 痛みを主訴に受診しているため，痛みについて話を聴くことが大切です．
  - 発症の時期は？（いつからの痛みか）
  - 発症の誘因は？（何をしてる時か，外傷か，内因性か）
  - 痛みの部位は？　程度は？（持続的な痛みか，間欠的な痛みか，動くと増強するか）
  - ほかの部位にも痛みがあるのか？（背部や腰部だけでなく，胸痛や腹痛の有無など）
  - 痛みに対して，何か薬剤などを使用したか？
- 痛みだけでなく，悪心，嘔吐，顔色不良，チアノーゼ，発熱，呼吸困難など，痛みに伴う症状の有無についても確認します．
  - 最近，尿が赤かったことはないか？
- 現在，服薬中の薬や既往歴，通院中の疾患についても確認が必要です．特に生活習慣病に関係する疾患も多いため，糖尿病や高血圧などの有無は確実に確認しましょう．
- 疾患によっては，緊急に処置や検査が必要になることがあります．病歴上も参考になるため，最終の飲食時間を確認しましょう．

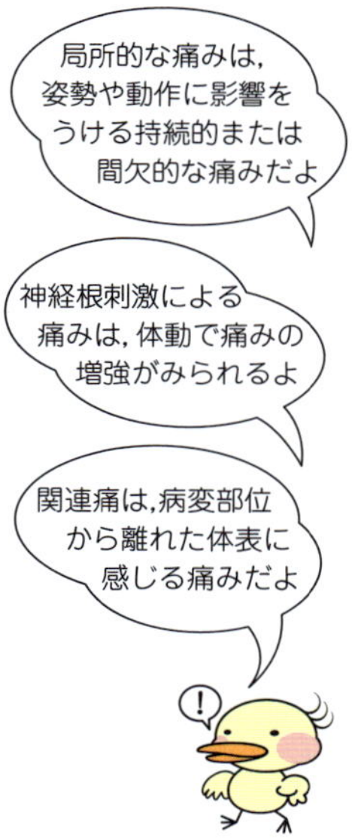

> 局所的な痛みは，姿勢や動作に影響をうける持続的または間欠的な痛みだよ

> 神経根刺激による痛みは，体動で痛みの増強がみられるよ

> 関連痛は，病変部位から離れた体表に感じる痛みだよ

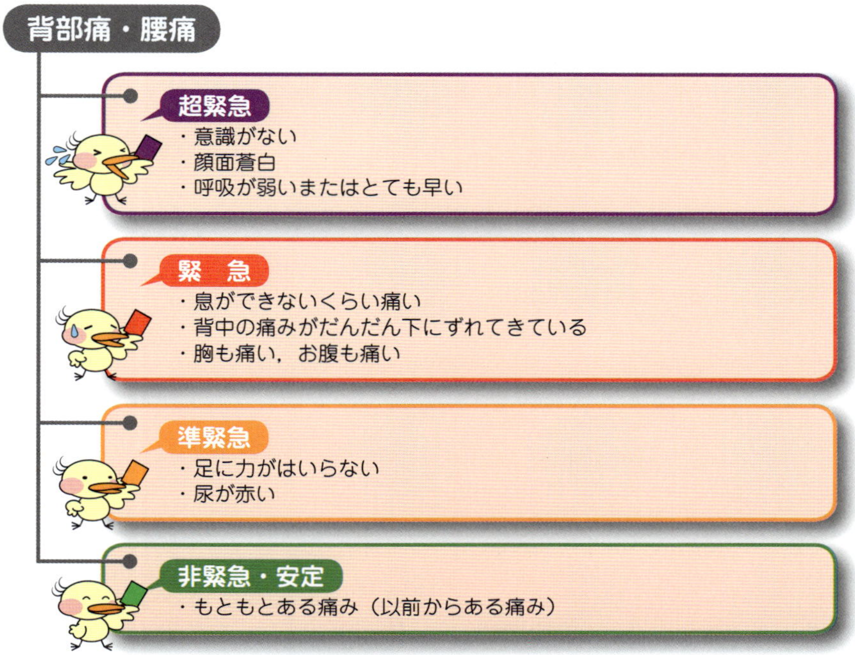

背部痛・腰痛

超緊急

- 意識がない
- 顔面蒼白
- 呼吸が弱いまたはとても早い

緊急

- 息ができないくらい痛い
- 背中の痛みがだんだん下にずれてきている
- 胸も痛い，お腹も痛い

準緊急

- 足に力がはいらない
- 尿が赤い

非緊急・安定
- もともとある痛み（以前からある痛み）

図3　問診の段階での症候からみたトリアージ

フィジカルアセスメントのポイント（表1）

▶ 視 診
- 第一印象から，その患者が重篤か否かを早急に察知します．
- 声をかけ，発語があることで気道の開通の確認を行い，また，受け答えの内容で意識状態を確認します．発語がない場合や，気道が確保されていない，または意識障害の可能性がある場合は，緊急度は高いです．
- 頻呼吸であれば，疼痛が強いことや呼吸状態の悪化を考えることができます．
- 痛みのみでは，意識レベルは低下することはありません．意識障害と背部痛は結びつかないようにみえますが，大血管疾患などでは，ショックをきたしたり，急性大動脈解離で頸動脈まで解離が及び，脳血管障害をきたすこともあるため，意識障害がある場合は緊急度は高いです．
- 頸静脈の怒張は，緊張性気胸や心タンポナーデなどの閉塞性ショックで認められるため，緊急度は高いです．
- 胸郭の動きの左右差は，緊張性気胸の際に一方の胸腔内圧が上昇することから，両側の肺内に均等に空気が供給されていない状態を意味します．

▶ 聴 診
- 心音で，拡張期逆流性雑音が聴取される場合は，急性大動脈解離に伴う大動脈弁閉鎖不全が考えられます．
- 呼吸音の左右差は，気胸の存在を考える必要があります．

▶ 打 診（図4）
- 背部叩打痛は疼痛を訴える場所により，鑑別が違います．脊椎の疼痛を訴える場合は，脊柱管の異常を意味します．
- 肋骨脊椎角（cost-vertebral angle：CVA）に叩打痛を認める場合は，尿管結石や腎盂腎炎を疑います．

▶ 触 診
- 末梢の冷感や湿潤は，重症な病態が存在する際に，交感神経の緊張から生

表1　フィジカルアセスメントに必要な観察ポイント

視 診	・第一印象 ・意識状態 ・頸静脈の怒張 ・補助呼吸筋を使用した呼吸	・胸郭の動きの左右差 ・腹部の膨隆 ・眼瞼結膜の貧血
聴 診	・心音，呼吸音 ・腹部血管雑音	・腸管蠕動音
打 診	・背部叩打痛	・胸郭の鼓音，濁音
触 診	・皮下気腫 ・気管偏位 ・末梢の冷感・湿潤 ・橈骨動脈の触知，脈拍数 ・毛細血管再充満時間	・皮膚の熱感 ・腹部拍動性腫瘤 ・腹膜刺激症状 ・背部圧痛点 ・下肢の知覚，筋力

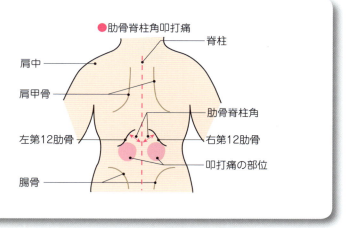

図4 背部の打診：叩打痛について
触診は特に部位はなく，全体を包みこむように行う．

じる所見であり，ショック状態またはその前兆であるため，すぐに対処が必要です．
● **皮下気腫**（用語解説を参照）の場合は，緊急度は高いです．
● フィジカルアセスメントで最も重要なことは，ショックの所見を早期に発見することです．蒼白，虚脱，冷汗，脈拍不触，呼吸不全のうち，どれか一つでもあてはまる場合は，緊急度は高く，すぐに処置が必要です．

> **用語解説**
> **皮下気腫**
> 外傷に伴う気胸や緊張性気胸を呈する場合に，肋骨骨折などによって，空気が肋間をつきぬけて皮下に漏れることによって生じるもので，触診では捻髪音（プチプチという感じ）を感じます．

考えられる疾患

● 考えられる疾患を以下に示します（**図5**）．

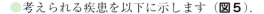

超緊急
・急性心筋梗塞
・急性大動脈解離
・腹部大動脈瘤破裂
・肺血栓塞栓症

緊急
・気胸
・急性膵炎

準緊急
・骨盤腹膜炎
・尿管結石
・子宮外妊娠

非緊急・安定
・慢性腰痛
・筋肉痛
・変形性関節症

図5 考えられる主な疾患

- 腰背部痛が考えられる疾患で，最も緊急度が高いのは，急性大動脈解離，急性心筋梗塞，腹部大動脈瘤破裂の大血管疾患です．
- 急性大動脈解離は，胸背部痛が多く，血圧の左右差が特徴的ですが，解離の及んでいる範囲によっては，失神・麻痺・上下肢の疼痛などが生じることがあります．
- 急性心筋梗塞は，胸痛や左肩への放散痛が最も多いですが，背部痛を訴える人もいます．また，冠動脈の閉塞部位によっては，徐脈や不整脈の出現もあり，心室細動などの重症不整脈では，意識消失，心停止も起こります．
- 腹部大動脈瘤は，無症状で経過することが多いですが，拍動性腫瘤として発見したり，検査で偶然発見されることも多いです．この腹部動脈瘤は，破裂すると大量の血液が急激に血管外に流出し，血管内容量が減少することでショック状態を呈し，腹部膨隆を呈します．激しい腰痛もしくは腹痛を訴える場合は，切迫破裂の可能性があるため，注意深い観察が必要です．
- 肺血栓塞栓症は，息切れ，胸背部痛，胸部不快感などの自覚症状がありますが，塞栓物質による末梢肺血流の低下は換気血流比不均衡を生じ，低酸素血症に至ります．そのため，経皮的酸素飽和度の測定やチアノーゼの有無の観察が必要です．
- 気胸は，突然の胸痛または背部痛に続く呼吸困難が症状のことが多いです．気胸が悪化すると患側の胸腔内圧が異常に上昇した結果，患側肺虚脱，健側への縦隔偏位，静脈灌流障害により心拍出量が減少し，緊張性気胸となります．緊張性気胸ではショックになります．
- 上腹部痛や心窩部痛を伴い，アルコールの多飲，胆石の既往などの病歴があれば，急性膵炎が疑われます．
- 背部痛に伴い，背部を叩打すると背部の外側に響く痛みがある場合には，尿管結石や腎盂腎炎が疑われます．

必要な検査

▶ バイタルサインの測定
- 血圧（左右上肢で），呼吸，脈拍，経皮的酸素飽和度，体温を測定します．

▶ 血液検査
- 白血球やCRPで炎症所見を確認したり，CPKやCK-MBが上昇している場合は，急性心筋梗塞が疑われます．また，ヘモグロビン値で貧血の有無を確認します．アミラーゼの上昇がみられたら，膵炎が疑われます．また，凝固系の検査も必要です．

▶ 尿検査
- 妊娠反応が陽性であれば，産婦人科系疾患も考慮しなければなりません．また，潜血がみられれば，尿管結石の疑いがあります．

▶ 胸部X線
- 心不全，気胸，肋骨骨折，血胸，肺炎，急性大動脈解離などの診断に有用です．

▶ 心電図
- 急性心筋梗塞では，ST変化を生じます（図6）．

用語解説

放散痛について
病気の原因部位と全くかけ離れた部位に現われる痛みのことで，急性心筋梗塞では，左肩や背中，歯などに痛みを訴える人がいます．

MEMO
低酸素血症を知るには，動脈血酸素分圧が最もわかりやすい．健常な人は，88mmHg前後ですが，60～70mmHgで準呼吸不全状態，60mmHg以下を呼吸不全といいます．

MEMO

凝固系の検査
なぜ凝固系の検査が必要かというと，背部痛では大血管系の疾患を疑うことが多く，大血管疾患では緊急手術を行うことが多くなります．その場合，凝固機能を知ることは重要なことでそれにより輸血の準備を行います．また，既往に心疾患や不整脈，脳梗塞などがある人は，抗血小板薬や抗凝固薬を内服していることが多く，そのような場合はPT-INRの延長などがみられ止血しにくい状況にあります．こうした場合には，ビタミンKを補充し拮抗させることが必要になることがあります．

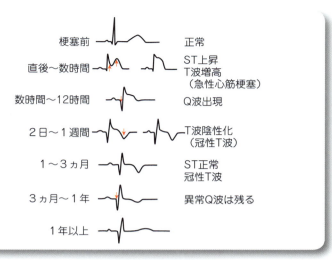

図6　心筋梗塞の心電図変化

> **MEMO**
> **鎮痛薬について**
> 最も多く使われるのは，NSAIDs（非ステロイド抗炎症薬）であり，代表的なものとしては，アリール酢酸系（ボルタレンなど）やプロピオン系（ロキソニンなど）があります．また，アセトアミノフェンとしては，アニリン系（カロナール）などが一般的です．急性心筋梗塞においては，一般的には麻薬であるモルヒネ塩酸塩（塩酸モルヒネ）が使用されます．

▶ **心エコー**
- 心臓の壁運動をみることによって，心筋梗塞の評価や心臓の弁の動き，心タンポナーデの有無を評価できます．

▶ **造影CT**
- 造影剤を血管内に注入することにより，急性大動脈解離や腹部大動脈瘤切迫破裂などの診断ができます．

この症状にこの初期対応

- 呼吸状態が不安定な場合には，すぐに酸素投与と，必要であればバッグバルブマスクを用いた補助呼吸を行います．また，気管挿管や人工呼吸器の準備を行います．
- ショックの徴候や意識障害がみられた場合には，すぐに処置室に移動しバイタルサインを測定し，医師に報告します．そして，急速輸液の準備や必要に応じて輸血の準備を行います．
- 痛みは，バイタルサインの変化をもたらしたり，精神的な不安を助長し，苦痛を増強させます．そのため，できるだけ安楽な体位をとるようにします．また，痛みが増強することにより交感神経が刺激され，血圧や脈拍の上昇がみられます．循環器系疾患では，血圧や脈拍の上昇がすぐに病状の悪化につながることがあるため，原因が検索できたら，できるだけ早期に鎮痛薬を使用するなどして，疼痛コントロールをはかることが大切です．
- 急性大動脈解離や腹部大動脈瘤切迫破裂などは，厳重な血圧コントロールが必要であり，体動や安静度も厳しく制限されます．
- 急性心筋梗塞や急性大動脈解離，腹部大動脈瘤破裂，子宮外妊娠などは，緊急で処置や手術が行われます．患者および家族は，突然の出来事のため大きな戸惑いと不安を抱きます．その不安を少しでも軽減し，病状を理解したうえで治療が行えるようにしましょう．

> **MEMO**
> 治療上必要な制限がきちんと守れるように，病気についてしっかり患者に説明し，必要性を理解してもらうことが大切です．

> **MEMO**
> 看護師は，医師からの説明のコーディネートを行ったり，必要な情報を提供するなど，患者や家族の精神的ケアも大切な役割です．

参考文献

1) 川上義和, 朝倉 均, 溝口秀昭 他 編：チャートで学ぶ病態生理学 第2版. 中外医学社, pp98-99, pp380-381, 2000
2) 中村惠子 監修：救急看護QUESTION BOX 5 初期対応に活かす病態の理解 第1版. 中山書店, pp54-55, 2007
3) 白川洋一, 山崎誠士 編：電話でトリアージ 第1版. 金芳堂, 京都, pp24-27, 2010
4) 大友康裕 編：救急患者のフィジカルアセスメント. エマージェンシー・ケア 2011夏季増刊, メディカ出版, 大阪, pp169-179, 2011

背部痛・腰痛に対する観察とケアのポイント

桑村　直樹（くわむら　なおき）

観察のポイント

- 背部痛や腰痛が起こる疾患は，重症度や緊急度が低いものから高いものまで様々です．観察のポイントは，まず痛みがどのように起こり，どのように変化しているかを観察することが重要です．
- 痛みに関して情報収集する際には，OPQRSTやLQQTSFAなどを用いて漏れのないように情報収集するとよいでしょう（**表1**）．
- 痛みの変化は経時的に評価する必要があるため，NRSやVAS，フェイススケールなどのスケールを用いて評価することで，医療スタッフ間での情報共有ができます．
- 慢性の腰痛をもっている患者には，それによって今回の疾患が隠れている場合もあるので注意が必要です．痛み以外にも意識障害，血圧の左右差，神経学的所見の異常などの随伴症状がある場合には緊急性が高くなりますので，痛み以外の症状の観察も重要です．

ケアのポイント

- 背部痛や腰痛が起こる疾患は様々であり，原疾患に対する治療はもちろんですが，痛みは，バイタルサインの変化や不安の助長など心身に悪い影響を及ぼすことが多くあります．そのため，できるだけ早期に疼痛緩和のための介入をする必要があります．
- また，急激な発症や痛みの増強は，患者のみならず家族も大きな不安を抱き，場合によっては生命にかかわるのではないかという不安にもつながります．

表1　OPQRSTとLQQTSFA

OPQRST	LQQTSFA
・O（onset）：発症様式	・L（location）：症状のある身体の部分
・P（palliative/provocative）：増悪・寛解因子	・Q（quality）：症状の性状
・Q（quality/quantity）：症状の性質・ひどさ	・Q（quantity）：症状の程度
・R（region/radiation）：場所・放散の有無	・T（timing）：発症時間，持続時間，頻度など
・S（associated symptom）：随伴症状	・S（setting）：どのような状況で
・T（time course）：時間経過	・F（factor）：症状を軽快または増悪させる因子
	・A（accompanying symptoms）：随伴症状

- 背部痛や腰痛を訴える疾患には，急性心筋梗塞や急性大動脈解離，腹部大動脈瘤破裂，子宮外妊娠など緊急で治療や処置が必要なものもあるため，できるだけ早期から患者および家族に適切な説明を行い，治療が円滑に行えるようにする必要があります．

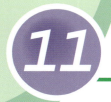

11 頻脈・徐脈

井上 潤
いのうえ じゅん

頻脈・徐脈とは？

- 頻脈とは，一般的に心拍数が100回/分以上，徐脈は60回/分未満をいいます．徐脈は60回/分未満で，かつ循環が不十分と考えられる場合に治療の対象となります．頻脈・徐脈は，いずれも洞性と非洞性（不整脈）に分類されます．

頻脈・徐脈のメカニズム

- 心臓の拍動は，延髄にある自律神経（交感神経・副交感神経）の支配を受けており，交感神経の活動が亢進すると心拍数は増加し，副交感神経が亢進すると心拍数は減少します．
- 自律神経からの指令を右心房にある洞結節が受け，洞結節から発生した電気刺激が刺激伝導系を介して心臓全体に伝わり，心臓が収縮します（図1）．
- 心拍数は心臓反射といって，頸動脈など特定部位の反射によっても調節されています．
- 頻脈は，精神的興奮や刺激伝導系の異常，発熱，脱水・大量出血などによる循環血液量減少，貧血，心不全，呼吸不全，甲状腺機能亢進症などによって起こります（表1）．

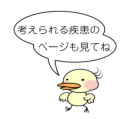

考えられる疾患の
ページも見てね

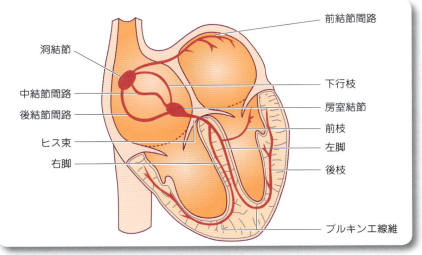

図1　刺激伝導系

表1　頻脈・徐脈の原因

- 自律神経の影響（精神的興奮，痛み，低血糖，頭蓋内圧亢進など）
- 刺激伝導系の異常（心筋梗塞，弁膜症，電解質異常など）
- 代謝亢進（発熱，甲状腺機能亢進症など）
- 酸素欠乏（気胸，貧血による頻脈，低酸素血症による徐脈など）
- 循環血液量減少（脱水，大量出血など）

> **用語解説**
> **迷走神経反射**
> ストレス・強い疼痛・排泄・腹部内臓疾患などによる刺激が迷走神経求心枝を介して脳幹血管運動中枢を刺激し，心拍数の低下や血管拡張による血圧低下などをきたす生理的反応.

- 徐脈は，迷走神経反射，頭蓋内圧亢進，低体温，甲状腺機能低下症などによって起こります．また，窒息など何らかの原因により低酸素血症，呼吸停止が起こると，心停止に至る過程として徐脈がみられます（表1）．

症候からみたトリアージ（図2）

- 頸動脈を触知しても脈が触れない頻脈・徐脈，あるいは失神，痙攣，呼吸停止がみられたら，超緊急事態です．ただちに医師に報告し，蘇生処置を開始します．
- 心電図波形が出ていても脈が触れない無脈性電気活動（PEA）も，超緊急事態として対処が必要です（図3）．
- 意識レベル低下，突然の強い胸背部痛，冷汗，チアノーゼなどのショック状態，呼吸困難，$SpO_2$90％以下を伴う場合は緊急事態です．ただちに医師に報告し，緊急診断と緊急治療が必要です．

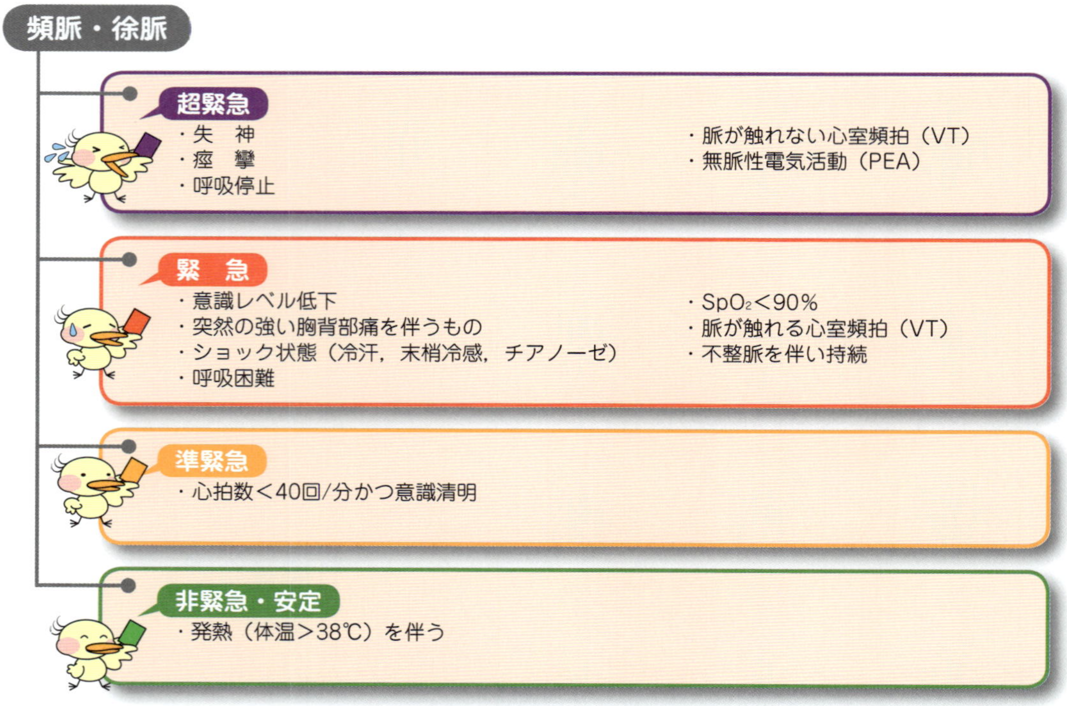

頻脈・徐脈

超緊急

- 失神
- 痙攣
- 呼吸停止
- 脈が触れない心室頻拍（VT）
- 無脈性電気活動（PEA）

緊急
- 意識レベル低下
- 突然の強い胸背部痛を伴うもの
- ショック状態（冷汗，末梢冷感，チアノーゼ）
- 呼吸困難
- SpO_2＜90％
- 脈が触れる心室頻拍（VT）
- 不整脈を伴い持続

準緊急

- 心拍数＜40回/分かつ意識清明

非緊急・安定

- 発熱（体温＞38℃）を伴う

図2　頻脈・徐脈の症候からみたトリアージ

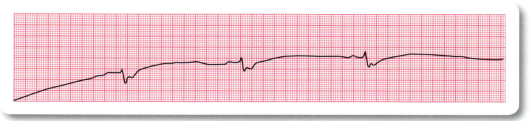

図3　無脈性電気活動（PEA）

問診のポイント（図4）

- 頻脈・徐脈が突然の発症か，持続的か，持続時間や頻度，めまい，動悸などの自覚症状を聴取します．またそれは労作時か，安静時に起こるのかも確認します．排泄時などは，心拍数が変動しやすくなります．
- 頻脈・徐脈に伴う意識レベルの低下，冷汗，顔色，呼吸困難の有無を確認します．
- 現病歴，既往歴，内服薬を聴取します．特に，心疾患，不整脈，糖尿病，肺気腫，甲状腺疾患，腎不全，消化管出血の既往，抗不整脈薬・抗凝固薬の服用の有無に注意します．
- 脳血管障害や頭部外傷の急性期であれば，頭痛，嘔気の有無，麻痺の増強がないかを確認します．
- これまでの経過から，発熱や痛みによる影響も注意します．

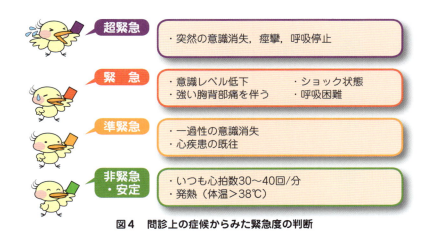

図4　問診上の症候からみた緊急度の判断

フィジカルアセスメントのポイント

- 頻脈・徐脈は，循環が保たれているかがポイントです．心電図をモニターし，心拍数とリズム（整・不整）を確認して血圧を測定します．特に，心拍数が40回/分未満の場合には，十分な循環が保たれない可能性があり，注意が必要です．

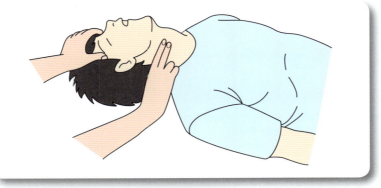

図5　頸動脈の触知

甲状軟骨（のど仏の部分）を示指と中指で触れ，手前にずらすと胸鎖乳突筋の前側に頸動脈があります．

- まず，声をかけて反応をみます．意識が清明で会話できれば，とりあえず循環は保たれています．呼名に反応がなければ頸動脈に触れ（図5），脈が触知できれば収縮期血圧は60mmHgあるという目安となります．意識消失，呼吸停止があれば緊急度は高く，ただちに医師に報告します．
- 冷汗，チアノーゼ，顔色不良，意識レベル低下は末梢循環不全（ショック）のサインです．これらの徴候がみられたら，すぐに医師に報告します．
- 頻脈・徐脈は，洞性か不整脈〔⑫不整脈の章（105頁）参照〕かによって対応が異なります．心電図モニターでは判別できないことも多いため，12誘導心電図をとって確認します．
- 何らかの原因で低酸素血症が起こると，頻脈がみられることがあります．また，それが重度になると徐脈となり，心停止に至ります．SpO₂低下や呼吸困難の有無を確認し，呼吸音を聴取して，気胸や胸水，心不全の徴候である副雑音の有無や左右差に注意します．
- 発熱時には頻脈がみられますが，高齢者などは敗血症や脱水の徴候も考えられます．四肢末梢の皮膚が冷たく湿っているか温かいか，またツルゴールを観察します．
- 冬場などにみられる偶発性低体温症は，徐脈や致死的不整脈を起こしやすくなるので注意します．

> **用語解説**
>
> **ツルゴール**
>
> 皮膚の張り（緊張），2本の指で皮膚をつまんで持ち上げ，離した時にその部分が元の位置に戻るまでの速度を観察します．脱水状態では皮膚の戻りが遅くなり，2秒以上遅延している場合を「ツルゴールの低下」といいます．
>
>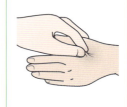

考えられる疾患

- 心拍数の異常は，心疾患に伴うものとそれ以外の器質的病変，薬物，心因性などが影響します．考えられる主な疾患を図6に示します．
- 超緊急例は，心停止直前の高度の徐脈や致死的不整脈（心室頻拍，図7）であり，その原因は心疾患に限らず，窒息や脳血管障害など多岐にわたるため，現病歴の聴取が重要となります．
- 突然の強い胸背部痛を伴う頻脈・徐脈は，急性心筋梗塞，大動脈解離が疑

図6 考えられる疾患

超緊急
- 致死的不整脈（心室頻拍）
- 急性心筋梗塞・肺血栓塞栓症
- 心タンポナーデ・緊張性気胸
- 窒息
- 低血糖
- 低体温

緊急
- 急性心筋梗塞・急性大動脈解離・急性心不全
- 洞不全症候群
- 出血性ショック（消化管出血・外傷）
- 敗血症性ショック
- 頭蓋内圧亢進（脳梗塞・脳出血・くも膜下出血, 頭部外傷）
- 薬物中毒
- 高/低カリウム血症

準緊急
- 気胸

非緊急・安定
- 甲状腺機能亢進・低下症
- 感染徴候・発熱による脱水

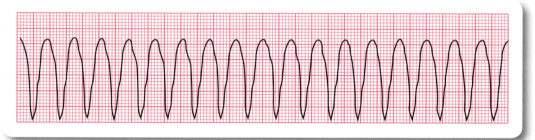

図7　心室頻拍（VT）

われ，不整脈を伴うことも多いため，必ず12誘導心電図でST上昇と不整脈の有無を確認します．

- 一過性の失神発作がみられる場合は，**心室頻拍，洞機能不全症候群**が考えられます．
- **高/低カリウム血症**により，心筋の刺激伝導が障害され，徐脈や不整脈を起こすことがあります．腎不全患者や心不全などで**利尿薬使用患者**では注意が必要です．
- 脳梗塞，くも膜下出血，頭部外傷などによる**頭蓋内圧亢進症状**として，徐脈がみられることがあります．状況からこれらが予測される場合には，**意識レベルの低下，瞳孔不同，血圧上昇**などがないかを併せて観察します．
- 多量の消化管出血の徴候として頻脈となっていることがあるため，**胃潰瘍**や**十二指腸潰瘍，食道静脈瘤**などの既往，**抗凝固薬や解熱鎮痛薬（NSAIDs）の使用**の有無を聴取し，**吐血・下血の有無**にも注意します．
- ジギタリス製剤服用患者の徐脈や不整脈は，**ジギタリス中毒**の可能性があります．特に**低カリウム血症**があると起きやすいとされています．
- **甲状腺機能が亢進**すると，代謝の亢進，末梢での酸素消費量の増加が起こり，その供給のために心拍数が増加します．

> **MEMO**
> **血清カリウム値**
> 基準値　3.5～5.0 mEq/L
> 低K≦3.5 mEq/L
> 高K≧5.0 mEq/L

必要な検査

- 12誘導心電図をとり，不整脈の有無と狭心症や心筋梗塞に伴うST変化の有無を確認します．
- パルスオキシメータで低酸素血症の有無を確認します．
- 一般血液検査で貧血の有無を確認します．また，急性心筋梗塞が疑われる場合は血清生化学検査，トロポニンT検査を行います．
- 胸部X線，胸部CTにより，心不全，大動脈解離，心タンポナーデ，気胸，胸水，肺炎などの有無がわかります．
- 心エコーは，急性心筋梗塞，心不全，大動脈弁・僧帽弁疾患の評価に有用です．
- 急性心筋梗塞や狭心症が疑われる場合には，緊急心臓カテーテル検査が行われます．同意書を確認し，関係部署に連絡をとって剃毛などの処置をします．

この症状にこの初期対応

- まずは気道・呼吸・循環の維持が目標です．意識がなく頸動脈も触れなければ応援を呼び，すぐ胸骨圧迫を行います．
- 呼吸停止があれば気道を確保し，バッグバルブマスクによる補助換気を行って，挿管，人工呼吸器の準備をします．
- ショック状態がみられる場合には，循環を維持するために酸素投与と静脈ラインを確保します．心室頻拍や心停止では，電気的除細動やアドレナリン，硫酸アトロピンを投与するため，救急カートと除細動器を準備します．手が空いている人は，輸液ポンプやシリンジポンプもすぐに使えるよう用意します．
- 徐脈によって十分な循環が保てない場合には，除細動器による経皮的ペーシングや経静脈ペーシングを行うため，ペーシング機能付き除細動器やペースメーカー，ペーシングカテーテル，リード，ワニ口クリップ，包交車などを準備します．
- 頻脈に対して抗不整脈薬を静脈投与する場合には，副作用として心停止や高度徐脈，血圧低下がみられることがあるため，投与中は心電図と血圧をモニターし，目を離さないようにします．
- 脱水など何らかの原因による代償作用として頻脈が考えられる場合は，抗不整脈薬の使用よりも原因疾患への対応が必要となります．

MEMO

急性心筋梗塞では白血球→CK・CK-MB→AST（GOT）→LDHと時間差で上昇がみられるため，それぞれ上昇しはじめた時期を捉えることにより発症時間の予測に役立ちます．

用語解説

トロポニンT

トロポニンは心筋の構成成分であるためこれが血液中に出現するということは急性心筋梗塞や不安定狭心症などによって心筋がダメージを受けていることを意味します．

参考文献

1) 笠貫 宏，源河朝広，船崎俊一：症候性徐脈と頻拍の管理．"AHA心肺蘇生と救急心血管治療のためのガイドライン2005日本語版" 日本蘇生協議会 監修．American Heart Association, 中山書店，pp88-101, 2006
2) 則竹敬子：脈拍．"わかるバイタルサインA to Z" 平 孝臣 編．学習研究社，pp72-92, 2000
3) 高木永子 監修：動悸．"看護過程に沿った対症看護 病態生理と看護のポイント 改訂版"．学習研究社，pp224-235, 2001

頻脈・徐脈に対する観察とケアのポイント

井上　潤

観察のポイント

- 徐脈・頻脈を認めたら，まずバイタルサインを測定し，末梢循環不全を示すショック徴候（72頁参照）の有無を観察します．意識レベルの低下は緊急度が高く，発熱を伴うショック徴候は，敗血症性ショックを疑います．
- 心電図モニターや12誘導心電図で洞性か不整脈かを確認します．
- 徐脈・頻脈が突然の発症なのか，徐々に起こってきたものかを，心電図モニターのリコール機能などで確認します．
- 労作や排便，睡眠などによっても心拍数が変動します．持続時間や心拍数の変動がどんな時に起こっているかを観察します．
- 徐脈・頻脈を呈する疾患は多岐にわたるため（101頁の図6），呼吸困難感，SpO_2低下，発熱や痛み，消化管出血，胸痛などの有無も観察します．
- 徐脈・頻脈は，十分な循環血液量が維持できないことがあるため，尿量減少やin outバランスに注意します．
- 高齢者や心疾患の既往のある患者は，徐脈・頻脈が長時間続くことにより心不全症状が出現することがあるため，経時的に観察を行います．
- β遮断薬やベラパミル塩酸塩，ジギタリス製剤など，心拍数に影響する内服歴にも注意して情報収集します．
- 医師の指示により抗不整脈剤を使用する場合は，高度な徐脈や重症不整脈などの副作用の出現に注意してモニターを観察します．

ケアのポイント

- 体動や排泄による運動負荷など，心拍数に影響を与える生理的誘因の軽減に努めます．清潔ケアや気管吸引は，さらなる負荷をかけることがないようタイミングをはかり愛護的に行います．
- 心拍数には，不安や恐怖，興奮が影響を与えます．特にショック状態の患者は，末梢循環不全により不安感や不穏がみられやすいため，患者ができるだけ安心できるよう声かけを行います．
- 徐脈では，一時的な意識消失の可能性もあるため，転倒など患者の安全に注意します．
- 骨折や術後痛など痛みによる頻脈が考えられる場合には，安楽な体位や鎮痛薬の投与を検討します．

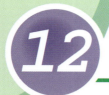

12 不整脈

笹尾健一郎

不整脈とは？

- 不整脈とは，心臓の調律が規則的でない，もしくは適切な速度でないということを意味しています．患者もしばしば口にする言葉ですが，正しくは「正常洞調律に対して，そうでない調律のすべてを不整脈とする」と，まるで禅問答のような定義がなされています．

不整脈のメカニズム

- 不整脈を理解するためには，まず正常「洞調律」について知る必要があります．心臓は，数億の心筋細胞からなる高性能ポンプであり，血液を循環させることで酸素や二酸化炭素（＋栄養・老廃物・熱）を運搬し，全身細胞の生命活動を維持しています．
- 心房と心室の収縮を連動させるためのシステムが，刺激伝導系です（図1）．生命維持にとって適切な収縮・弛緩サイクルを作り出す「洞結節」の電気的興奮は，心房収縮による血液充填が完了した時点で心筋が収縮するように「房室結節」でタイミングを調節され，「ヒス束・プルキンエ線維」という高速通信網で心室全体に収縮の指令が伝達されることで，心臓全体が一致団結した合理的な収縮を生み出します．
- したがって，「洞調律以外」と規定される不整脈は，電気的興奮の発生異常（＝収縮・弛緩サイクル異常），もしくは伝達経路の異常であり，生命

> **MEMO**
> 魚類以降の高等生物では，心室（＝エンジン）出力を増加させるための心房（＝ターボ）が組み込まれており，両者が連動することで10〜30％の拍出量の増加が得られます．

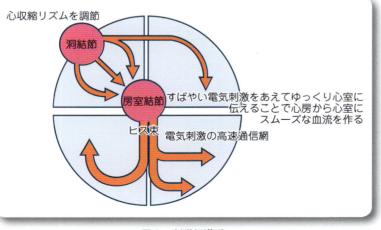

図1　刺激伝導系

活動にとって非効率的な状態，と理解しましょう．

症候からみたトリアージ（図2）

- ほぼ正常な心電図を呈しながら心肺停止に陥る無脈性電気的収縮（PEA）が示すように，不整脈診療において症候のトリアージはとても大切です．
- 不整脈による症候は「突然死（もしくはそれに準ずる病状急変）」「循環効率の低下」「不快な自覚症状（後述の問診を参照，表2）」の3つに要約されますが，トリアージに際しては特に前二者の抽出を心がけてください．
- 「突然死（もしくはそれに準ずる病状急変）」：特に元気な様子であっても，「後頭部受傷」「受傷機転をうまく説明できない外傷」「突然の失禁」といった失神を疑わせるキーワードを認める場合には，"突然死をひき起こす不整脈が隠れているのではないか？"と疑う習慣をつけてください（図3）．
- また，ごく稀ではありますが，生命にかかわる重篤な不整脈に遭遇することもあるので，心肺蘇生法に関する成書に目を通し，いざという時に備えて経皮ペーシング機能つき除細動器が使えるよう準備をしておきましょう．
- 「循環効率の低下」は，心不全の引き金となりますが，時に急激な脳循環

> **MEMO**
> **PEA**
> ⑪頻脈・徐脈の章（98頁）を参照．

> **MEMO**
> **GCS, JCS**
> ①昏迷・昏睡の章（3頁）を参照．

不整脈

超緊急 ただちに医師に報告し，蘇生処置を行うべきもの
- 心肺停止（呼吸のみ停止も含む）
- 重度意識障害（概ね JCS 100以上，GCS 8点以下，時に痙攣で発症する）

緊　急 ただちに医師に報告し，緊急診断と緊急治療を行うべきもの
- 胸痛発作（嘔吐・冷汗・会話不能などが合併する場合には，特段の注意が必要）
- 呼吸困難（概ね不整脈と関連した SpO_2 90％未満，呼吸回数25回以上の場合）
- 急性の意識障害（時に不穏・便失禁で発症する）
- 低血圧（概ね不整脈と関連した収縮期血圧90 mmHg≒平均血圧60 mmHg未満の場合）
- 不整脈症例に急性発症した片麻痺（時に失語で発症する）

準緊急 医師に報告し，できるだけ早く診療を行うべきもの
- 軽い胸痛（不整脈と関連する急性発症であれば，顎から臍までの痛みを含む）
- 軽い呼吸困難（呼吸器疾患をもたない症例であれば，概ね SpO_2 95％未満）
- 頻脈（概ね150回/分以上：成人の安静時洞調律が150回/分を超えることは稀）
- 徐脈（概ね40回/分未満もしくは4秒以上の心拍停止）
- めまい（症状と一致した不整脈が認められた場合のみ）
- 防御創のない外傷症例（受傷機転をうまく説明できない場合を含む）

非緊急 医師に報告し，通常の診療を行うべきもの
- いつもの不快な自覚症状（動悸が多い，時に倦怠感・不安感など）
- SpO_2 の低下を伴わない呼吸困難感
- 冠動脈疾患について精査が実施され，これを否定された症例の胸部症状
- 脈拍が正常範囲内に留まる症例（概ね50～100回/分，胸痛に限り上記の緊急対応）

図2　不整脈の症候からみたトリアージ

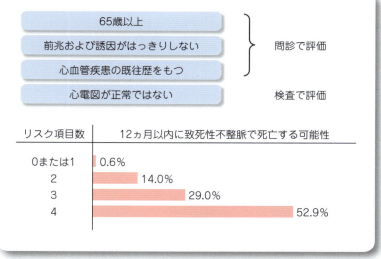

(OESIL risk score. Eur Heart J 24：811-819, 2003)

図3　一過性意識消失を呈する症例のリスク評価

不全から失神することがあるので，具合の悪い第一印象をもった症例では**必ず臥床させた状態**で酸素投与を行いつつトリアージを進めましょう．

問診のポイント

- 不整脈により具合が悪くなったのでは？　と考えて問診をしていると，別の危機的疾患によりひき起こされた不整脈の可能性を見逃しがちです．バイタルサインが安定している場合には，「**不整脈の影に潜む重大疾患を抽出する**」ことを当面の目標として，不整脈の鑑別に役立つ問診や検査は二の次としたほうが良いでしょう．
- 不整脈は，動悸・呼吸困難・胸部痛・全身倦怠感・めまい・失神・不安といった多種多様な症状をひき起こしますが，残念ながら注意深く聴取された症状が最終的な診断を確定することはそれほど多くありません．しかし，それぞれの不整脈において経験的に**キーワードとされる問診**項目がありますので，表2を参照してください．
- **不整脈の原因**についてAHA G2010では5H5T（**表1**）に従った鑑別を推奨していますが，すべての症例に利用するにはやや煩雑なので，独歩可能な軽症例に限り当院救急外来ではElectrical-PACEDでの鑑別を指導しています．
- 不整脈をひき起こす原因のうち，初期対応で生命予後の大きく変わる**急性心筋梗塞は特に重要**です．重篤な狭心痛や典型的な心電図異常が認められない場合であっても，「**高齢（65歳以上）**」，「**3つ以上の冠危険因子（家族歴・喫煙・糖尿病・高血圧・高脂血症）**」「**1週間以内のアスピリン服用**

> **MEMO**
> アスピリンにより心筋梗塞が予防されるため，この服用は安全な印象を与えますが「すでに別の医療機関で動脈硬化性疾患の治療を受けている」ことの裏返しともいえます．もしかすると切迫心筋梗塞を疑われていたのかもしれません…（過去のデータ解析による抽出リスク解析のため真実のところは不明です）

表1　不整脈発生要因の記憶法

『5H5T』：救急搬送される重症不整脈の診療に利用できる心肺停止（PEA）の原因リストとして有名

　　　　Hypovolemia（血液量不足）　　　　　　Thrombosis Coronary（虚血）
　　　　Hypoxia（低酸素/心不全）　　　　　　 Tanponade（心タンポナーデ）
　　　　H^+（アシドーシス）　　　　　　　　 Tension Pneumothorax（気胸）
　　　　Hypo/Hyperkalemia（K異常）　　　　　 Toxin（毒/薬物副作用）
　　　　Hypo/Hyperthermia（体温異常）　　　　Thrombosis Pulmonary（肺塞栓）

『Electrical-PACED』：独歩受診など軽症症例の不整脈診療に利用できる．「心臓は電気で動く」と覚えると便利

　　　　Electrolyte（電解質異常）　　　　　　Psychiatric（ストレス・不安・疼痛）
　　　　Anemia（貧血・低酸素）　　　　　　　 Cardiac（心臓疾患）
　　　　Endocrine（内分泌疾患）　　　　　　　Drug（薬剤）

（Taylor RB：The 10-minute diagnosis manual. In"Symptons and Sign in the Time-Limited Encounter"）

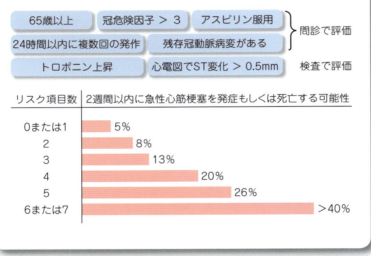

（TIMI risk score. AHA G2005）

図4　非典型的な胸痛を呈する症例のリスク評価

歴をもつ」「過去に冠動脈病変を指摘されている」「24時間以内に複数回の発作がある」といった質問に該当すれば，急性心筋梗塞の可能性は決して低くないことを知っておきましょう（図4）．
- 治療に用いられる抗不整脈薬のいくつかは抗コリン作動性をもっているので，緑内障・前立腺肥大・麻痺性腸閉塞をもつ症例ではこれらの使用は禁忌となります．特に緑内障は見落とされがちなので，最初の問診で聴取してあればあなたの株が上がることは間違いないでしょう．

> **MEMO**
> このほか薬物代謝に大きく影響する腎不全や肝不全の有無を確認しておくことも忘れずに．

フィジカルアセスメントのポイント

- なんといってもバイタルサインの評価が大切です．低血圧（平均血圧60mmHg未満：概ね収縮期血圧90mmHg未満），四肢冷感や尿量減少および急性の意識障害といったショック徴候が認められた場合にはただちに医師に報告しましょう．
- 繰り返しになり恐縮ですが，バイタルサインが不安定な場合，徐拍性不整脈であれば経皮的ペーシング，頻拍性不整脈であれば電気的除細動がただちに必要となるので，除細動器の使用に関して一度勉強しておくことを再度お勧めします．
- 不整脈は心不全をひき起こし，心不全は不整脈をひき起こすため両者には密接な関係があるので，心不全に関するフィジカルアセスメントを行ってください．詳細は他稿に譲りますが，バイタルサイン以外では浮腫や頸静脈怒張，末梢冷感やチアノーゼの有無を観察しましょう．

必要な検査

- 心電図判読に耐えうる心電図記録を心がけましょう．不整脈＝標準12誘導心電図記録と，脊髄反射のように対応するスタッフを時に見受けますが，昨今の心電計はオートマティック機能をもっており，計測はわずか5秒たらずです．標準12誘導心電図を記録しておくことはもちろん大切なのですが，判読には不整脈部分と非不整脈部分の記録がとても有用なので，心電図をマニュアルモードに切り替えて，十分な時間（最低1分間，可能であれば3分間程度）の記録を心がけてください．

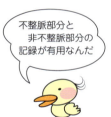
不整脈部分と非不整脈部分の記録が有用なんだ

- 心電図判読には"発火点（不整脈の発生部位）"と"爆発頻度（心室の収縮頻度）"の記録が不可欠なので，モニター心電図を装着する際にはP波とQRS波がうまく評価できる誘導を選ぶことも覚えておきましょう．
- パルスオキシメータで低酸素血症の有無を確認します．心不全が隠れている危険性を考慮して，COPDがなければ動脈血酸素飽和度（SpO_2）が95％以上を維持されるように，酸素療法を準備してください．
- 動脈血液ガス分析では低酸素血症以外に，不整脈の原因となるアシドーシス，低/高カリウム血症，貧血を知ることができます（また高性能機種では，ショックによって上昇する乳酸値を測定することも可能です）．
- 胸部X線では心陰影の拡大，肺うっ血，胸水，気胸の有無を確認することが大切です．
- 経胸壁心臓超音波検査で，うっ血性心不全や肺血栓塞栓症および心タンポナーデを検出することが可能ですし，虚血性心疾患に伴う局所壁運動の異常や心房内血栓の有無を評価することもできます．フィジカルアセスメントで頸静脈の怒張が認められた場合には必須の検査といえるので，可能であればベッドサイドに起動した状態で準備しておきましょう．
- 血液検査では，心筋逸脱酵素のトロポニン（→急性心筋梗塞・心筋炎・心臓外傷を鑑別）と凝固線溶マーカーであるD-ダイマー（→肺血栓塞栓症

表2 考えられる疾患

鑑別すべき原因	対応する5H5T	対応するElectrical-PACED	聴取すべき問診内容	フィジカルアセスメント（脈拍数はすべてにおいて重要！）	実施すべき検査
脱水・貧血	Hypovolemia	Anemia/Anoxia	労作時の呼吸困難はあるか？ 吐下血および不正出血はあるか？	バイタルサイン（血圧） 立位での血圧低下	動（静）脈血液ガス分析 尿中電解質（ナトリウム）測定
低酸素血症	Hypoxia	Anemia/Anoxia	労作時の呼吸困難はあるか？ 心臓疾患の既往はあるか？ 呼吸器疾患の既往はあるか？ 腎臓疾患の既往はあるか？	バイタルサイン （血圧・呼吸数・SpO2） 頸静脈怒張の有無 肺雑音およびい雑音の有無 四肢浮腫および冷感の有無	動脈血液ガス分析 BNP・BUN・Crの測定 胸部X線 経胸壁心臓超音波検査
アシドーシス	H+	Endocrine	*	*	動（静）脈血液ガス分析
甲状腺機能亢進症	*	Endocrine	甲状腺疾患の既往はあるか？	甲状腺腫脹の有無	TSH・fT4・fT3
低/高カリウム血症	Hypo/Hyperkalemia	Electrolyte	漢方薬・利尿薬を服用？ ACE阻害薬・NSAIDsを服用？	*	動（静）脈血液ガス分析 標準12誘導心電図
低/高体温	Hypo/Hyperthermia	*	感染の徴候はあるか？	バイタルサイン（体温）	*
虚血性心疾患	Thrombosis Coronary	Cardiac	胸痛はあるか？ 冠危険因子はあるか？	バイタルサイン（血圧）	12誘導心電図（ST-T変化） トロポニンの測定
心タンポナーデ	Tanponade	Cardiac	悪性疾患の既往はあるか？ 感冒症状は先行していたか？	バイタルサイン（血圧） 頸静脈怒張および 奇脈の有無	経胸壁心臓超音波検査
（緊張性）気胸	Tension Pneumothorax	*	咳が誘因で発症した？ 気胸の既往はあるか？ 呼吸による胸痛の増悪はあるか？	バイタルサイン （血圧・呼吸数・SpO2） 頸静脈怒張左右差の有無	胸部X線 動脈血液ガス分析 単純胸部CT
毒物/薬物副作用	Toxin	Drug	抗不整脈薬を服用？ 気管支拡張薬・抗潰瘍薬を服用？ 抗うつ薬・認知症治療薬を服用？	バイタルサイン （意識・瞳孔）	12誘導心電図（QT間隔） 服用薬剤血中濃度測定 TRIAGE TEST
肺血栓塞栓症	Thrombosis Pulmonary	Anemia/Anoxia	下肢深部血栓症の既往はあるか？ 1ヵ月以内の手術/入院歴はあるか？ 6ヵ月以内の悪性腫瘍はあるか？ 経口避妊薬・抗精神病薬を服用？	バイタルサイン（血圧） 下肢の腫脹・疼痛・圧痛	D-ダイマー・FDPの測定 標準12誘導心電図 経胸壁心臓超音波検査 造影胸腹躯幹〜下肢CT

を鑑別），BNP・NT-proBNP（→心不全の鑑別）の測定が特に重要です．ひき続く治療が速やかに開始できるよう，併せて貧血・炎症反応・電解質・腎機能・肝機能も測定すべきでしょう．また症例によっては，甲状腺ホルモンや服用薬剤の血中濃度測定が，これに追加されるかもしれません．
- 表2に，不整脈症例において考慮すべき疾患と問診，フィジカルアセスメント，検査を記載したので，参考としてください．

考えられる疾患とその初期対応

- 心電図判読では詳しい不整脈名にこだわるよりも，**目の前の患者に今後どのようなケアが必要となるのか？** といった視点での対応（**図5**）を習慣づけてください．
- **すべての不整脈判読**を，ピンク枠の4手順にまとめました．青枠条件に合致する場合は，直下の不整脈（水色）である可能性が高く，白枠条件を満たす場合には次の判読手順に進む，といった形で利用してください．
- **急性意識障害・胸痛・うっ血性心不全・低血圧**および**ショック徴候**が認め

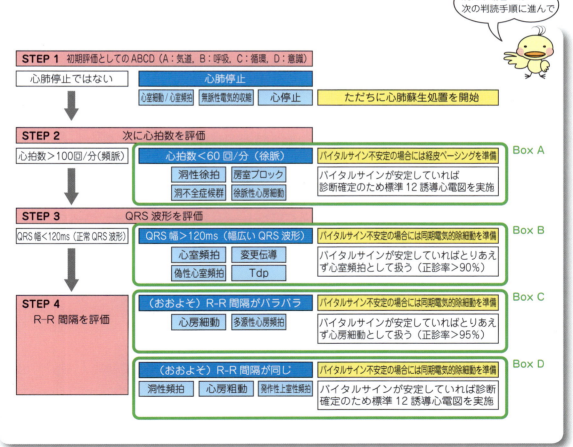

図5　不整脈判読アルゴリズム（和訳）

られた場合は，それ以上の判読を中断して適切な処置を優先すべきです．また，徐拍であれば経皮ペーシング，頻拍であれば電気的除細動の準備を怠ってはいけません．

▶ STEP 1
- まず患者状態を観察し，心肺停止であるか否かを判断します．当然ながら，心肺停止の場合は適切な蘇生処置を開始してください．

▶ STEP 2
- 次に心拍数によって不整脈を分類し，徐拍性不整脈を Box A とします．
- この際，心拍数が正常範囲内に留まる場合は，たとえ不整脈（いわゆる上室性期外収縮や心室性期外収縮）が認められたとしても，緊急事態に陥ることはほとんどありませんから，不整脈発生要因の検索に注意を向けましょう（例外的に急性心筋梗塞に続発する心室性期外収縮は危険徴候であり心室頻拍に準じた治療を開始する必要があります）．

▶ STEP 3
- 頻拍（心拍数＞150回/分）はQRS幅で分類し，QRS幅の広い不整脈を Box B とします．

▶ STEP 4
- QRS幅の狭い頻拍はR-R間隔で分類し，明らかに不規則なR-R間隔であれば Box C，規則的なR-R間隔であれば Box D とします．

Box A：徐拍（心拍数＜60回/分）において考えられる疾患とそのケア

- 心拍数が60回/分未満の場合，「洞性徐拍（図6）」「房室ブロック（図7）」「洞不全症候群（図8）」「徐拍性心房細動（図9）」のいずれかです．
- 鑑別にあたっては，まず最も広いR-R間隔に注目し，P波がきちんと確認できたものは「洞性徐拍」もしくは「房室ブロック」，P波が確認できないものは「洞不全症候群」もしくは「徐拍性心房細動」とします．

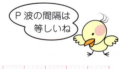
P波の間隔は等しいね

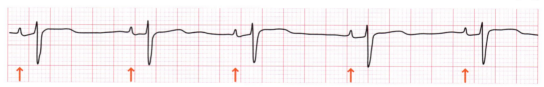

図6　洞性徐拍心電図

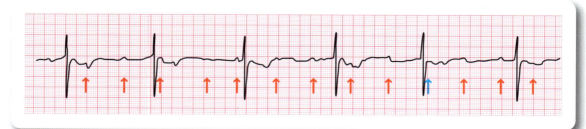

図7　高度房室ブロック心電図

- P波とQRS波を数え，両者が等しければ「洞性徐拍」，QRS波がP波よりも少なければ「房室ブロック」となります．ちなみに，P波とQRS波が全く無秩序である場合を「完全房室ブロック」，P波とQRS波の比が2：1未満のものは「高度房室ブロック」と呼ばれ，緊急性が高いことを知っておきましょう．

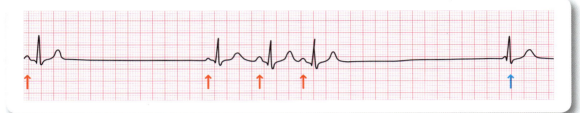

図8　SSS：洞不全症候群心電図

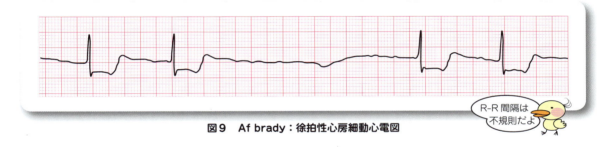

図9　Af brady：徐拍性心房細動心電図

R-R間隔は不規則だよ

- 「徐拍性心房細動」では心電図基線が細かく揺れており，絶対性不整脈の別名どおりR-R間隔に規則性を認めない特徴があるため「洞不全症候群」と鑑別可能です．

▶ **Box Aのカテゴリーに含まれる不整脈のケア**

- このカテゴリーに含まれる不整脈の治療方針はいずれも大差ないので，上述の心電図判読にそれほどこだわる必要はありません（例外的に「洞性徐拍」は治療対象にならないことが多々あります）．
- 問題の多くは脳血流量低下に伴う失神とこれにひき続く転倒なので，患者を臥位にしておくだけで当面のリスクはかなり回避されます．一方，臥位にしても問題が解決されない場合はしばしばペースメーカー適応となるので，経皮的ペーシング（transcutaneous pacing：TCP）の準備と循環器医への連絡を怠ってはいけません．
- また，以下の薬剤が使えるよう準備しておきましょう．
  ➡ アトロピン（アトロピン®：0.5mg/1mL製剤ほか）
  ➡ アドレナリン（エピネフリン注®：1mg/1mL製剤ほか）
  ➡ ドパミン（イノバン®：600mg/200mL 0.3％製剤ほか）
  ➡ グルカゴン（グルカゴンG・ノボ®：1mgに蒸留水1mL付製剤）

BOX B：頻拍＋広いQRS幅（>120ms：>3mm）において考えられる疾患とそのケア

● QRS幅が120ms以上の場合は，「Torsades de pointes（図10）」「偽性心室頻拍（図11）」「心室頻拍（図12）」「変行伝導を伴う上室性頻拍（図13）」のいずれかです．

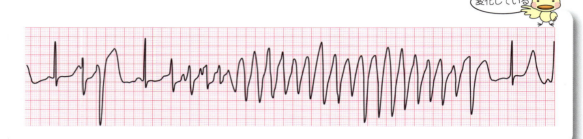

図10　Torsades de pointes（多形性心室頻拍）心電図

● 「Torsades de pointes」は"ピークのねじれ（英語表記はtwist of point）"という直訳どおり，ピーク＝QRS波が刻々と変化する特徴をもっているので鑑別は容易でしょう．

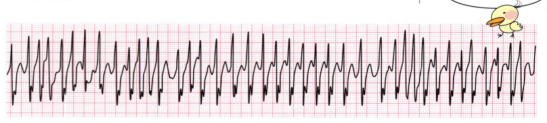

図11　偽性心室頻拍心電図

● 「偽性心室頻拍」は，生理的な制御機構をもたない副伝導路を通じて，大量の心房細動興奮が心室に流れ込むことで発生する不整脈です．
● 正常な高速通信網とは異なる経路を通るので，QRS幅の広い頻拍を呈するのですが，もともと（絶対性不整脈といわれる）心房細動が原因なので，R-R間隔は不規則となり鑑別はそれほど難しくありません（この不整脈は副伝導路をもつWPW症候群に発生するので，非発作時心電図や既往歴が大切です）．

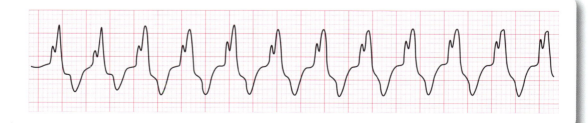

図12　心室頻拍心電図

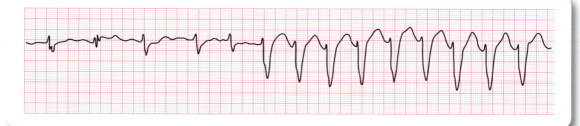

図13　変行伝導を伴う上室性頻拍心電図

- 残念ながら，「心室頻拍」と「変行伝導を伴う上室性頻拍」の両者を確実に鑑別することは困難です．したがって（咳の止まらない肺内空洞病変症例を診断確定まで結核として取り扱うのと同様の判断に基づき），QRS幅の広い，規則正しい頻拍はすべて「心室頻拍」として対処することが奨められています（基礎心疾患があれば90％以上の確率で「心室頻拍」）．

▶ **Box Bのカテゴリーに含まれる不整脈のケア**

- まず，鑑別の容易な「Torsades de pointes」では，QT延長が基礎に存在することが多いので，QT延長をきたす抗不整脈薬（Kチャネル遮断薬）のほか，三環系抗うつ薬，抗潰瘍薬，一部抗菌薬などの被疑薬を速やかに中止する必要があります．また，低カリウム血症により発作が誘発されるので，血清K 4.0mmol/L 以上を目標に補正することを忘れてはいけません．硫酸マグネシウム補充の効果が得られない場合には，頻拍ペーシングの適応ですから医師へ連絡しましょう．
- 残る「偽性心室頻拍」と「心室頻拍」のケアにおいて最も重要なのは，これらの不整脈は血行動態破綻から急変の危険が高いことを認識することと，医師へ緊急連絡をとることです．
- また，以下の薬剤が使えるように準備しておきましょう．
  ➡ アミオダロン（アンカロン®：150mg/3 mL製剤ほか）

Box C：頻拍＋幅の狭いQRS＋不規則なR-R間隔において考えられる疾患とそのケア

- 頻拍＋幅の狭いQRS＋不規則なR-R間隔を呈する不整脈は「頻拍型心房細動（図14）」「多源性心房頻拍」のいずれかですが，成人での多源性心房

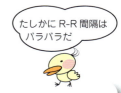

たしかにR-R間隔はバラバラだ

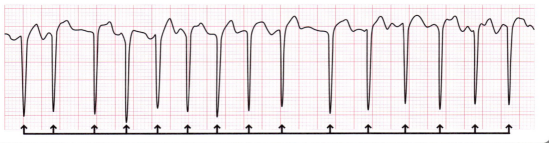

図14　Af：頻拍型心房細動心電図

頻拍は非常に稀なので，臨床的にはすべてを「頻拍型心房細動」として取り扱ってもよいでしょう（ただし脈が速くなればなるほど"不規則なR-R間隔"と断言することが難しくなり，後述するBOX Dとの鑑別が曖昧になります）．

▶ Box Cのカテゴリーに含まれる不整脈のケア

- 心房細動が持続すると，心房が構造的に拡大して，心房内血流速の低下がひき起こされるため，心房細動化48時間以降の不用意な洞調律化によって，5〜7％の塞栓合併症がひき起こされます（48時間内では0.8％）[11]．
- 電気的除細動でこの危険性が強調される傾向がありますが，規則正しい心房収縮の回復が心房内塞栓を遊離させる直接要因なので，薬理学的除細動を行った場合でも同様のリスクが存在することを知っておきましょう．
- 心房細動という不整脈では脳塞栓発症率が高いこと（概ね洞調律の5倍），心房細動では有効な心房収縮が失われ心拍出量が10〜30％程度減少するため，心不全を悪化させることを知っておきましょう．
- また，以下の薬剤が使えるように準備しておきましょう．
  - ➡ ベラパミル（ワソラン®：5 mg/2 mL製剤ほか）
  - ➡ ジルチアゼム（ヘルベッサー®：10mg ほか）
  - ➡ プロプラノロール（インデラル®：2 mg/2 mL製剤ほか）
  - ➡ エスモロール（ブレビブロック®：100mg/10mL製剤ほか）
  - ➡ ランジオロール（オノアクト®：50mg ほか）
  - ➡ ジゴキシン（ジゴシン®：0.25mg/1 mL製剤ほか）

Box D：頻拍＋幅の狭いQRS＋規則的なR-R間隔において考えられる疾患とそのケア

- 頻拍＋幅の狭いQRS＋規則的なR-R間隔を呈する不整脈は，「洞性頻拍（図15）」「心房粗動（図16）」「発作性上室性頻拍（図17）」のいずれかですが，モニター心電図での判読は難しく，標準12誘導心電図が必要となります（特に発作性上室性頻拍の標準12誘導心電図は異常リエントリーの部位同定に有用です）．

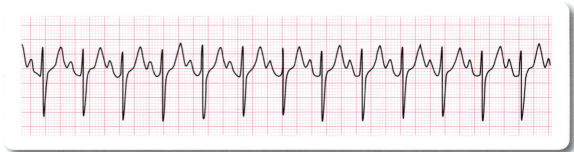

図15　洞性頻拍心電図
①Ⅱ・Ⅲ・aVF誘導において陽性Ｐ波が確認される
②安静時心拍数が150回/分を超えることは稀である（成人）
③トレンドは緩やかに増加・減少する（急激に変動しない）

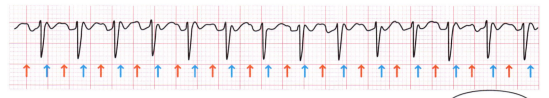

図16　心房粗動（心電図は2：1伝導心房粗動）心電図

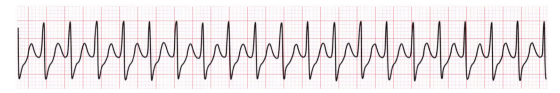

図17　発作性上室性頻拍（心電図は房室結節リエントリー性頻拍）心電図

▶ Box Dのカテゴリーに含まれる不整脈のケア

- 洞性頻拍は通常発熱，貧血，脱水，疼痛，ショックなどの生理学的刺激により生じ，早い心拍数で生理的恒常性を維持しているので（不用意な心拍数減少が有害となることもあり），不用意な抗不整脈薬の使用を控え，基礎疾患の治療を優先すべきでしょう．
- 「心房粗動」と「発作性上室性頻拍」では，一部の抗不整脈薬によって危機的状況に陥ることがあるので，薬物療法には万全の準備をもって臨みましょう．
- また，以下の薬剤が使えるように準備しておきましょう．
    - ➡アデノシン（アデホスL注®：10mg/1mL製剤ほか）
    - ➡ベラパミル（ワソラン®：5mg/2mL製剤）
    - ➡ジルチアゼム（ヘルベッサー®：10mgほか）
    - ➡プロプラノロール（インデラル®：2mg/2mL製剤）
    - ➡エスモロール（ブレビブロック®：100mg/10mL製剤）
    - ➡ランジオロール（オノアクト®）

MEMO
アデノシン
ほとんどの発作性上室性頻拍を停止させるが，心房粗動では（一時的に伝導比率を下げるものの）発作を停止させないため，両者の鑑別にも利用されます．

参考文献

1) 三田村秀雄：不整脈診療の歴史的変遷．Intensivist 1（4）：671-679，2009
2) The Cardiac Arrhythmia Pilot Study（CAPS）Investigators．Am J Cardiol 61：501-509, 1988
3) The Cardiac Arrhythmia Suppression Trial（CAST）Investigators. N Engl J Med 321：406-412, 1989
4) Waldo AL, Camm AJ, deRuyter H et al：The SWORD Investigators. Lancet 348：7-12, 1996
5) Harrison DC：Anti-arrhythmic drug classification. Am J Cardiol 56：185-187, 1985
6) 前川裕一郎，小川 聡：病態生理学的薬剤選択の理論と実際―Sicilian Gambitの臨床応用―．Mebio 17（1）：44-51，2000
7) 2005 American Heart Association Guidelines for Cardiopulmonary Resuscitation and Emergency Cardiovascular Care. Circulation（Suppl）112（24），2005（Dec）
8) 杉原達矢，源河朝広：不整脈の見分け方．救急医学 30：879-882，2006
9) Schneider DM：Cardiovascular problems -palpitation-. In"The 10-minute Diagnosis Manual" pp150-152，2004
10) 平岡栄治，筒泉貴彦：抗不整脈薬の薬理―アミオダロン静脈内投与について―．Intensivist 1（4）：715-723，2009
11) 庄司正昭，山下武志：心房細動治療の科学と実戦．Intensivist 1（4）：765-769，2009
12) 篠原徹二，高橋尚彦，犀川哲典：救急外来で用いる抗不整脈薬投与の実際―不整脈治療の実際―．Mebio 23（8）：32-47，2006
13) 新 博次：抗不整脈薬の使い方．"エキスパートをめざす循環器診療 〈2〉不整脈"井上 博 編．南江堂，pp81-93，2006
14) 井上 博：不整脈心電図の判読の基本．"エキスパートをめざす循環器診療 〈2〉不整脈"井上 博 編．南江堂，pp22-34，2006
15) Colivicchi F, Ammirati F, Melina D et al：Development and prospective of a risk stratification system for patients with syn cope in the emergency：the OESIL risk score. Eur Heart J 24（9）：811-819, 2003

不整脈に対する観察とケアのポイント

松村　千秋
まつむら　ちあき

- 不整脈は，緊急的な対処が必要なものから経過観察でよいものまであります．不整脈の看護のポイントは，どのような対処が必要かを判断し適切に対処すると同時に精神的ケアをすることです．

観察のポイント

- 不整脈の早期発見には，日頃のバイタル測定時に，脈や冷感・冷汗など四肢の触診や，動悸・呼吸困難など主訴の確認を習慣的に行っていることが重要です．また，不整脈が出現するリスクのある患者（110頁の表2参照）には，あらかじめ心電図モニターを装着し，アラームを適正に設定しておくことも必要です．
- 不整脈の判読と評価については，前項（111頁）の不整脈判読アルゴリズムのように，ある一定の判読手順を身につけておくと迅速・的確な判断に役立ちます．加えて，少なくともただちに蘇生処置が必要な心停止を示す波形（心室細動，無脈性心室頻拍，無脈性電気活動，心静止）と早期対処が必要な不整脈（洞不全症候群，Ⅲ度房室ブロック，心室頻拍（有脈），心房細動，150回/分以上の頻脈，40回/分以下の徐脈），それらの随伴症状はしっかり覚えておきましょう．
- 次に，不整脈を発見したならば危険な随伴症状を確認し緊急性を判断します．具体的には，血圧低下や冷汗，顔面蒼白，胸痛，呼吸困難，意識障害，麻痺症状の有無を観察し，ショック症状が確認された場合にはただちに処置が必要と判断します．ショック症状には至らないものの血圧低下や冷感・冷汗，呼吸苦，頻呼吸，SpO_2の低下，失神，麻痺症状，胸痛，動悸，尿量減少がある場合には，医師に報告し早急な対処が必要と判断します．

ケアのポイント

- ショック症状があれば，ただちに応援を呼ぶ，医師に報告するなど一連の急変対応を行います．バイタルサインが安定している場合には，不整脈の誘発や悪化予防，急変に備えて，患者を臥床させ安静を促し，12誘導心電図の記録を行い医師に報告します．不整脈とともにバイタルサインの変化も経時的に把握しながら，行われる検査や治療（109～117頁参照）を予測し，酸素療法や除細動，血液ガス採血など迅速に治療・検査が行われるように準備をします．

●一方,患者の精神的ケアも重要です.患者は,不整脈や随伴症状に対し,苦しさなど生命の危機的な感覚から不安を訴えることがあります.不整脈に遭遇した看護師はドキドキと動悸を感じ,ともすれば自身の不安への対処で精いっぱいになりがちです.落ち着いて対処するには,日頃から不整脈への対処方法についてイメージしておくことが必要でしょう.不整脈のある患者の看護では,不整脈に関する説明や正しい理解を促す援助,思いの傾聴や励まし,睡眠の援助,気分転換など不安を緩和するケアを忘れてはいけません.

参考文献

1) 松村郁子:不整脈をもつ患者の精神的援助.看護技術 47(14):1677-1681, 2001

13 浮　　腫

野口　善令

浮腫とは？

- 浮腫とは，組織の細胞周囲の血管外・リンパ管外の組織間隙という部分に，過剰な水分が溜まって腫れることです．顔や手足など身体の末端に現れやすいですが，内臓を含め全身のどんな組織にも浮腫は起こります．浮腫は医学用語で，一般的には「むくみ」と呼ばれます．

浮腫のメカニズム

- 正常の末梢組織では，毛細血管の動脈寄りの部分で血漿成分が血管外に流出し，静脈寄りの部分で血管内に吸収されています．組織間隙に残った水分はリンパ系から排出され，バランスが保たれています（**図1**）．
- 浮腫を起こすメカニズムは主として次の4つで，毛細血管内から血漿成分の流出・吸収と組織からの排出のバランスが崩れると浮腫が起こります（**表1**）．
- このほかに，5番目のメカニズムとして，甲状腺機能低下症ではムコ多糖類が組織の間質に貯留して「むくみ」が生じますが，水分の貯留による浮腫とは異なります．

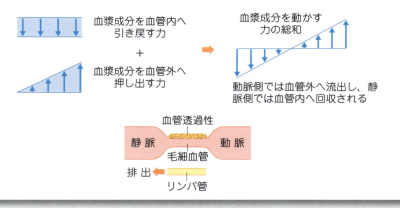

図1　末梢組織での水分の動き

表1 浮腫を起こすメカニズム

原因	メカニズム	主な疾患
①毛細血管壁の透過性亢進	アレルギーや炎症反応により血漿成分が毛細血管壁を透過しやすくなり，流出が増加します．	アナフィラキシー，アレルギー，火傷，外傷，蜂窩織炎
②静脈圧の上昇	毛細血管の静脈側の血管内圧が上昇し，水分の回収が減少します．	心不全，深部静脈血栓
③血漿の膠質浸透圧の低下	血漿のアルブミンが減少すると浸透圧が低下し，水分を血管内に引き込む力が小さくなり，回収が減少します．	肝硬変，ネフローゼ症候群，低栄養，蛋白漏出性胃腸症
④リンパ流の停滞	リンパ管が閉塞すると，組織からの水分の排出が減少します．	乳がん根治術後，リンパ節へのがん転移などによるリンパ性浮腫
⑤甲状腺機能低下症ではムコ多糖類が組織の間質に貯留して「むくみ」を生じますが，水分の貯留による浮腫とは異なります．		

症候からみたトリアージ

- 浮腫の多くは**慢性的に存在し安定**しているもので，緊急治療を必要とする

浮腫

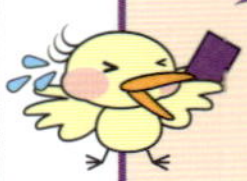

超緊急
- 全身の発赤を伴う浮腫
- 呼吸困難を伴った口唇・口腔内浮腫
- ハチに刺された後，食事中・食後の顔面（口唇付近）の浮腫
- ショック状態

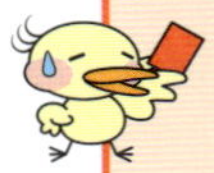

緊急
- 呼吸困難を伴った両下肢の浮腫
- 呼吸困難・胸痛を伴った片側下肢の浮腫
- 激痛を伴う片側下肢の浮腫
- 痛み，発赤を伴う片側下肢の浮腫
- 起坐呼吸，会話ができない，頻呼吸（30回/分以上），パルスオキシメータでSpO_2 90%以下など一般状態の悪さを伴った浮腫

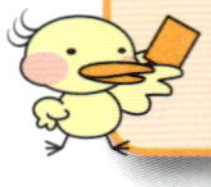

準緊急
- 数日の間に増悪する呼吸困難を伴った両側下肢の浮腫

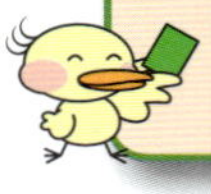

非緊急・安定
- 普段から浮腫があり，新しいほかの症状の出現がなく，状況が変わらない

図2 浮腫の症候からみたトリアージ

ものは少ないのですが，いくつか緊急治療が必要な注意すべき浮腫があります．ただし，これらの浮腫もほかの症状が前面に出て浮腫自体が訴えの中心になることはあまりありません．
- 全身の発赤を伴う浮腫，呼吸困難を伴った口唇・口腔内浮腫，ハチに刺された後，食事中・食後に突然生じた顔面（口唇付近）の浮腫，ショック状態は，超緊急事態です．ただちに医師に報告し，蘇生処置を開始します（図2）．
- 呼吸困難を伴った両足の浮腫，呼吸困難・胸痛を伴った片足の浮腫，激痛を伴う片足の浮腫，痛み・発赤を伴う片足の浮腫，起坐呼吸，一般状態の悪さ（会話ができない，30回/分以上の頻呼吸，パルスオキシメータでSpO₂ 90％以下など）を伴った浮腫は，緊急事態です．ただちに医師に報告し緊急診断と緊急治療を行います．

問診のポイント

- 意識レベルはどうか，歩行や会話は可能か，ショックではないかなど，浮腫以外の一般状態にも注意します．
- どこか1ヵ所の局所性浮腫なのか，全身の浮腫なのかを確認します．
- 顔面，上肢，下肢，体幹など，浮腫の部位を確認します．
- 痛み，発赤，皮疹，発熱など，浮腫以外に症状がないか確認します．
- 薬アレルギー，食物アレルギーの有無を確認します．
- 現在，服用中の薬と既往歴を聴きます．特に，心疾患，肝硬変，腎疾患，甲状腺疾患，糖尿病などを確認します．

フィジカルアセスメントのポイント

▶ 局所性か全身性か
- 局所性浮腫は，局所の病変によって起こります．蜂窩織炎や深部静脈血栓症による浮腫が代表です．
- 全身性浮腫は，身体の低い部位に目立つことが多く，体位によって浮腫が移動するようにみえることがあります．心不全や低アルブミン血症による浮腫（肝硬変，ネフローゼ症候群など）がこの形をとります．

▶ 圧痕性か，非圧痕性か
- 浮腫のある部位を指で圧迫し，指を離した後もくぼみ（圧痕）が残るのが圧痕性浮腫です．この時，指でなでるようにしてくぼみを感じるのが，フィジカルアセスメントのコツです．脛骨前面など皮膚のすぐ下に骨がある部位で行うとわかりやすいでしょう．圧迫しても圧痕が残らないのが非圧痕性浮腫です（図3）．
- 心不全，低アルブミン血症（肝硬変，ネフローゼ症候群など），アレルギー，リンパ性浮腫（初期）など，ほとんどの浮腫は，圧痕性浮腫です．
- 非圧痕性浮腫は甲状腺機能低下症，リンパ性浮腫，蜂窩織炎でみられます．

非圧痕性浮腫
圧痕性浮腫
指を滑らせてくぼみ（圧痕）を感じるとわかりやすい

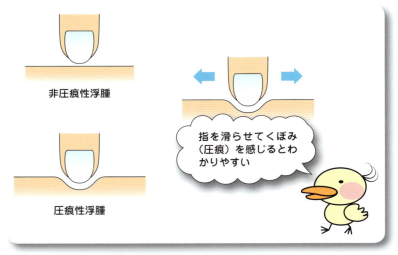

図3　浮腫のフィジカルアセスメント

遅い浮腫か，速い浮腫か

- 圧痕性浮腫は，**10秒間程度指で圧迫した後，圧痕がなくなるまでの時間が40秒以上かどうか**で，遅い浮腫と速い浮腫に分類されます．40秒未満が速い浮腫で，40秒以上が遅い浮腫です．低アルブミン血症による浮腫は，速い浮腫になるといわれています．

浮腫局所に浮腫以外の所見はあるか

- 蜂窩織炎や壊死性筋膜炎では**感染**，**炎症**を伴うので，局所に**熱感**と**疼痛・圧痛**が生じます．

考えられる疾患

- 考えられる主な疾患を**図4**に示します．

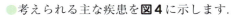

超緊急
・アナフィラキシー/アナフィラキシーショック
・壊死性筋膜炎に伴う敗血症性ショック
緊　急
・肺塞栓を合併した深部静脈血栓症
・急性肺水腫（慢性心不全の悪化）
・壊死性筋膜炎
・深部静脈血栓症
準緊急
・蜂窩織炎
（壊死性筋膜炎でない皮膚軟部組織感染症）
・悪化しつつある心不全
非緊急・安定
・いつもと症状，状態の変化のない慢性心不全，
肝硬変，ネフローゼ症候群
・甲状腺機能低下症
・リンパ浮腫

図4　考えられる疾患

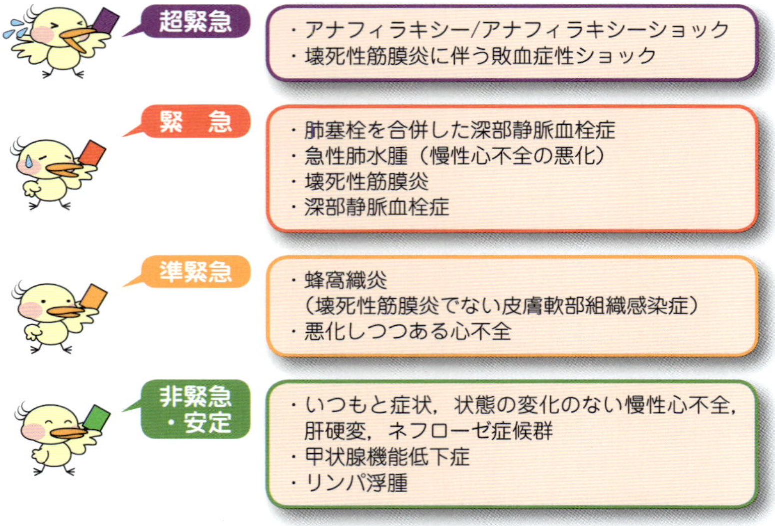

▶ アナフィラキシー/アナフィラキシーショック

- 体内にアレルゲンとなる物質が入って，数秒〜数分以内に症状が現れます．じん麻疹，全身の発赤，呼吸困難，喘鳴，腹痛，嘔吐，下痢がよくみられる症状で，重症では血圧低下を伴うショックとなり，死亡することもあります．限局性，非圧痕性の浮腫（血管性浮腫）が起こることがあります．

▶ 急性肺水腫

- もともと慢性心不全があり全身性浮腫（両下肢の浮腫）のある人に，さらに心不全の悪化因子が加わった場合に，急性肺水腫になることがあります．冷汗を伴う呼吸困難，起坐呼吸，頸部の静脈怒張，聴診器で胸部のクラックル（パチパチ音）がみられます．
- 慢性心不全のない人が，急性心筋梗塞などにより新しく急性肺水腫になった場合には，浮腫はみられません．

▶ 深部静脈血栓症/肺塞栓

- 手術後，寝たきり，がん患者，産褥期の女性などは，深部静脈血栓症を起こしやすいです．
- 片側の下肢の静脈に血栓ができるため，局所性の腫脹（浮腫），熱感，紅斑がみられることがあります．腫脹（浮腫）のある側の腓腹筋を圧迫する，伸ばすと痛みが生じることがあります．蜂窩織炎との区別が難しい浮腫です．
- 深部静脈血栓症で，下肢の静脈の血栓の一部が剥がれて流れていって，肺動脈に詰まると肺塞栓になります．頻呼吸，呼吸困難，失神，チアノーゼ，胸痛，咳，血痰などがみられることがあります．緊急治療をしないと死亡する可能性のある病気です．

▶ 壊死性筋膜炎/蜂窩織炎

- どちらも皮膚・軟部組織の細菌感染症ですが，壊死性筋膜炎は皮膚の深い部分，蜂窩織炎は浅い部分の感染です．壊死性筋膜炎/蜂窩織炎とも，局所の腫脹（浮腫）と，圧痛，熱感がみられますが，壊死性筋膜炎はより重症で進行が速く，局所の激痛，発熱，悪寒，ぐったりとした外見，一般状態の悪さがみられることが多くなります．

▶ 心不全，肝硬変，ネフローゼ症候群

- 内科の病気による浮腫の中では，この3つの原因が最も多いようです．心不全では，静脈圧の上昇により肝硬変，ネフローゼ症候群では，低アルブミン血症により全身性の圧痕性浮腫をきたします．全身性といっても，身体の低い部位にしかみられないこともあります．

▶ 甲状腺機能低下症

- 全身性の非圧痕性浮腫をきたしますが，特に下肢の脛骨前面で目立つことが多いようです．

▶ 乳がん根治術後のリンパ性浮腫

- わが国でのリンパ性浮腫の原因として，非常に多いものです．局所性の浮腫で，初期には圧痕性，時間が経つと非圧痕性になります．

> **MEMO**
> 蜂窩織炎では，局所の腫脹，疼痛，熱感，発赤などの炎症所見が診断の鍵になります．深部静脈血栓症で同じような所見を示すことがあり，区別が難しいことがあります．

▶ **強皮症/混合性結合組織病（MCTD）**

- 比較的稀ですが，リウマチ・膠原病の仲間の強皮症，MCTDで手指の浮腫をきたすことがあります．レイノー現象など他の随伴症状が認められることが多いです．

必要な検査

- 血液検査で，血清アルブミン値を測って低値かどうかを確かめます．アルブミンが低ければ肝硬変，ネフローゼ症候群の診断のため肝臓CT，尿検査などを行います．
- 胸部X線写真，心電図，心エコーは，心疾患の有無や心機能の判定に有用で心不全の診断に用いられます．
- 深部静脈血栓症/肺塞栓を疑った場合には，下肢静脈エコー，肺の造影CT，D-ダイマーの測定などを行います．
- 壊死性筋膜炎と蜂窩織炎の区別が難しい場合に，病変の拡がりをみるために，浮腫のある部分のMRIをとることがあります．

> **MEMO**
> 血清アルブミンが，3.0g/dL以下になると浮腫がみられることが多くなりますが，個人差があります．肝硬変では，3.5g/dL以下に低下することが多く，ネフローゼ症候群の診断基準では，3.0g/dL以下とされています．

この症状にこの初期対応

- 浮腫自体が，命にかかわるような問題になることはまずありません．緊急治療が必要な病気には，それぞれ必要な治療をします．また，原因がわかった浮腫には，原因疾患の治療をします．原因の治療をしても良くならない浮腫・原因がわからない浮腫で，苦痛がある場合，美容上の問題がある場合には浮腫を軽くするケアを行います．

▶ **緊急治療**

- アナフィラキシー/アナフィラキシーショックには，アドレナリンやステロイドの注射を行います．
- 肺水腫には，酸素，モルヒネ，利尿薬，カテコラミンを投与し，必要によって人工呼吸器を使用します．
- 深部静脈血栓症/肺塞栓には，ヘパリン（抗凝固薬）の注射を行います．
- 壊死性筋膜炎では早めに感染した部位を切開する外科的治療が必要になります．蜂窩織炎では，通常は，外科的治療は必要なく抗菌薬のみで治療できます．

▶ **原因疾患の治療**

■心不全

- ACE阻害薬，アンジオテンシン受容体拮抗薬，ジギタリス，利尿薬などによる治療を行います．

■肝硬変，ネフローゼ症候群

- それぞれの原因に対する治療を行います．浮腫や腹水を軽くするため，利尿薬の投与やアルブミン製剤の注射をすることがあります．

■リンパ性浮腫

- リンパマッサージを行います．

▶ 浮腫に対する一般的ケア

- 浮腫のある部分を高くして休みます．
- 減塩，水分制限をします．
- 皮膚の衛生に気をつけ，必要に応じて角質軟化剤を塗ります．
- これらのケアは，甲状腺機能低下症による浮腫には効果がありません．

参考文献
1) Braunwald E, Loscalzo J：36章 浮腫．"ハリソン内科学 第3版" 福井次矢，黒川 清 監修．メディカル・サイエンス・インターナショナル，2006
2) 古谷伸之：第3回 浮腫を極める！ レジデント 1 (6)，2008

MEMO

甲状腺機能低下症では，ムコ多糖類が組織に貯留して浮腫になります．水分が貯留する他の浮腫とはメカニズムが異なるので，ここで挙げた一般的なケアはあまり効果がありません．

浮腫に対する観察とケアのポイント

松村　千秋

- 浮腫は，一部の緊急的な対処が必要な場合を除き，おおむね経過観察となります．浮腫の看護のポイントは，浮腫を呈するアナフィラキシーや心不全，深部静脈血栓症など緊急的な治療が必要な疾患に気づき対処すること，また，慢性的な浮腫の軽減とスキンケアです．

観察のポイント

- 浮腫の観察では，局所性か全身性か，部位と随伴症状を確認します．特に，以下の随伴症状がある場合には，緊急的な対処が必要なため注意して観察します．

▶ アナフィラキシーによる喉頭浮腫

- 鼻掻痒感，鼻汁，鼻閉，くしゃみ，咽頭掻痒感，咽喉絞扼感，発声障害，嗄声，嚥下困難，咳嗽，喘鳴，努力呼吸，頻呼吸，胸部絞扼感，チアノーゼの有無を確認します．短時間でショック状態に至ることもあるため血圧低下や頻脈の傾向にも注意します．早期発見には，全身の発赤や顔面・口唇・口腔内に浮腫のある患者では，それらの症状を踏み込んで確認することが必要です．

▶ 心不全による下肢の浮腫

- 左心不全の症状である呼吸困難や起坐呼吸，頻呼吸，SpO_2低下，チアノーゼ，動悸，冷感・冷汗，咳嗽，喘鳴の有無，肺野の水泡音の程度を確認します．左心不全に続いて右心不全を起こしていることも多く，頸静脈怒張も心不全に気づく手がかりになります．心不全は急激に悪化する場合もあるため，これらの症状を確認したら早急に対処します．

▶ 深部静脈血栓症による下肢の局所性の浮腫

- 圧痛や硬く触れる血栓化静脈，下腿筋の硬化が伴う場合もあるため確認します．深部静脈血栓症は，肺塞栓をきたす可能性を念頭に早急に対処する必要があります．

ケアのポイント

- 緊急的な対処を要する浮腫では，患者を臥床させ安静にします．随伴症状とバイタルサインを継続的に把握しながら医師に報告し，想定される治療・検査（126頁参照）の準備を行い迅速な対処に備えます．
- 一方，慢性的な浮腫に対しては，その軽減のために安楽な姿勢や浮腫のある部分の挙上など体位を工夫します．ただし，心不全がある場合に下肢を

挙上すると，静脈還流の増加と心臓より高い足先へ血流を送るために心負荷が増大する可能性があります．実施中は，血圧や脈拍など心不全症状を確認し，心負荷の有無を評価する必要があります．用手的リンパドレナージや圧迫療法（ストッキングなどの弾性着衣），運動療法は，リンパ性浮腫に効果があるとされます．
- また，保清，保湿，保護，保温，感染予防などのスキンケアも重要です．浮腫のある皮膚や粘膜は菲薄化，乾燥し脆弱で，損傷すると難治性になります．また，循環障害や組織の酸素不足により，冷感があり易感染状態でもあるからです．例えば，石鹸をよく泡立て愛護的に洗浄し，定期的に保湿剤を使用する，衣類による圧迫や皮膚同士の密着・摩擦を避ける，ポリウレタンフィルムドレッシング材などで保護する，衣類・寝具などで保温するなどの工夫が必要です．

参考文献

1) 日本アレルギー学会Anaphylaxis対策特別委員会：アナフィラキシーガイドライン．2014
   https://anaphylaxis-guideline.jp/pdf/anaphylaxis_guideline.PDF
2) 日本循環器学会，日本医学放射線学会，日本胸部外科学会 他：肺血栓塞栓症および深部静脈血栓症の診断，治療，予防に関するガイドライン（2009年改訂版）
   https://www.niph.go.jp/topics/shinbujyoumyaku.pdf

14 高血圧

小池 伸享

高血圧とは？

高血圧の定義「医療機関での血圧測定において，収縮期血圧（上の血圧）が140mmHg以上または拡張期血圧（下の血圧）が90mmHg以上のどちらか，もしくはその両方が該当する場合を高血圧と定義する」としています（**表1**）．

> **MEMO**
> 日本高血圧学会（2009年発行）の「高血圧治療ガイドライン」で，高血圧の定義が明確に示されています．

表1　高血圧の分類

高血圧 定義	血圧（mmHg）
至適血圧	120/80未満
正常血圧	130/85未満
正常高値血圧	140/90未満
Ⅰ度高血圧	160/100未満
Ⅱ度高血圧	180/110未満
Ⅲ度高血圧	180/110以上

高血圧のメカニズム

▶血圧とは？

- 身体の中には血管が網の目のように走っており，全身の隅々まで血液を送り届けています．狭い血管の中に血液を流し，全身の組織へと送り届けるためには，圧力をかける必要があります．
- 血圧とは，血液が血管内を流れる時，血管壁を押し広げようとする圧力のことです．通常，"血圧"といった場合には，動脈の血圧を表し，その圧力により持ち上げられる水銀柱の高さ（mmHg）を単位として用います．
- 動脈の血圧は，心臓の拍動をエネルギー源としているため，心臓の収縮，拡張に伴い上下します．心臓が収縮する時の血圧を収縮期血圧（最高血圧）といい，拡張する時を拡張期血圧（最低血圧）といいます．また，収縮期と拡張期の血圧の差を脈圧といいます．

- 血圧は，体の部位によって値が異なります．心臓（左心室）→ 胸部大動脈 → 腹部大動脈と末梢へ進むに従い，最高血圧は上がり，脈圧は大きくなります．これは，末梢の細動脈では圧力の波が反射して重なるためです．
- さらに末梢に進むと，細動脈は直径が小さいため，血管の抵抗が大きくなり，血圧は急低下します．毛細血管の血圧は17mmHg程度です．
- したがって血圧を測定する時は，常に決まった部位で測る必要があります．

▶ 血圧を規定する因子

- 血圧は，いろいろな要因によって変動します（図1）．血圧を規定する特に重要な因子が，心臓の活動性を表す心拍出量と，全身の血管の緊張度を表す末梢血管の抵抗です．
- 体内では必要十分な血圧を維持するために，心拍出量や末梢血管の抵抗を変化させています（図2）．すなわち，血圧は次の式で表されます．

血圧 ＝ 心拍出量 × 総末梢血管抵抗

- 血圧を上げるためには，少なくとも心拍出量または総末梢血管抵抗のいずれかを上げるとよいです（表2）．また，神経やホルモンは，心拍出量や血管抵抗を変化させることができるため，これらは間接的に血圧を変動さ

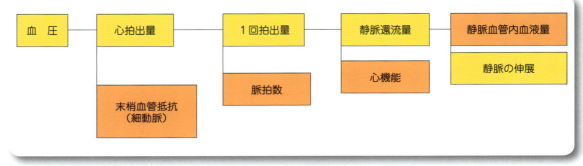

図1 血圧を規定する因子

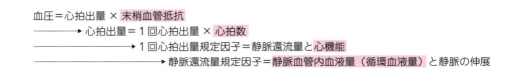

図2 血圧を規定する因子

表2 血圧を上昇させる因子

- 心拍出量の増加
- 血管壁の弾性の低下（動脈硬化）
- 末梢血管（細動脈）腔の狭窄に伴う抵抗の増大
- 血液の粘性増大
- 循環血液量の増加

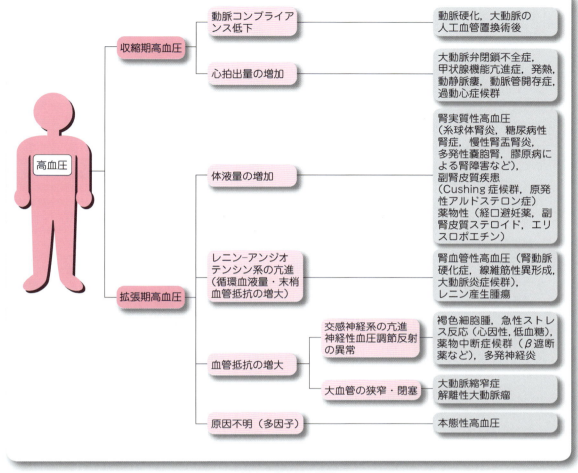

図3　高血圧の原因

せることができます．さらに，<u>腎臓の機能が低下しても血圧は上昇</u>します．腎臓がうまく働かないと，尿が出にくくなり，循環する血液量が増え，1回拍出量も増加します．その結果，血圧は上昇します．
- つまり，血圧は<u>心臓・血管・血液の3つの状況</u>を反映します（**図3**）．

▶ 血圧の異常なサイン

- <u>血圧の異常</u>は，<u>全身的</u>な異常低値あるいは異常高値，<u>局所的</u>な四肢の左右差，上下差などの異常があります．

■ 全身的な異常低値

・心臓の収縮力低下，アナフィラキシーショックなど血管の異常な拡張，血液の喪失などによって重要臓器への血流が保てないほど血圧が低下した状態は，<u>ショック（末梢循環不全）</u>と呼ばれます．血圧は，循環血液量，心臓ポンプ機能，末梢血管抵抗に依存して変化します．そのため，ショック状態に陥るとそれに伴う血圧低下をきたすこととなります．

> **MEMO**
> クリティカルケア領域における血圧低下は，重要なアラームサインです．

全身的な異常高値

- 「高血圧性緊急症」は血圧の著しい上昇により，脳・心・腎などの臓器障害をきたすか，それが進行しつつある状態です．高血圧性脳症，脳出血，進行性腎障害，急性肺水腫を伴う急性左心不全，眼底出血などがみられます．多くの場合，220/130mmHg以上のことが多く，緊急かつ適正な降圧を必要とします．
- 緊急度は原疾患，合併症の状況により異なり，個々の患者の状態により判断する必要があります．The Joint Committee on Detection, Evaluation and Treatment of High Blood Pressure 1984 の基準は，下記のごとくです．
    ① 高血圧性緊急症（hypertensive emergencies）：1時間以内に血圧を下げる必要のある状態で，高血圧性脳症，脳内出血，くも膜下出血，急性左心不全（肺水腫），解離性大動脈瘤，腎不全，妊娠中毒症，頭部外傷，広範な火傷，不安定狭心症・急性心筋梗塞で高度の高血圧を伴う場合，褐色細胞腫のクリーゼ．
    ② 高血圧性急迫症（hypertensive urgencies）：24時間以内に血圧を下げるべき状態で，切迫した合併症のない加速型高血圧症または悪性高血圧症，手術前後の高血圧，緊急手術を要する患者の高血圧．

血圧の左右差，上下差

- 通常左右の腕の血圧には多少の差があり，右側が高いことが多いです．左右差がありすぎると，低いほうの血圧を示す腕の動脈の血流が悪くなっていることを示すことがあります．
- 左右差をきたす疾患に，解離性大動脈瘤があります．解離性大動脈瘤は大動脈中膜が解離し，偽腔を形成している疾患で，真腔と偽腔に血液が流れます．偽腔があることで，血管の狭窄・閉塞を起こし，その結果血流が減って，血圧も下がります〔大動脈の壁は内膜，中膜，外膜と三層構造になっています．解離とはこの壁が動脈走行に沿って二層に剥がれ，二腔となった状態をいいます．剥がれるきっかけとなった部位には，内膜に裂け目ができていて，本来の血液の通り道（真腔）と新たにできた通り道（偽腔）の間に交通があります．偽腔側が膨らんで「瘤」状となった時に「解離性大動脈瘤」と呼びます（図4）〕．解離の場所によって症状は違い，例えば，腸間膜動脈まで解離していたらイレウスを起こすことがあります．鎖骨下動脈の解離では血圧の左右差がみられます．
- 解離性大動脈瘤の患者は，通常四肢の血圧を測ります．解離性大動脈瘤の心血管系の徴候として，血圧の左右差と上下肢差が20mmHg以上というのがあり，全解離の38％にこれらが出現するとされています．下肢の血圧は，上肢とほとんど等しいか，またはわずかに高いです．下肢の血圧が極端に低い場合には，下肢の血流障害があることを示しています．特に上肢の血圧が高く，下肢の血圧が低い場合には，胸部または腹部大動脈に狭い部分があることを示します．

MEMO
高血圧性緊急症
多くは拡張期血圧が120mmHgを超える著明な血圧上昇に伴って，重篤な臓器障害をきたす病態です．高血圧性緊急症には，高血圧性脳症，頭蓋内出血，肺水腫を伴う急性左心不全，重症高血圧を伴う急性冠症候群，急性大動脈解離，子癇，褐色細胞腫などが含まれます．これらは臓器障害の進行を阻止するため可及的速やかに降圧をはかる必要があり，原因疾患の治療よりも緊急降圧療法が最優先されます．なお，高血圧性切迫症とは臓器障害を伴わない180/110mmHg以上の重症高血圧を指し，数時間以内の降圧が望ましい病態であり，高血圧性緊急症に準じています．

MEMO
日本高血圧学会高血圧治療GL作成委員会/医療・GL（2004年）/ガイドラインに定義されます．

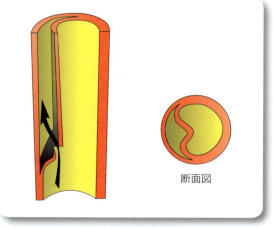

図4　大動脈壁

症候からみたトリアージ（図5）

● 血圧は，バイタルサインの中でも最もチェックを忘れてはならない項目の一つであり，気分不良を訴える人，独歩できない患者，意識障害のある患者などでは，ただちに血圧の測定が行われなければなりません．

高血圧

超緊急
・気道の閉塞を伴う
・呼吸困難を伴う
・ショック状態

緊急
・高血圧を伴う昏睡
・意識レベルJCS 20以上，GCS 8点未満
・瞳孔不同を伴う
・片麻痺を伴う
・頭蓋内圧上昇所見を伴う
・低体温・高体温を伴う

準緊急
・めまい，頭重感，嘔気などを伴う

非緊急・安定
・主訴なし

図5　高血圧の症候からみたトリアージ

MEMO
JCS，GCS
①昏迷・昏睡の章（3頁）を参照．

問診のポイントと病歴聴取

- 高血圧の診断において，問診は最も重要であり，高血圧を指摘された年齢，高血圧持続期間および高血圧の程度，治療歴，降圧薬の副作用，二次性高血圧を示唆する症状，所見の有無を確認します．脳卒中，虚血性心疾患，心不全，腎疾患，腎不全，末梢血管障害，糖尿病，脂質代謝異常，痛風，妊娠中毒症あるいは妊娠誘発性高血圧などの既往歴，ならびにそれらに対する治療内容について聴取します．家族歴，生活習慣（喫煙，飲酒，食塩摂取，運動），社会および家庭環境など聴取すべき事項は多いです．
- 若年者で高血圧の家族歴がない場合や重症高血圧および治療抵抗性高血圧，高齢者で急激に発症あるいは増悪した高血圧，悪性ないし加速型高血圧，アンジオテンシン変換酵素阻害薬が著効を示す場合は，腎血管性高血圧を疑うべきです．蛋白尿や腎疾患の既往あるいは長期の糖尿病歴がある場合には，腎実質性高血圧を疑います．
- 四肢脱力，低K血症の指摘などの既往がある場合には原発性アルドステロン症を疑います．
- 大きな血圧変動，発作性の頭痛，動悸，発汗，体重減少などがある場合には褐色細胞腫を疑います．
- 収縮期高血圧に手指振戦や発汗，昼夜にわたる頻脈，体重減少を伴う場合には甲状腺機能亢進症を疑います．

フィジカルアセスメントのポイント（図6）

- 身長と体重，血圧の測定，脈拍，心雑音および血管雑音の有無，呼吸音の異常の有無，腹部大動脈拍動異常の有無，四肢動脈拍動の異常，浮腫の有無，眼底所見の評価を行います．
- 満月様顔貌，中心性肥満，皮膚線条があればCushing症候群を，眼球突出，甲状腺腫の存在は甲状腺機能亢進症を，腹部腫瘤があれば多発性嚢胞腎による腎実質性高血圧をそれぞれ疑います．
- 腎動脈領域の血管雑音は腎血管性高血圧の存在を，脈拍と血圧の左右差がある場合には大動脈炎症候群を考慮します．

MEMO

高血圧症の際には典型的な眼底変化を示します．眼底所見による高血圧の分類として，Scheie分類が広く用いられています．Keith-Wagner分類は内科所見を主として眼底所見との相関を考えた分類法で，現在でもなお広く用いられています．

MEMO

血圧とは通常，上腕動脈における血圧をいっており，このことから，血圧の測定は上腕動脈にマンシェットを巻いて聴診で測定されます．聴診で血圧が十分確認できない場合には，触診で橈骨動脈の拍動を触れ，マンシェットの圧を上げて測定します．血圧が60mmHg以下の場合には，触診でも橈骨動脈の拍動を触れることができないので，この場合は頸動脈や大腿動脈で拍動があることを確認後，早急に輸液・輸血，昇圧薬の投与などの救命治療を行わなければなりません．橈骨動脈を触れない場合には，橈骨動脈や足背動脈にドップラー法による血流感知センサー（超音波血流計）を当て，血流音を確認の後，マンシェットを用いて血圧を測定するのも一法です．血圧が絶えず変動し，集中治療室での管理が必要な場合には，橈骨動脈や足背動脈に直接カニューレを挿入し，観血的な血圧の測定を行うことが必要になります．

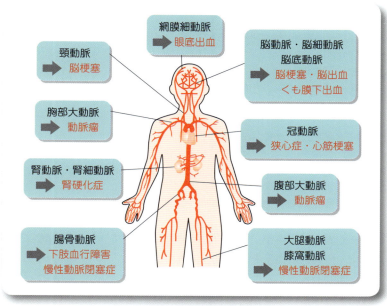

図6　高血圧で傷つきやすい動脈

考えられる疾患

- 高血圧から考えられる疾患を，**図7**に示します．
- ▶ **治療方針（表3）**
- 高血圧性緊急症に対する緊急降圧療法の基本は，即効性と調節性に優れた**注射薬**の使用を原則とし，**早急に血圧を適切なレベルに維持**することです．ただし，高血圧性切迫症には**経口薬**が勧められています．緊急降圧の利点は，可逆的な病変であるvascular crisisをくい止め**臓器障害の進行を阻止**することにあります．

用語解説

vascular crisis

1時間以内に迅速な降圧を必要とする高血圧緊急症（hypertensive emergency）に含まれますが，高血圧性急迫症（hypertensive urgencies）あるいは高血圧危機（hypertensive vascular crisis）などの用語と混同して用いられることもあり，その定義に関しては必ずしも統一されていない．血圧に関しては，高血圧緊急症に用いられる収縮期血圧が180mmHg以上，拡張期血圧が110mmHg以上というJNC7[11]の定義が最も広く受け入れられています．

 超緊急
・解離性大動脈瘤

 緊　急
・高血圧性脳症，脳内出血，くも膜下出血，急性左心不全（肺水腫），腎不全，妊娠中毒症，頭部外傷，広範な火傷，不安定狭心症・急性心筋梗塞で高度の高血圧を伴う場合，褐色細胞腫のクリーゼ

 準緊急
・切迫した合併症のない加速型高血圧症または悪性高血圧症，手術前後の高血圧，緊急手術を要する患者の高血圧

 非緊急・安定
・慢性高血圧

図7　高血圧から考えられる疾患

表3　各疾患における治療方針

A. **高血圧性脳症**：脳浮腫や脳循環自動調節能破綻が病態と考えられている．降圧目標は症状の改善とし，発症前の血圧値あるいは拡張期血圧100mmHg未満とする．
B. **頭蓋内出血**：降圧は徐々に20％減を目標に降圧する．
C. **急性左心不全**：降圧目標は血圧の絶対値よりも症状の改善を基準とする．
D. **急性冠症候群**：降圧目標は症状の改善を主体とするが，心筋の酸素需要の軽減を目的に140/85mmHg未満まで降圧する．
E. **急性大動脈解離**：降圧目標は解離の進展防止のために，収縮期血圧を120mmHg未満まで急速に降圧する．
F. **子癇**：子癇前症にひき続き意識障害，痙攣を生じたものが子癇である．原因は不明であるが，著明な血管攣縮が病態と考えられている．降圧目標は症状の改善を基準とする．
G. **褐色細胞腫**：褐色細胞腫はカテコラミン過剰状態にあり，発作性高血圧をきたす．

● 降圧速度や降圧目標は病態によって異なりますが，一般的には早急に正常血圧まで降圧する必要性は少なく，持続的に血圧をモニタし症状や症候を観察しながら降圧を行っていきます．かえって過度の急激な降圧はショック，心筋虚血，脳血管障害を誘発する危険性があることを認識しておく必要があります．

必要な検査

● **心電図**：左室肥大・虚血性心疾患の有無．
● **胸部X線**：心陰影の拡大，肺うっ血所見，大動脈弓部所見（石灰化・拡大）．
● **心エコー**：必須ではありませんが，心雑音の著明な時，解離性大動脈瘤を強く疑う時，心膜炎の疑いのある時などには施行します．
● **血液検査**：血算，BUN，クレアチニン，電解質，血糖，アンモニアなど．
● **尿検査**：尿蛋白，尿糖，尿潜血，比重，尿沈渣など．
● **CT**：意識障害，脳血管障害の疑いのある時など．

この症状にこの初期対応

● 「フィジカルアセスメントのポイント」，「考えられる疾患」の治療方針を参照してください．
● 緊急時には，ABCDEアプローチの順に診察，評価，介入を繰り返します．
● ABCの状態が不安定であれば，それだけで中枢神経に病変がなくてもDの異常＝意識障害が生じます．つまり，Aの異常＝窒息状態，Bの異常＝低酸素血症があれば，それだけで意識障害を生じます．
● 同様に，Cの異常＝ショックがあればまた，それだけでも意識障害を生じます．ショックに関しては，低血圧に至る前の代償性ショック（頻脈・末梢循環不全・毛細血管充満時間延長を呈する）の早期認知と介入が大切となります．つまり，低血圧・徐脈まで進行する前に手を打たなければなりません．大原則として，Dの評価はABCが安定化していることが条件となります．ABCが不安定なうちは，「Dの評価は暫定所見にすぎない」とな

MEMO
なぜその検査を行うのか？

高血圧の検査では，はじめにスクリーニング検査と呼ばれる一般的な検査が行われます．内容としては，問診，血圧測定などの診察，肥満の判定，尿検査，血液検査，眼底検査，心電図検査，胸部X線検査です．スクリーニング検査で血圧が高かったり，合併症の疑いがあったりする場合には，その内容に応じてさらに詳しい検査（精密検査）が行われます．高血圧が一次性（本態性）なのか，他の病気が原因による二次性なのかを鑑別します．そのため，高血圧の進行度合いと脳，心，腎などの臓器障害や合併症の有無などを調べ，治療計画を立案します．

MEMO
ABCDEアプローチ
A：気道
B：呼吸
C：循環
D：意識の障害
E：環境要因

ります.

参考文献

1) 高血圧治療ガイドライン2009（JSH2009）
   http://www.jpnsh.org/guideline.html
2) 伊賀六一 監修：内科治療ハンドブック．医学書院，1989
3) 坂田育弘：救急患者のアラームサイン．メディカ出版，大阪，2006
4) 道又元裕 編：重症集中ケアの疑問と根拠50．日総研出版，名古屋，2008
5) 稲田英一：ICUブック 第3版．メディカル・サイエンス・インターナショナル，2008
6) 洪　淳憲：血圧モニター．OPE nursing 22（9），2007
7) 相馬一亥：図解クリティカルケアに必要なモニタリングQ&A．救急・集中治療 18（3，4），2006
8) 奥寺　敬 編著：患者さんのどんなサインも見逃さない！救急外来トリアージ実践マニュアル．エマージェンシー・ケア2010夏季増刊，メディカ出版，大阪，pp8-19，2010
9) Chobanian AV, Bakris GL, Black HR, Cushman WC et al : The seventh report of the Joint National Committee on Prevention, detection, evaluation, and treatment of high blood pressure : the JNC 7 report. JAMA 289 : 2560-2572, 2003

高血圧に対する観察とケアのポイント

小池　伸享

観察のポイント

- 前述したように，高血圧性緊急症では高血圧症の罹患歴・治療歴の確認，急激かつ著明な血圧上昇（一般に拡張期圧＞130mmHg），標的臓器症状（脳・心）の存在が緊急的に治療を行う判断材料となります．加えて，以下の点に留意し，観察を行います．
- 脳神経系では血圧上昇に伴う脳圧亢進（頭痛，嘔気，意識障害）症状が重要な所見となります．また脳圧亢進症状に加え神経巣症状が伴った場合には，脳血管障害を疑うことが重要です．
- 心血管系では起坐呼吸，頸静脈怒張は急性左心不全の徴候です．胸痛出現時には心筋虚血だけでなく，急性大動脈解離も念頭におき，血圧の左右上肢および下肢測定を必ず施行することが重要です．
- 高血圧症の症候の診かたとしては以下となります．
- 臓器合併症，二次性高血圧，心血管病促進因子の徴候がないかどうかを診ます．
  ① 高血圧，糖尿病，心血管病の家族歴，喫煙歴，腎疾患，妊娠の既往歴を聴く．褐色細胞腫，Cushing症候群，原発性アルドステロン症に特徴的な症状がないかどうか尋ねる．
  ② 身長，体重の計測．
  ③ 血圧は2回以上測定し，体位差や左右差をみる．
  ④ 脈拍は左右に触れてみる．大動脈炎症候群では"脈なし"を呈することが多い．また不整の有無をみる．
  ⑤ 顔貌，満月様か否かをみる．Cushing症候群などを疑う所見の有無をみる．
  ⑥ 眼底所見で細動脈狭窄化，交差現象，出血，白斑，乳頭浮腫の有無をみる．
  ⑦ 頸部では血管雑音，静脈怒張，甲状腺腫の有無をみる．
  ⑧ 胸部では心拡大，心雑音，肺野ラ音の有無をみる．
  ⑨ 腹部血管雑音，肝腫大，腫瘤の有無をみる．腎血管性高血圧症では上腹部に血管雑音を約50％に聴取する．
  ⑩ 四肢の動脈拍動，浮腫の有無をみる．腎疾患，心疾患の有無をチェックする．
  ⑪ 神経系では，言語障害，運動麻痺，病的反射の有無をみる．

ケアのポイント

- 救命のために降圧療法だけでなく，緊急に特殊治療を施行しなければならない場合には，速やかに高次医療機関へ移送する必要があります．移送の判断基準としては以下となります．
- 緊急治療を要する高血圧患者：大動脈解離，高血圧性左心不全，高血圧性脳症，脳出血，悪性高血圧などの重篤な臓器障害を有する高血圧緊急症患者は，ただちにICUあるいはCCUにおける全身管理が必要です．合併症の種類，程度によっては，動脈圧あるいは肺動脈楔入圧の観血的監視，人工透析，血管造影が必要になるので，これらの処置が可能な施設への移送が必要となります．
- 二次性高血圧症が疑われる場合には，診断確定のために専門施設に移送します．次の場合には二次性高血圧の可能性を考慮します．
  ①拡張期血圧≧120mmHg，特に40歳以下あるいは高血圧家族歴のない患者
  ②急速に進行する高血圧
  ③通常の降圧治療に抵抗性の高血圧
  ④二次性高血圧の基礎疾患に特徴的な所見がある患者

15 咳・痰

今　明秀

咳・痰とは？

- 咳は，突然の強制的な肺からの空気の呼出です．咳という反射作用は，気道内の異物（多くは痰）を排除するために必要な生体防御反応で，身体がもつ最も優れた反応の一つです．
- 痰は，肺や気管支から分泌される粘液です．粘液は，異物をからめとって外界に捨てる働きをもつため，疾患などによって異常に多く分泌され，塊となって咽頭から排出されます．特に，咳によって排出されます．

咳・痰のメカニズム

- 咳を発生させるのは，気管支だけでなく，様々な部位に存在する咳受容体です．咳受容体のある部分が刺激されると，気道とは関係ない要因でも咳が起こるのです．咳受容体の存在する部位は，耳管，副鼻腔，鼻，咽頭，気管，気管支，胸膜，心外膜，横隔膜，食道，胃などです．
- 気管に炎症や異物があると，気管や気管支の咳受容体が刺激され，咳反射を起こします．空気を強く吐き出すことが，気道から異物を取り除く働きをします．
- 咳は，膿痰などを喀出するのに高い効果を発揮します．このような膿痰を喀出する咳を「湿性」の咳であるといい，通常は薬で鎮静させるべきではありません．咽頭に炎症があるために，咳の反射作用が起こることもあります．この場合は，正常に存在する粘液を喀出するだけです．このような咳を「から」咳あるいは「乾性」の咳といいます．このような咳は特別な意味がないため，咳止め薬で治療してかまいません．
- 鼻腔から出る鼻汁が気管に流下し（後鼻漏），咳反射をひき起こすことがあります．

症候からみたトリアージ

- 入院させなければならない緊急性を要する疾患は，表1を参照してください．
  ・緊急性疾患が疑われれば，不慣れな医師では手に負えないことがあります．すぐに信頼できる医師を呼びましょう．
  ・緊急性がなく，さらに器質的疾患もないなら，対症療法を開始します．専門医以外でも可能です．

表1　入院させなければならない緊急性を要する疾患

疾患名	診療のポイント
肺血栓塞栓症	危険因子を伴い咳，痰，胸痛，呼吸困難の症状．Wellsの診断基準．
うっ血性心不全	原因で多いのが，急性心筋梗塞．突発的な胸痛・胸部絞扼感が先行し，心電図が診断に有用である．女性では4割に胸痛がない． その他の原因による左心不全は，夜間発作性呼吸困難などで突然発症が多い．胸部X線写真による心陰影の拡大，肺うっ血所見は重要である．
中等度以上の肺炎	発熱，頻呼吸，膿性痰が症状．CURB65で2点以上
自然気胸（中等度以上）	やせ型の若い男性に多い．胸部X線で判定する．「軽度」肺尖が鎖骨レベル，またはそれより頭側にある．または，これに準ずる程度．「中等度」軽度と高度の中間程度．「高度」全虚脱またはこれに近いもの．肺虚脱が軽度であり呼吸困難などの臨床所見が乏しい場合は経過観察とする．「中等度」以上は胸腔ドレーンと入院[3]．
異物誤嚥	食事中にチアノーゼ，窒息．
気管支喘息重積発作	重症は苦しくて動けない，会話は単語のみ，胸鎖乳突筋を使った呼吸，胸骨上窩陥没呼吸．患者が持っているピークフロー計を使って呼吸流量を測定する．発作が起こっていない時の値と比較し，PEF 60％未満は重症[4]．

表2　CURB65

- **C**：Confusion（意識障害）時間・場所・人などがわからない見当識障害
- **U**：Urea…BUN≧21mg/dLつまり脱水があるかということ
- **R**：Respiratory rate 呼吸数≧30回/分
- **B**：Blood pressure 血圧（収縮期血圧＜90 or 拡張期血圧≦60mmHg）
- **65**：年齢≧65歳

点数	0 or 1	2	3以上
死亡率	0.6～3.2％	13.0％	17.0～57.0％
対応	帰宅 外来治療	短期間入院考慮	重症肺炎として入院．点数4以上はICU対応

- 緊急性がなければ，ひと安心です．あとは感染症があるかどうかを判断します．
- 肺炎の重症度判定で有名なものに，CURB 65があります．欧米人が開発した頭文字で覚える方法です[1]．点数で外来か，入院かさらにICU入院かの区別がつきます．表2を参照してください．
  - 入院か外来か決めるのが問題です．迷う患者の場合には時間をかけて判断します．
- 肺血栓塞栓症の診断には，Wellsの診断基準（表3）が役立ちます[2]．

表3 Wellsの肺血栓塞栓症の診断基準

症　候	点　数
深部静脈血栓症の疑い	3.0
肺塞栓症より可能性の高い診断（肺炎，喘息，心不全など）がない	3.0
心拍数＞100回/分	1.5
4週間以内の外科手術または臥床	1.5
深部静脈血栓症または肺血栓塞栓症の既往	1.5
血　痰	1.0
悪性腫瘍	1.0

点数合計	肺血栓塞栓症の確率	リスク評価
0〜2	3.6%	低リスク
3〜6	20.5%	中等度リスク
＞6	66.7%	高リスク

問診のポイント

症状の継続期間を聴く（図1）

咳単独か喀痰ありか
- **痰なし・咳単独**：感染後咳嗽，ACE阻害薬，β遮断薬，肺血栓塞栓症，気胸
- **痰あり**：肺炎，心不全，喘息，気管支拡張症

症状のタイミング
- **感染後に発症・悪化**：感染後咳嗽
- **起床後に悪化**：喫煙関連の咳嗽，慢性閉塞性肺疾患（COPD）
- **夜間に悪化**：喘息，心不全
- **横になった時に悪化**：胃食道逆流症（GERD）
- **季節性に悪化**：喘息，アレルギー性鼻炎
- **増悪因子**：転居，衣替え，ペット，自宅周囲の環境（鉱工業，鳩小屋）

随伴症状
- **咳＋喀痰**：肺炎
- **咳＋頭痛，頬部痛，歯痛**：副鼻腔炎
- **咳＋体重減少，微熱，盗汗**：結核，膿胸，悪性腫瘍

用語解説
盗汗（とうかん）
東洋医学で寝汗のこと．

咳・痰

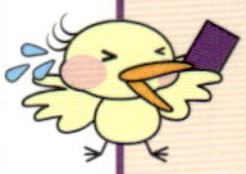

急性咳嗽（持続期間3週間以内）

頻度の多いもの
- 感冒
- 急性ウイルス感染
- 鼻炎
- 副鼻腔炎
- 肺炎

頻度は多くないが重要なもの
- 百日咳
- 心不全
- 肺血栓塞栓症
- 気胸

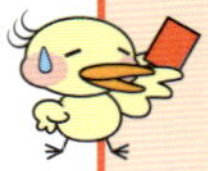

亜急性咳嗽（持続期間3～8週間）

頻度の多いもの
- 感染後咳嗽
- 副鼻腔炎
- 喘息

頻度は多くないが重要なもの
- 結核，非結核菌性抗酸菌症

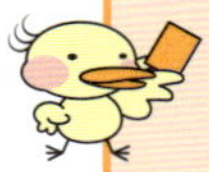

慢性咳嗽（持続期間8週間以上）

頻度の多いもの
- 後鼻漏
- 喘息
- 咳喘息
- アトピー咳
- COPD
- 気管支拡張症

頻度は多くないが重要なもの
- GERD
- ACE阻害薬
- 抗酸菌
- 悪性腫瘍

図1　咳・痰の継続期間からの鑑別

▌**薬剤処方歴**
- ACE阻害薬
- β遮断薬

▌**既往歴**
- アレルギー性疾患：後鼻漏，アトピー咳嗽
- 下肢・骨盤外傷後：肺血栓塞栓症（**表4**）

▌**家族歴**
- 喘息
- アトピー性疾患

表4　肺血栓塞栓症の危険因子

- 長期臥床
- 肥　満
- 術　後
- 骨盤下肢外傷
- 悪性腫瘍
- 妊娠・出産
- 経口避妊薬
- 血栓性素因
- 中心静脈カテーテル

▌生活歴

- **曝露歴**：結核，マイコプラズマ，百日咳患者がそばにいなかったか
- **喫煙歴**：喫煙関連の咳嗽，肺がん，咽頭がんのリスク，COPDのリスク
- **食生活**：チョコレート，アルコールはGERDの増悪因子
- **ストレス**：特定の人，仕事で症状出現

フィジカルアセスメントのポイント

- 咳痰を発生させる疾患には，<u>特徴的な身体所見</u>をもつものが多い．それらをねらってフィジカルアセスメントします．
- **バイタルサイン**：体温，血圧，呼吸数，脈拍，SpO_2を必ずチェックする．
- **副鼻腔叩打痛**：副鼻腔炎による後鼻漏が咳痰の原因
- **呼吸音**：強制呼気での喘鳴・咳の誘発→喘息，COPD
- **頸　部**：胸鎖乳突筋肥大，頸部が短い→COPD
- **心　音**：Ⅲ音が聴こえれば心不全
- **浮　腫**：心不全（両側下腿にある）
- **手　足**：冷たい→心不全
- **下腿把握痛**：肺血栓塞栓・深部静脈血栓（**図2**）

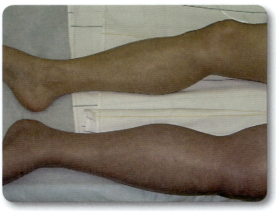

図2　下腿把握痛

肺血栓塞栓は深部静脈血栓が原因．下腿が好発部位．右下腿は正常．左下腿の腫脹と表在静脈の浮きあがり，把握痛がある．浮腫が片側であることが心不全と違う．

考えられる疾患

- 考えられる疾患については，図3に示しました．

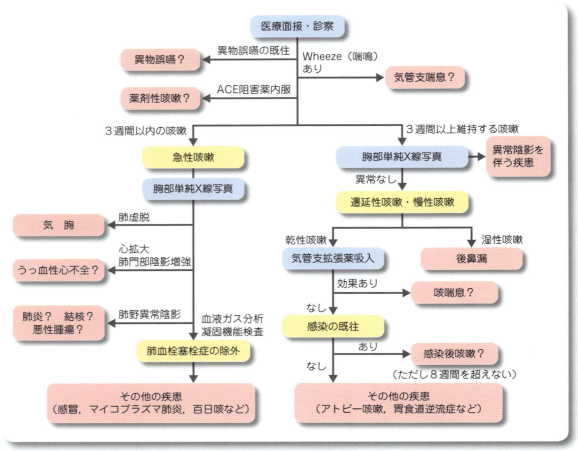

図3 考えられる疾患　　　　　　　　　（文献5より引用）

必要な検査

- **胸部X線**：適応は急激な発症，感染症合併，長期持続，SpO_2低下などです．
- SpO_2低下があれば，**動脈血液ガス分析**をします．
- 膿性痰なら痰の**細菌検査**をします．喀痰グラム染色は，短時間でたくさんの情報が得られます．感染を疑い，抗菌薬を投与する場合は必須と考えたほうがいいでしょう．
- **胸部X線**正常＋説明のつかないSpO_2低下があれば，肺血栓塞栓症を考えます．**心電図12誘導と造影CT**を行います．
- **白血球分画**で好中球の増加，好中球分画の異常で細菌感染を疑います．抗酸球の上昇でアレルギー疾患を疑います．
- **凝固機能検査**のD-ダイマーの上昇では，肺血栓塞栓症を疑います．ほかに，咳とは関係が薄いですが，大動脈解離でも上昇します．

- CRPや白血球数では，肺炎の重症度を判定できないことがあります．

この症状にこの初期対応

- 肺結核が疑われるような症状やX線所見がみられる時は，喀痰抗酸菌検査と感染対策を行います．両者を同時に怠ると，病院の管理体制不備で大ごとになります．抗酸菌検査が夜間等の理由でできない場合は，いったん帰宅させて，翌日の外来に来てもらうこともできます．
- 胸部X線ですべてが解決できるわけではありません．自然気胸でさえ，胸部X線でわからないこともあります．臨床上怪しければ，胸部CTを撮影しましょう．または，専門医の意見を聴きましょう．
- 就寝後，横になった時に咳が誘発され，胸やけやげっぷ等の消化器症状を伴うことがあれば，GERDを考えます．そして，生活習慣の改善を勧めます．具体的には，減量，就寝時に上半身を高くする，禁煙，食生活改善（禁チョコレート，禁酒，脂肪食を控える）．治療としてはプロトンポンプ阻害薬を投与します．
- 百日咳は，感染後1週間の潜伏期間ののちに，2週間程度咳を含む感冒症状，その後慢性咳嗽期へと移行します．近年成人のワクチン効果の減弱により，15歳以上の感染が増加しています．エリスロマイシンがよく効きます．
- 高齢者で誤嚥を疑えば，胸部X線所見が異常なくても，再度の受診を指示しましょう．フォローの胸部X線で誤嚥性肺炎がみつかることがあります．
- 緊急以外の咳はあわてず，外来でじっくりと観察します．感染後咳嗽，アトピー性咳嗽を見抜くには，数回の診察が必要です．
- 嗄声があれば，耳鼻科受診を勧めます．
- 帰宅させる時には，「呼吸が苦しかったり，血を吐くようなことがあれば，すぐにまた受診してください」，あるいは「必ず，明日受診してください．普段飲んでいる薬があれば持ってきてください」と声かけをします．

MEMO

喀痰が採取できない場合は胃液で抗酸菌検査を行います．結核は空気感染なので，結核疑いの段階で入院治療するなら，個室管理が必要です．医療者はN95マスク，患者はサージカルマスクを着用します．

参考文献

1) Aujesky D, Auble TE, Yealy DM et al : Prospective comparison of three validated prediction rules for prognosis in community-acquired pneumonia. Am J Med 118 : 384–392, 2005
2) Wells PS, Anderson DR, Rodger M et al : Derivation of a simple clinical model to categorize patients probability of pulmonary embolism: increasing the models utility with the SimpliRED D-dimer. Thromb Haemost 83 : 416-420, 2000
3) 本田哲史，大森一光：自然気胸治療ガイドライン編集委員会；自然気胸治療ガイドライン作成にあたって．http://www.marianna-u.ac.jp/gakunai/chest/kikyou/guaidline.htm
4) 日本アレルギー学会，喘息ガイドライン専門部会 監修：喘息予防・管理ハンドブック 成人編．協和企画，2010
5) 田中佳人，今 明秀：咳嗽，痰．レジデントノート12：1703-1708, 2010

咳・痰に対する観察とケアのポイント

後藤なおみ

観察のポイント

- 咳嗽は，気道内の分泌物や異物を体外に排出しようとする生体防御反応です．咳嗽は持続期間や喀痰の有無によって分類され，持続期間が3週間未満を急性咳嗽，3週間以上8週間未満のものを遷延性咳嗽，8週間以上を慢性咳嗽としています．
- 喀痰の有無による分類では，喀痰を伴わないか少量の粘液性喀痰のみを伴うものを乾性咳嗽，咳嗽のたびに喀痰を伴い，その喀痰を排出するために生じる湿性咳嗽としています[1]．
- どのような咳嗽かを観察し，喀痰がある場合はその性状を観察し，随伴症状（発熱，呼吸困難感，喘鳴，疲労感，頭痛，嘔吐の有無など）を観察します．また，咳嗽の日内変動や生活行動との関連も確認します．
- 例えば，心不全患者では臥床し下半身からの静脈還流が増加すると呼吸困難感とともに咳嗽が出現あるいは増加し，漿液性の分泌物を伴います．慢性心不全では下肢の浮腫を伴います．肺塞栓症では多くは喀痰を伴わず，長期の安静期間ののちに歩行し始めたタイミングで発症する頻度が多く，胸痛，呼吸困難感，下腿の腫脹や下腿把握痛を伴うことがあります．薬剤性では，ACE阻害薬の服用後から生じる乾性咳嗽が知られており，服薬歴の確認が必要です．

ケアのポイント

- 1回の咳嗽によって2kcal消費するといわれており，長引く咳嗽によって睡眠障害をきたすなど，身体的・精神的苦痛を伴い，体力を消耗します．
- 前述の通り，咳嗽は分泌物や異物を体外に排出する生体防御反応であるため，止めてもよい咳嗽と止めるべきでないものがあります．咳嗽の原因を見極め，前者である場合は鎮咳剤を，後者では去痰剤の処方について医師と相談します．
- いずれの場合も，水分補給（水分制限の有無を確認）や加湿を行い気道の乾燥防止に努めます．湿性咳嗽の場合は咳嗽力を観察し，必要に応じて腹式呼吸を指導します．また，理学療法士と協働して咳嗽補助，ハッフィングの指導を行うことを検討します．

引用・参考文献

1) 日本呼吸器学会：咳嗽に関するガイドライン 第2版．2012
   http://www.jrs.or.jp/uploads/uploads/files/photos/1048.pdf
2) 池松裕子 編著：クリティカルケア看護の基礎．メヂカルフレンド社，2006
3) 高橋章子，中村恵子，田口吉子 編：急性期の患者のフィジカルアセスメント．南江堂，2003

16 呼吸困難

岡元 和文

呼吸困難とは？

- 呼吸困難とは，呼吸に際し息苦しさや努力感などを伴う自覚症状のことです．呼吸苦という言葉も使用されますが，正式な医学用語ではありません．

呼吸困難のメカニズム

- 肺の主な役割は酸素を血液へ取り込み，二酸化炭素を血液中から取り除くことで，適正なPaO_2と$PaCO_2$を維持することです．これをガス交換といいます．
- ガス交換を行うためには，外気が肺胞に到達し，肺胞気が体外に排出される必要があります．この外気と肺胞とのガスの出入りに関する機能を換気といいます（図1）．
- 種々の原因で適正なPaO_2と$PaCO_2$が維持できなくなると，生体は努力呼吸をすることで，適正なPaO_2と$PaCO_2$を維持しようと努力します．
- 吸入気の酸素濃度の低下，気道閉塞，神経筋障害による呼吸筋障害（換気障害を起こします），肺障害による肺胞レベルでの酸素化と換気障害などが生じると，いずれの原因であっても生体は適正なPaO_2と$PaCO_2$を維持するために努力呼吸をします．こうして呼吸困難が生じます（図2）．

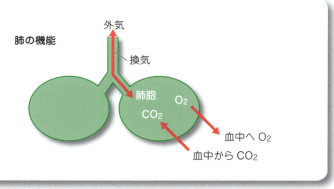

図1　ガス交換と換気

肺の主な役割は酸素を血液へ取り込み，二酸化炭素を血液中から取り除くことで適正なPaO_2と$PaCO_2$を維持することである．これをガス交換という．また，外気と肺胞とのガスの出入りに関する機能を換気という．

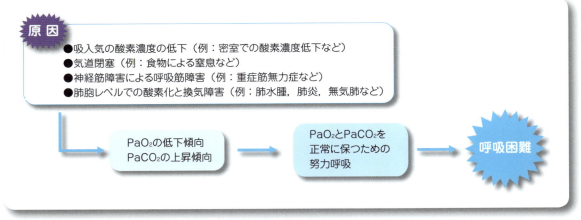

図2　呼吸困難のメカニズム

症候からみたトリアージ

● 呼吸困難後の昏睡状態，食事中の突然の苦悶顔貌と発語できない状態，ショック状態は超緊急事態です．ただちに医師に報告し蘇生処置を開始し

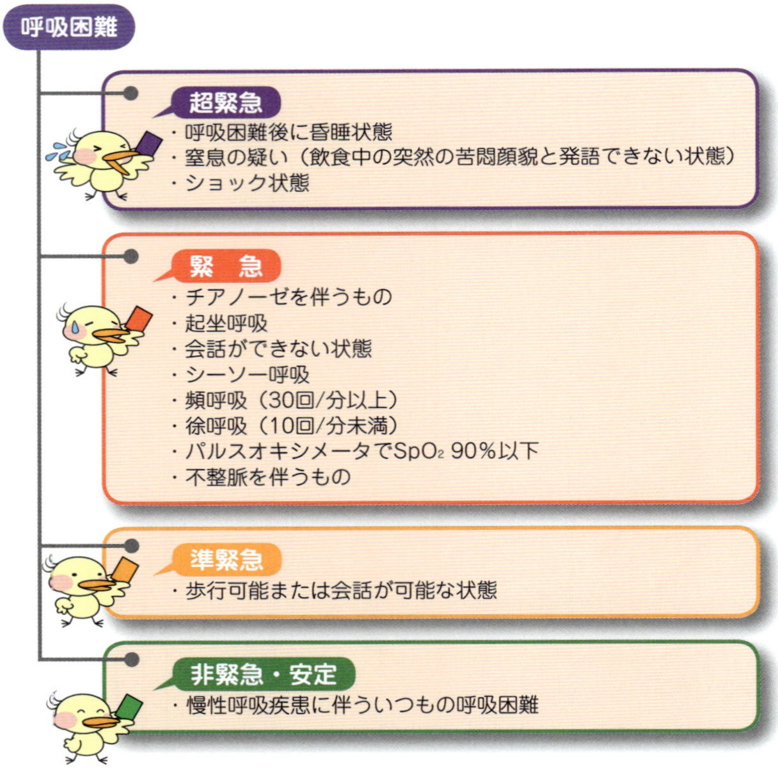

超緊急
・呼吸困難後に昏睡状態
・窒息の疑い（飲食中の突然の苦悶顔貌と発語できない状態）
・ショック状態

緊急
・チアノーゼを伴うもの
・起坐呼吸
・会話ができない状態
・シーソー呼吸
・頻呼吸（30回/分以上）
・徐呼吸（10回/分未満）
・パルスオキシメータでSpO_2 90%以下
・不整脈を伴うもの

準緊急
・歩行可能または会話が可能な状態

非緊急・安定
・慢性呼吸疾患に伴ういつもの呼吸困難

図3　呼吸困難の症候からみたトリアージ

表1 ヒュー・ジョーンズ分類（慢性呼吸不全の呼吸困難の指標）

Ⅰ度：同年代の健常者と同様の労作ができ，階段昇降も健常者と同様に可能
Ⅱ度：同年代の健常者と同様の歩行ができるが，階段昇降は健常者並みには不可能
Ⅲ度：健常者並みには歩けないが，自分のペースで1.6km（1マイル）の距離の歩行ができる
Ⅳ度：休み休みでなければ50m以上の距離の歩行ができない
Ⅴ度：会話や着替えで息が切れる．外出ができない

> **MEMO**
> 呼吸困難の程度を客観的に表現するためのヒュー・ジョーンズ分類は慢性呼吸不全の重症度評価に有用です（表1）．

ます（図3）．
- チアノーゼを伴うもの，起坐呼吸，会話ができない状態，シーソー呼吸，頻呼吸（30回/分以上），徐呼吸（10回/分未満），パルスオキシメータでSpO_2 90%以下，不整脈を伴うものは緊急事態です．ただちに医師に報告し緊急診断と緊急治療を行います．

問診のポイント

- 急性で進行性か，慢性の呼吸困難か，意識レベルはどうか，歩行や会話は可能か，ショックを起こしていないかに注意します．
- 呼吸困難がどういう経過で生じたか，発症の経過を確認します．
- 薬アレルギー，食物アレルギー，または中毒の有無を確認します．
- 現在，服薬中の薬と既往歴を聴きます．喘息，慢性気管支炎，肺気腫，心疾患，糖尿病，腎不全などがあるかを確認します．

フィジカルアセスメントのポイント

- チアノーゼは危険な徴候です．
- 今まで健康であった方で"突然の呼吸困難"で"冷汗"を伴うものは危険な徴候です．
- 高CO_2血症による意識障害（CO_2ナルコーシス）や中毒では，呼吸困難感が鈍化していることもあります．緊急度の判断を誤る恐れがあります．その他の発熱，咳，喀痰などの随伴症状にも注意します．
- 呼吸困難は，外傷などの外科系疾患や内科系疾患で起こりますが，内科系または外科系の原因にかかわらず，頻呼吸（呼吸数30回/分以上）と徐呼吸（10回/分未満）は危険な徴候です．
- 吸気時に肋骨間が陥没する肋間陥凹，胸骨上窩の陥凹（図4），吸気時に喉仏（喉頭隆起）が下に牽引される気管牽引，吸気時に腹部は膨隆するが胸部は陥凹するシーソー呼吸，起坐呼吸は緊急度が高い状態です．
- 身体的原因が明らかでない例では心因的チェックが必要です．

用語解説

CO_2ナルコーシス
急激に$PaCO_2$（動脈血二酸化炭素分圧）が上昇して昏睡状態に陥ること．原因はCO_2の麻酔作用による．通常約$PaCO_2$ 70mmHg以上になると意識がなくなる．ただし，慢性呼吸不全でもともと高二酸化炭素血症がある人では$PaCO_2$約100mmHgで意識がなくなる．

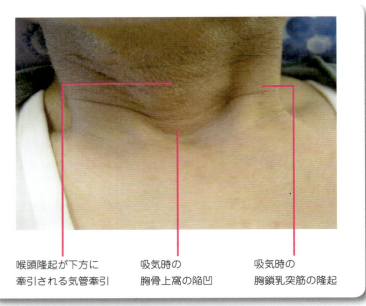

図4 呼吸困難による努力呼吸のサイン
慢性閉塞性肺疾患の急性増悪の患者の写真．吸気時の喉頭隆起が下方に牽引される気管牽引，吸気時の胸骨上窩の陥凹，吸気時の胸鎖乳突筋の隆起が観察される．

左から：喉頭隆起が下方に牽引される気管牽引／吸気時の胸骨上窩の陥凹／吸気時の胸鎖乳突筋の隆起

MEMO
心因的チェック

精神的要因から呼吸困難を訴える患者に過換気症候群があります．20代のやせた女性に多い．ただし，過換気症候群の診断には必ず動脈血液ガスのチェックが不可欠です．代謝性アシドーシスの代償としての過換気を過換気症候群と診断してはいけません．

考えられる疾患

● 考えられる主な疾患を**図5**に示します．

超緊急
- 上気道閉塞（窒息／急性喉頭浮腫／急性喉頭蓋炎／クループ）
- ショック（緊張性気胸／心筋梗塞／急性心不全／肺血栓塞栓症）

緊急
- 急性肺水腫（心筋梗塞／慢性心不全の悪化／大動脈弁・僧帽弁疾患／頻拍発作）
- 気管支喘息（起坐呼吸／意識障害を伴うもの）
- 肺血栓塞栓症／肺高血圧症
- 肺炎／慢性閉塞性肺疾患の急性増悪／間質性肺疾患
- 気胸／胸水
- 肺挫傷／血胸／多発肋骨骨折
- 重症筋無力症／ギランバレー症候群

準緊急
- 軽症の気管支炎

非緊急・安定
- 慢性呼吸疾患の定期検診

図5 呼吸困難から考えられる主な疾患

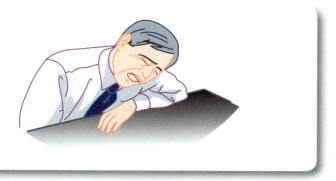

図6 起坐呼吸
仰臥位では息が苦しくなるので坐位になっている状態

- 食事中の突然の苦悶顔貌と発語できない状態は，窒息を疑います．
- スリムな20〜30歳代の男女で突然の胸痛に続く呼吸困難は，自然気胸が疑われます．ショックを伴えば緊張性気胸です．打診で片肺が鼓音であることと同側の呼吸音減弱を確認します．
- 大腿骨骨折などによる寝たきり状態の患者，術後，産褥期，エストロゲン療法中，がん患者で突然の呼吸困難は肺血栓塞栓症を疑います．左右どちらかの下肢が肥大していないか確認し，肥大した側の腓腹筋をつかむと痛みを訴えます．深部静脈血栓症が生じています．
- 吸気性または呼気性努力呼吸の有無に注意します．吸気性努力呼吸（吸気性喘鳴）では上気道閉塞を，呼気性努力呼吸（呼気性喘鳴）では気管支喘息または心不全による心臓喘息を疑います．
- 頸部の静脈怒張と冷汗を伴う呼吸困難では，急性心筋梗塞などによる急性心不全，それに伴う急性肺水腫を疑います．聴診器で背部でのクラックル（パチパチ音）を確認します．多くの患者は起坐呼吸となっています（図6）．
- 起坐呼吸をみたら，心筋梗塞などに起因する急性心不全による急性肺水腫（うっ血肺）または気管支喘息発作を疑います．

必要な検査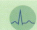

- パルスオキシメータで，低酸素血症の有無を確認します．パルスオキシメータによる動脈血酸素飽和度（SpO_2）90％未満は危険な状態です．
- 動脈血液ガス測定でPaO_2低下の重症度が判定できます．呼吸性または代謝性アシドーシスまたはアルカローシスを判定します．呼吸性アシドーシスは換気障害を意味します．代謝性アシドーシスは，生体組織で酸素不足状態があったことを意味し，危険なサインです．
- 胸部X線で，気管偏位の有無，鎖骨や肋骨の異常の有無，心陰影と心拡大の有無，横隔膜の陰影と位置，肺野の異常の有無を確認します．気胸，肺水腫，肺炎，胸水，肺挫傷，血胸，多発肋骨骨折などが診断できます．気管支喘息では，肺野の過膨張と横隔膜の平底化が確認されます．

- **心電図**と**心エコー**は，急性心筋梗塞，心不全，大動脈弁・僧帽弁疾患，頻拍発作，肺血栓塞栓症の診断に有用です．急性心筋梗塞ではST上昇を確認し，**トロポニンT検査**を行います．肺血栓塞栓症では**D-ダイマー**の測定と造影CTを行います．

この症状にこの初期対応

- **窒息**では，**気道確保，背部叩打，口腔内の異物除去**を行います．
- **呼吸停止**では，リザーバ付きバッグ・マスクを用い，高濃度酸素下での**人工呼吸**を開始します．高濃度酸素投与を躊躇してはなりません．
- **意識レベル低下，呼吸抑制，上気道閉塞，誤嚥の恐れがあるもの，酸素投与下でもチアノーゼが改善しないもの**は，バッグ・マスクで人工呼吸の後で**気管挿管下人工呼吸**を行います．手が空いている人は，気管挿管下人工呼吸の準備をします．
- **チアノーゼが認められる時，またはSpO_2 90％未満**では，**酸素投与**を開始します．ただし，自発呼吸がある慢性閉塞性肺疾患や肺気腫では，高濃度酸素投与で無呼吸となり，昏睡に陥る可能性があります．これをCO_2ナルコーシスといいます．**SpO_2 90％を目安に，低流量の酸素投与**を開始します．
- 体位は患者が**最も呼吸が楽になる体位**とします．急性心筋梗塞による肺水腫や気管支喘息では坐位を希望されます．
- **急性心筋梗塞**による呼吸困難では，胸痛があればモルヒネ（M），酸素投与（O），硝酸薬（N），アスピリン（A）を開始し，**緊急心臓カテーテル**を行います．必要な症例では，**非侵襲的人工呼吸**を開始します．

> **MEMO**
> モナリザのMONAと覚えます．

- **気管支喘息**による呼吸困難では，酸素投与下で発作治療薬としての**気管支拡張薬**と**ステロイド薬**をまず用います．発作が治まったら長期管理薬に移行します．
- **気胸**による呼吸困難では，酸素投与下で**胸腔ドレーン**を挿入します（**図7**）．ケースによっては**手術**が必要になります．
- **肺炎**による呼吸困難では，酸素投与下で適切な**抗生物質**を投与します．必要な症例では，**非侵襲的人工呼吸**や**気管挿管下人工呼吸**を開始します．

> **MEMO**
> **胸腔ドレーンの挿入**
> 鎖骨中線の第4〜5肋骨上を切開し，指が入る程度に開胸します．指を胸腔内に挿入し胸壁と肺の癒着がないことを確認して，胸腔ドレーンの外套のみを挿入します．

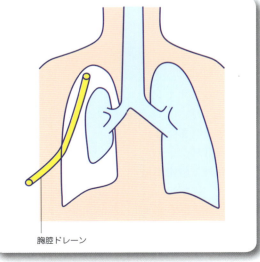

図7 胸腔ドレーンの挿入

呼吸困難に対する観察とケアのポイント

後藤なおみ

観察のポイント

- はじめに緊急性をスクリーニングします．意識障害，ショック，呼吸抑制など緊急性が高ければ応援要請とともに救急蘇生を行います．
- 緊急性がそれほど高くない場合は，バイタルサインを測りつつ系統的フィジカルイグザミネーションを行います．

▶ 問診
- 急性発症か徐々に悪化したのか，発症の経過を確認します．急性発症であれば，呼吸困難のきっかけとなった行動（肺動脈塞栓症では安静期間ののちに歩行し始めたタイミングで起こりやすい），食事中であれば窒息の可能性があり咳を伴うことがあります．また，アレルギーや喘息の既往について確認します．

▶ 視診
- 呼吸回数，呼吸の深さ，リズムを確認します．努力呼吸時は，呼吸補助筋の緊張を認めます．比較的容易に観察できるのは，吸気時は胸鎖乳突筋・斜角筋，呼気時は，腹直筋・腹斜筋です．四肢末梢や爪床のチアノーゼの有無，外頸静脈の怒張の有無を観察します．アレルギーでは発赤を伴うことがあるため全身の皮膚を観察します．

▶ 触診
- 胸郭の拡張性の左右差，呼吸運動に伴うラトリングの有無を観察します．緊急性が高い場合は冷や汗を伴います．

▶ 聴診
- 呼気・吸気時の喘鳴の有無を観察します．聴診器で呼吸音の左右対称性，連続性・断続性副雑音の有無を観察します．

ケアのポイント

- 窒息を強く疑うケースでは，応援を要請しつつ可能であれば咳嗽を促して異物の除去を行います．不可能な場合は，気道確保，Heimlich法，背部叩打法，用手的口腔内異物除去を行います．死戦期呼吸や徐呼吸（呼吸回数10回未満），さらに冷汗や意識状態の悪化を伴う場合は，呼吸停止の可能性が高いため，ただちに医師に報告するとともにバッグ・バルブ・マスク（BVM）などで呼吸補助を行い，同時に気管挿管の準備をします．
- 心電図モニターと経皮的動脈血酸素飽和度（90％以上を維持）を継続してモニタリングします．動脈血血液ガス測定や胸部X線撮影を行うことが多

いため備えます．
- 末梢静脈ルートが確保されていない場合は，医師の指示のもとで輸液を準備します．動脈血中酸素分圧の低下が予測されるため，酸素消費の節約が重要です．
- 苦痛や体動による酸素消費を抑えるために，安楽枕を利用して安楽な体位をとれるよう援助します．臥床状態では腹圧などにより横隔膜が押し上げられ，換気面積が減少するため，多くは起坐呼吸となります．
- 呼吸困難の持続は死を連想させ不安感から頻呼吸を助長させることがあります．不安感を軽減させられるよう声かけを行い，ガス交換を効率的に行えるようゆっくりと大きい呼吸を行うよう指導します．
- 呼吸困難感が強い場合は努力呼吸により1回換気量が多くなります．酸素マスクのこもり感や吸いにくさから酸素療法の継続が困難な場合があります．患者の換気状態に合わせてリザーバー付き酸素マスクやオープンフェイスマスク，あるいは高流量酸素療法などのデバイスの選択も大切です．

参考文献

1) 池松裕子 編著：クリティカルケア看護の基礎―生命危機状態へのアプローチ．メヂカルフレンド社，2006
2) 道又元裕，中田 諭，尾野敏明 他：クリティカルケア看護学（系統看護学講座 別巻）．医学書院，2010
3) 道又元裕，長谷川隆一，濱本実也 他：クリティカルケア実践の根拠．照林社，2012

17 喘鳴

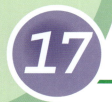

関口 幸男, 三山 浩

喘鳴とは？

- **呼吸に伴い発生する異常音**を喘鳴といいます．
- 喘鳴は**気道の何らかの異常**を示し，原因部位と病態の同定を求める症候です．

喘鳴のメカニズム（図1）

- 喘鳴は**気道の狭窄**により生じます．
- 喘鳴は大きく**吸気性喘鳴**（strider：ヒュー/ヒー）と**呼気性喘鳴**（wheeze：クー/グー）に分類されますが，**イビキ様喘鳴**（stertor：ゴー/ブー）なども呼吸の異常による音であり，注意が必要です．
- **上気道では，吸気時に喘鳴が強くなります**．吸気で生じる陰圧により，気道の狭窄が強まるためです．
- **下気道では，呼気時に喘鳴が強くなります**．吸気では肺の拡張により気道は吸気で広くなり，呼気では気道が狭くなるためです．
- **気道狭窄**が増強した場合には，**吸気と呼気の両方で喘鳴**が出現します．両側性の喘鳴では，**切迫した状況**と判断します．さらに気道狭窄が進行した場合には流気がなくなるため，逆に喘鳴は小さくなり，**最悪の場合には消失**することを忘れてはなりません．

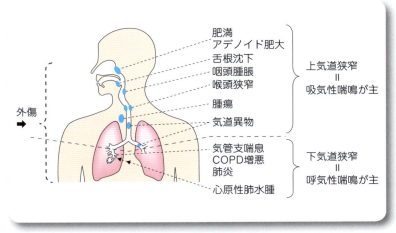

図1　喘鳴の原因/部位と性状

症候からみたトリアージ（図2）

- 大切なのは，全身状態が侵されているかどうかです．
- 意識減損などによる舌根沈下でも喘鳴は出現します．
- 喘鳴にとらわれず，全身状態が保たれているのか？ を最初に判断し，異常を感じた場合にはためらわずに応援を要請します．
- 低酸素を示すチアノーゼを疑う場合にも，同様に緊急対応に移ります．
- 胸骨上窩や鎖骨上窩，肋間などに陥凹呼吸がみられる場合には，切迫した状態と判断します．
- 全身状態が保たれているなら，喘鳴が吸気性か呼気性かにより，気道狭窄の部位を予測します．
- いずれにしても，全身状態および生理学的状態の評価と対応を確実に行うことが，トリアージ（対応の順位づけ）への最重要ポイントです．

> 気道狭窄が増強すると「呼気」と「吸気」の両方で喘鳴が出現するよ

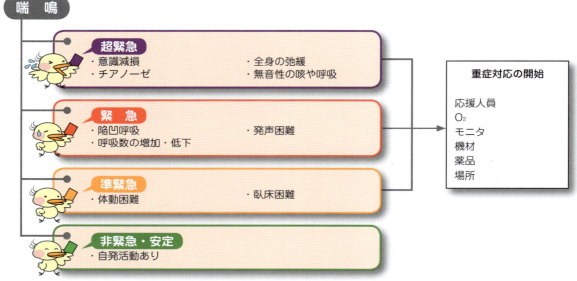

図2　喘鳴の症候からみたトリアージ

フィジカルアセスメントのポイント

- 喘鳴が呼吸器の症候であることから，呼吸器疾患を考えてしまいますが，心不全に伴う喘鳴（心臓喘息）や，中枢神経異常による舌根沈下から生じる喘鳴もあります．
- すべての救急病態への対応と同様に，初期評価（general assessment）→ 一次評価（primary assessment：生理学的状態の評価）＋緊急対応→二次評価（secondary assessment）の手順を踏むことにより，喘鳴や呼吸以外の全身の評価と対応を怠らないようにします．この段階的な評価方法は，外傷への対応（JATEC）や小児の救急対応（pediatric advanced life support：PALS）などで示されている内容ですが，内科や成人領域でも利用すべき手順です．

用語解説

心臓喘息

肺うっ血により肺血管の静水圧が上昇し，肺胞や肺間質への水分漏出により，末梢気道の狭小化が生じた結果として気管支喘息と同様の呼気性喘鳴を生じます．

17 喘鳴

▶ **初期評価（general assessment）：対応体制の構築を行うための状態の概評**
- Appearance（外観）/Breath（呼吸状態）/Circulation（循環・皮膚色・出血）のABCにより，重症度を確定します．患者が状態を言葉で伝えきれない場合でも，異常を感じた場合には人手を集めるなど，緊急対応に移ります．

▶ **一次評価（primary assessment）**
- ABCDE surveyといわれる救急対応時に共通する評価とモニタリングを行います．異常を認めた時は"ただちに"対応を行わなければいけません．評価のうえで，再評価をしてから次の評価項目に進むことがprimary assessmentの肝要です（表1）．
- 呼吸数：計測を怠りがちですが，呼吸状態を鋭敏に示す指標です．モニタの数値は不的確なことが多く，自分の目で確かめる習慣を身につけましょう（表2）．

> **用語解説**
> **JATEC**
> 外傷初期診療ガイドライン日本版（Japan Advanced Trauma Evaluation and Care：JATEC）は，外傷治療の標準化を目指した外傷治療体系です．日本外傷学会，日本救急医学会，日本外傷学会が監修を行っており，研修コースが開催されています．

表1 一次評価の項目と内容 危険な徴候

一次評価（ABCDE assessment）の項目	評価内容	危険な徴候
Airway ＝気道開存の評価	窒息の危険性の判断 陥凹呼吸の有無 呼吸補助筋の使用	高度の陥凹呼吸 顔面や気道の変形，気道熱傷 出血 異物の存在
Breath ＝呼吸状態の評価	呼吸ペース・呼吸数 SpO_2モニタ 呼吸音の評価	呼吸数の低下・増加 SpO_2の低下 聴診器なしで聴こえる高度の喘鳴
Circulation ＝循環状態の評価	脈拍 血圧，心電図モニタ 毛細血管再充満時間 チアノーゼの有無 心雑音の評価	高度の徐脈・頻脈 チアノーゼ 血圧低下 毛細血管再充満時間の延長（2秒以上）
Dysfunction of CNS ＝意識状態の評価	意識レベル 舌根沈下の可能性 神経徴候の評価	意識レベル低下 全身の弛緩・体動困難 会話困難 瞳孔異常など神経徴候の存在
Exposure & Environmental control ＝着衣を外して評価と環境調整	体温 全身の観察	低体温 高体温 外傷・変形 陥凹呼吸

表2　年齢による正常呼吸回数

年　齢	呼吸数　正常範囲（回/分）
乳児（＜1歳）	30〜60
幼児（1〜3歳）	24〜40
就学前幼児（4〜5歳）	22〜34
学童（6〜12歳）	18〜30
思春期以降（13歳〜）	12〜16
	10回以下：呼吸調節の異常の可能性が高く、緊急対応を準備する．

> **用語解説**
>
> **ATLS**
> Advanced Trauma Life Support：米国における外傷治療体系および教育プログラムを含めた外傷治療ガイドラインです．教育コース開催，認定などを行っており，JATECを含めた外傷治療ガイドラインのもとになっています．

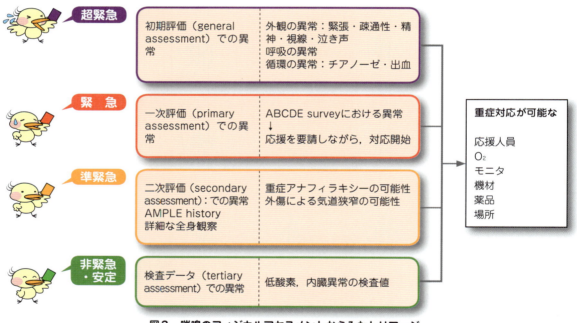

図3　喘鳴のフィジカルアセスメントからみたトリアージ

▶二次評価（secondary assessment）：問診と全身の詳細な観察（解剖学的評価）

- **問診と既往の確認**：「問診のポイント」の項目を参照．
- **全身の詳細な観察**：頭から爪先までの詳細な解剖学的観察により，構造的な問題を明らかにします．
- フィジカルアセスメントの各段階でトリアージを反復して行い，危険な徴候を確認した時点で重症対応に移ることが必要です（**図3**）．

問診のポイント（表3）

- 問診は，全身状態の評価と安定化が得られてから行わなければなりません．AMPLEヒストリーにより漏れのない病歴聴取を行います．主訴/症状/症候（Subjective/Symptom/Sign）を最初において，SAMPLEヒストリーとする場合もあります．
- 現病歴の聴取（Episode/Event/Environment）は，Primary assessmentやAMPLEヒストリーの最後に位置されます．一次評価やAMPLEなどの病歴などの情報をもとにして，現病歴を"聴き直す"態度が必要です．喘鳴時には，発症の時期や経過，咳の有無などを確認します．

表3 問診のポイント＝AMPLEヒストリー

問診の項目	注意点
Allergy ＝アレルギー既往の確認	アレルギーによる喘鳴は急激な進行があるため，喘鳴時には必ず確認が必要．
Medication ＝常用薬・使用薬剤の確認	薬物歴を問うことにより，基礎病態の推測が可能． 最終内服も確認し，怠薬による病態も鑑別する． 直前の内服内容をみて，薬物アレルギーの可能性も検討できる．
Past History/Pregnancy ＝既往歴と妊娠歴の確認	気管支喘息やアレルギー疾患，心疾患などの基礎病態の増悪による喘鳴の可能性を検討できる． 家族歴も可能な限り聴取する． 小児では，在胎や分娩歴も確認し，基礎病態も検討する． 女性では妊娠時の検査の制限，妊娠に伴う疾患の有無を確認できる．
Last Meal ＝最終経口・食事歴の確認	摂取内容から食物アレルギーを推察することもできる． また，来院前の全身状態を推察することが可能．
Episode/Event/Environment ＝現病歴/発生状況/発生環境の聴取	現病歴の聴取は様々な情報の後に，再聴取する態度が必要．

考えられる疾患（表4）

- 一次評価の流れで疾患を考えてみましょう．経過にかかわらない現在の状態の評価を行い，あらゆる疾患を鑑別していきます．これにより，既往歴や思い込みによる評価の誤りや対応の遅れを排除します．

必要な検査（表5）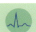

- 検査データよりも，一次評価や二次評価で得られる症候や全身状態を指標に対応を始めることが大切です．
- 検査を進められる場合でも，ベッドサイドで可能な検査から始めていきま

表4 一次評価に現れる疾患と徴候

一次評価 （ABCDE assessment）の項目	疾　患	徴　候
Airway ＝気道開存の評価	気道異物，気道熱傷 上気道浮腫（アレルギー，感染），舌根沈下，喉頭軟化症，声帯麻痺，アデノイド，肥満，腫瘍	吸気性喘鳴（進行により消失） 陥凹呼吸 窒息のサイン 発声困難
Breath ＝呼吸状態の評価	急性：下気管支喘息，アレルギー，肺水腫（心不全ほか），感染，COPD急性増悪 慢性：慢性呼吸器疾患	呼気性喘鳴（進行により消失） 呼吸数増加（進行により低下） 陥凹呼吸
Circulation ＝循環状態の評価	心不全 肺水腫 心疾患でも喘息様の病態（心臓喘息）が生じることを忘れてはならない	血圧低下 頻脈・徐脈 ショック症状
Dysfunction of CNS ＝意識状態の評価	意識レベル低下 AIUEOTIPSで示される様々な疾患	舌根沈下 脳卒中による神経原性肺水腫など
Exposure & Environmental control ＝着衣を外して評価と環境調整	低体温・高体温などの体温異常 外傷	異常発汗 高体温・低体温 ふるえ 出血 変形

表5　検査項目の重要度（priority）・容易性（accessibility）・侵襲度（invasiveness）

ベッドサイドで行え，結果が迅速に得られる検査
- 血液ガス
- 血糖
- 12誘導心電図
- 心臓超音波（UCG）
- 喉頭鏡

ベッドサイドで行えるが結果に時間がかかる検査
- 血液検査
- 胸部X線，喉頭（軟部）X線

ベッドサイドでは行えないもの
- 胸部CT
- 気道CT
- MRI
- 呼吸機能検査

ベッドサイドで可能だが，侵襲性が強い　または　手技や機器が煩雑な検査
- 気管支鏡

すぐに結果が得られない検査
- アレルギー検査など

す．
- **一次評価で用いられるモニタリング項目は必須**です．
- **呼吸数の計測**を怠りがちですが，呼吸数は状態の悪化と相関が強い指標であり，計測と記録を普段から身につけておかなければなりません．
- 喘鳴時には，呼吸の急速な悪化もあるため，**酸素飽和度（SpO$_2$）は持続して評価**しなければなりません．SpO$_2$が測れなくなった時には，再度ABCDEを確認します．心停止によってSpO$_2$が測れなくなることもあります．
- 他の検査は，三次評価（tertiary assessment）に位置づけられます．**重要度（priority）・容易性（accessibility）・侵襲度（invasiveness）**を勘案し，施行の有無，タイミングや順番を決定します．
- **ベッドサイドで行えない検査は施行自体にリスク**を伴うため，治療方針決定のために本当に必要なのかを吟味することが大切です．施行が必要な場合でも，初期の評価と対応のうえで**基礎状態を安定化させた後**に行わなければなりません．

この症状にこの初期対応

▶ 酸素投与
- 状態が不良な場合には，**酸素投与**をただちに開始します．
- **COPDの場合には，SpO$_2$を上げすぎない**レベルでの酸素投与が大切ですが，呼吸補助をしながら酸素投与を行わなければならない状況もあります．

▶ 体位
- **安静と患者が好む体位**を第一に対応します．

▶ 気道確保
- 患者の状態をみて，用手呼吸補助などの蘇生を含む**緊急介入**をすべきなのかを判断しなければなりません．判断に迷う時には，気管挿管や気管切開などの**高次な対応**を行うべきであり，それを非難されることはありません．
- **気管挿管**：アナフィラキシーや気道熱傷などでは，急激な気道浮腫により気管挿管が困難になる場合があります．怪しいと思われる場合には，気管挿管をしておいて経過をみることが推奨されています．**気道狭窄がある場合の気管挿管では，鎮静なし（awake）の手技が安全**です．
- **気管切開（輪状甲状靭帯切開）**：上気道狭窄の場合が強く，気管挿管が困難な場合には，**躊躇なく気管切開**をしなければなりません．
- ミニトラックⅡ®やトラヘルパー®などの気管穿刺キットにより安全性は上がります．

▶ 呼吸補助
- 気道確保や人工呼吸が必要になることがありますが，**侵襲の少ない方法から**検討をしていきます．
- **BVM（Bag Valve Mask）による呼吸管理**：呼吸補助の第一選択です．

> **MEMO**
> 気管挿管や気管切開は侵襲的な治療手技ですが，心肺停止を避けるためには，適切なタイミングで行わなければなりません．アナフィラキシーや気道熱傷などの喉頭浮腫をきたす病態では，状態が悪化した時には，喉頭浮腫により声帯を確認することも不可能な状況になります．病態把握の努力が大前提ではありますが，侵襲的手技であっても，"命を失うより傷だけのほうが利益は大きい"ことを心において，診療にあたらなければなりません．

- **NPPV**（非侵襲的陽圧管理）：COPDや心原性肺水腫では，NPPVによる治療が気管挿管による人工呼吸よりも優れていることが示されています．気管支喘息でも検討します．
- **人工呼吸**：意識減損やショックなどでは気管挿管による人工呼吸を優先します．
- Nasal high flow systemは肺水腫に有効ですが，呼吸を保証できない機器であるため緊急の場合に選択することはありません．

▶ 薬剤投与

- 緊急時の第一選択はアドレナリンです．投与法やその他の薬剤を示します．
- **アドレナリン吸入**：急性上気道浮腫では改善が得られる場合があります．
- **アドレナリンの筋注/静注による全身投与**：急性のアナフィラキシーおよび重症喘息では，確実に投与するために選択します．
- **β刺激薬投与**：気管支拡張を狙い行います．吸入での投与が主ですが，イソプロテレノールを持続静注することもあります．
- **抗コリン薬**：緊急の場合には，効果が不確定のため選択されません．
- **抗ヒスタミン薬投与**：アナフィラキシー時に行いますが，即効性はありません．
- **ステロイド投与**：即効性はありませんが，全身の反応コントロールが必要な時にはためらわずに投与を行います．

参考文献

1) 関口幸男，田中哲朗：異物誤飲．救急・集中治療 20（11）：1655-1662，2008
2) 関口幸男，岡元和文：気管支喘息の呼吸管理．"役に立つ呼吸管理の実際" 野口　宏，安本和正 編．真興交易医書出版部，pp213-224，2004
3) 日本蘇生協議会 監修：JRC蘇生ガイドライン2015．医学書院，2016
4) 関口幸男，園田まゆみ，北村真友：呼吸補助の第一選択とするためのプロトコールおよび工夫．"小児NPPVの手引き―私はこうしている―" 鈴川正之 監修．メディカルレビュー社，pp50-57，2012

喘鳴に対する観察とケアのポイント

竹内 真也
(たけうち しんや)

観察のポイント

- 喘鳴の原因は多岐にわたるため,観察は呼吸だけの観察にとらわれないようにすることが重要です.喘鳴は吸気時に聞かれれば上気道狭窄,呼気時に聞かれれば下気道の狭窄を示唆しますが,吸気と呼気の両方に聞かれれば,気道の狭窄が増強していることを意味し,切迫した状況といえます.そのため,喘鳴が聞かれた際には,どのタイミングで喘鳴が聞かれるかを観察する必要があります.吸気と呼気の両方に喘鳴が聞かれたり,発声ができないような場合には,緊急性が高いと判断し,気管挿管などの早急な対応が必要となります.
- 喘鳴が聞かれるときは,呼吸がしづらくなっているため,呼吸回数が変動する場合があります.浅い呼吸の場合は,頻呼吸となることが多く,見た目にも楽そうではない呼吸となります.逆に深い呼吸の場合,徐呼吸となることがあります.これらの場合,肋間が凹むような陥没呼吸や,肩を使ったり胸鎖乳突筋といった呼吸補助筋を使用した努力呼吸(図1)がないかを観察します.吐きづらい時には,腹部を触って腹筋を使用して呼気を行う呼吸様式となり,呼気の時間が延長することもあります.
- 呼吸がしづらくなることから,SpO_2も変動しやすくなります.もし,SpO_2が低下しているようであれば,酸素投与を開始する必要があります.急激に呼吸状態が悪化する可能性もあるため,喘鳴が聞かれる時は,持続的なSpO_2の測定と評価が必要です.
- また,気道の狭窄によって意識レベルが低下することもあります.狭窄が

MEMO
SpO_2良好は呼吸状態安定??

呼吸には,肺で行われる外呼吸と細胞で行われる内呼吸があります.SpO_2は,経皮的動脈血酸素飽和度のことであり,外呼吸で酸素が取り込まれ,その酸素が動脈血中のヘモグロビンと結合している割合を示したものです.そのためこれは,動脈血中の酸素化を評価するもので,呼吸状態のごく一部を評価したものにすぎません.SpO_2が低下していないからといって,呼吸状態が良好と判断するのは危険といえます.呼吸状態をみるためには,呼吸数や呼吸様式なども併せて観察する必要があります.

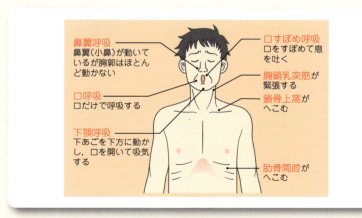

図1 努力呼吸の徴候

高度になると，呼気を吐き出すことができず，動脈血二酸化炭素分圧（$PaCO_2$）が上昇してしまいます．意識レベルの低下を疑う場合は，動脈血液ガス測定を行って，ガス交換の評価を行います．このような場合は，人工呼吸器での陽圧換気が必要となるので，早急に手配することが必要となります．CO_2ナルコーシスになると自発呼吸の減弱，呼吸性アシドーシス，意識障害を呈します．
- 喘鳴は心不全などの循環動態の影響によっても現れます．血圧や心拍数といった，循環動態を評価し，四肢冷感や冷汗がないかも観察します．
- 原因は呼吸に限られないため，既往歴やアレルギーの有無，使用している薬剤，最終の食事時間なども把握しましょう（SAMPLEヒストリー）．

ケアのポイント

- 一般的に呼吸苦が続くと，人は不安な気持ちを連想することがあります．人によっては，死を連想し，パニック状態に陥ってしまうこともあります．喘鳴が生じて，呼吸苦を感じている患者と対峙した時には，まずは看護師である自分が，落ち着いた声で声をかけることが必要です．患者と一緒に看護師が焦った声や態度をとってしまうと，不安を助長する恐れがあります．頻呼吸になっているようであれば，まずは深呼吸を促し，患者の抱く不安な気持ちを共感し，支持的な姿勢・態度で気持ちを落ち着かせるように声をかけます．この時タッチングを行うのも効果的です．
- そして，安楽な体位に調整します．枕やクッションを使用して，楽に呼吸ができるように調整します．通常，臥位よりも坐位のほうが，横隔膜が下がりやすくなり，呼吸はしやすくなるといわれています．大きめのクッションを肘の下に置くと，上肢の重みを除去できるため，胸郭が広がりやすくなります．しかし，肥満体型の患者や腹水が貯留しているような患者は，坐位をとることで腹部を圧迫してしまい，横隔膜を下げることができないため，安楽とはならないことがあるので注意が必要です．そのため，個々の患者の状況に合わせ，意思疎通がはかれるようであれば，患者と相談しながら，楽な体位に調整することが必要です．
- 喘鳴の原因は，呼吸だけではないため，循環動態も観察し，異常を早急に発見することが望まれます．もし，気道が高度に狭窄しているような緊急性が高い場合は，気管挿管・人工呼吸器が必要となることもあります．アドレナリンを投与することもあるため，救急カートが必要となることもあります．応援が必要と判断した時には，人手と救急カートの準備，そして人工呼吸器の手配も行います．喘鳴のある患者の人工呼吸管理は，気道が狭くなっている影響で，気道内圧が上昇する恐れがあります．高い気道内圧は，圧外傷（barotrauma）などの弊害を起こす可能性もあります．そのため，換気量や他のパラメーターと合わせた設定・管理を行います．

> **MEMO**
> **CO_2ナルコーシスのメカニズム**
>
> 呼吸は，延髄にあって二酸化炭素の上昇に対して働く中枢性化学受容体と，頸動脈にあって酸素の低下に対して働く末梢性化学受容体で調節されています．もともと体内の二酸化炭素が高い人は，中枢性化学受容体の働きが鈍くなっており，このような人に大量の酸素を投与すると末梢性化学受容体が十分な酸素があると判断し，呼吸をやめてしまいます．その結果，二酸化炭素はさらに上昇してしまい，呼吸性アシドーシスとなり，意識障害を呈します．

参考文献

1) Bruera E et al：Management of dyspnea．In：Berger AM, Shuster JL, Von Roenn JH（ed）Principles and Practice of Palliative Care and Supportive Oncology．Second edition．Riverwoods，LWW，pp357-371，2002
2) 芝田香織：体位変換・体位排痰のエビデンス．呼吸器ケア　5：153-158，2007

18 チアノーゼ

新田 憲市

チアノーゼとは？

- チアノーゼとは，動脈血中の酸素が低下（低酸素血症といいます）すると，皮膚や粘膜の色が暗青色になる現象のことです．具体的には，チアノーゼは毛細血管中の還元ヘモグロビン（酸素と結合していないヘモグロビンのこと）量が5g/dL以上になると出現します．

チアノーゼのメカニズム

- チアノーゼは，毛細血管中の還元ヘモグロビン量が5g/dL以上で出現します．
- したがって，高度の貧血があると低酸素血症があってもチアノーゼは観察されません．一方，多血症でヘモグロビン濃度が高いと，低酸素血症ではないのにチアノーゼが観察されます（図1）．
- チアノーゼは爪床，口唇，舌，口腔粘膜などの毛細血管が豊富で，表皮の薄い部位でよく認められます．

> **用語解説**
> **ヘモグロビン**
> 正常ヘモグロビンの分子量は64,500．4分子のヘムと2対のグロブリンからなります．酸素と結合するのはヘムです．ヘモグロビンは1gあたり1.34mLの酸素と結合できます．

> **MEMO**
> 貧血患者ではヘモグロビンの絶対量が少ないために，還元型ヘモグロビンの量が5g/dL以上になりにくいため，チアノーゼにはなりにくい．例えば，ヘモグロビン9g/dLでは酸素飽和度が約75％まで低下しないとチアノーゼになりません．

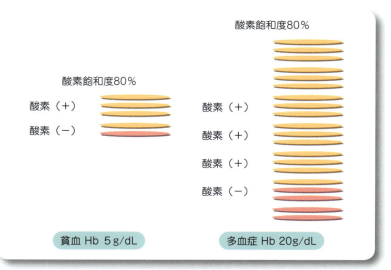

図1　貧血と多血症での酸素飽和度とチアノーゼの関係

ヘモグロビン（Hb）の80％が酸素と結合し20％が酸素と結合していない場合，パルスオキシメータではどちらも酸素飽和度は80％である．しかし，貧血時に比べて多血症では皮膚の色がより青黒く観察される．

> **MEMO**
> **パルスオキシメータ**
> 1970年代頃，青柳卓雄氏が組織を通過する光のうちの拍動成分が動脈血の酸素飽和度を示すという基本原理を発見．1980年代に最初のパルスオキシメータが登場しました．

- チアノーゼが起こると皮膚の色が暗青色に見えるのは，**還元ヘモグロビンの色が暗青色**だからです．動脈血が鮮紅色であるのに静脈血が暗青色なのは，静脈血中には還元ヘモグロビンが多いからです．
- チアノーゼには，**中心性チアノーゼ，末梢性チアノーゼ，解離性チアノーゼ**があります（**図2**）．
- **中心性チアノーゼ**は，吸入酸素濃度の低下，気道障害，肺障害，心筋梗塞などによる心室中隔穿孔に伴う右左シャントなどにより，**動脈血液中の酸素が低下（動脈血酸素飽和度が低下）**した時に起こります．
- **末梢性チアノーゼ**とは，四肢末端のチアノーゼのことです．寒冷や心不全などで**末梢血管が極端に収縮**することで起こります．四肢末端の毛細血管中の酸素が極端に不足していることを意味します．したがって，末梢性チアノーゼでは動脈血中の酸素飽和度の低下はありません．
- **解離性チアノーゼ**とは，**上半身と下半身の動脈血の酸素飽和度が異なる状態**をいいます．例えば，動脈管開存症がある新生児では，肺動脈血が大動脈へ流入するために下半身に静脈血が流入し，下半身のみにチアノーゼが観察されます．

> **MEMO**
> 新生児は酸素親和性が高いヘモグロビンFが多いため，酸素分圧が成人よりもさらに低下しないとチアノーゼを起こしません．

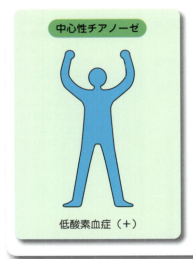
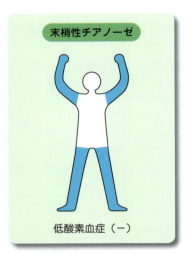
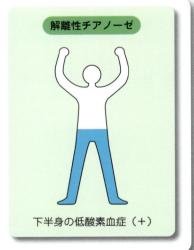

図2　中心性チアノーゼ，末梢性チアノーゼ，解離性チアノーゼの違い

症候からみたトリアージ（図3）

- 中心性チアノーゼ，末梢性チアノーゼ，解離性チアノーゼを鑑別します．
- **中心性チアノーゼは極めて危険な徴候**です．脳心肺肝腎などの重要臓器や生体組織は，恒常性を維持し活動するために酸素が不可欠です．
- 特に，**脳はほかの臓器に比べ約10倍も酸素消費量が多く**，低酸素状態が続くと不可逆的な**臓器障害**が残ってしまいます．

- **中心性チアノーゼ**は組織低酸素や末梢循環障害を示すサインであり，早期対応をしないと**心停止**を招きます．
- 心疾患を有する患者で**末梢性チアノーゼ**が観察された場合は，循環不全の徴候と考え心不全などの**循環不全の原因治療**が必要です．

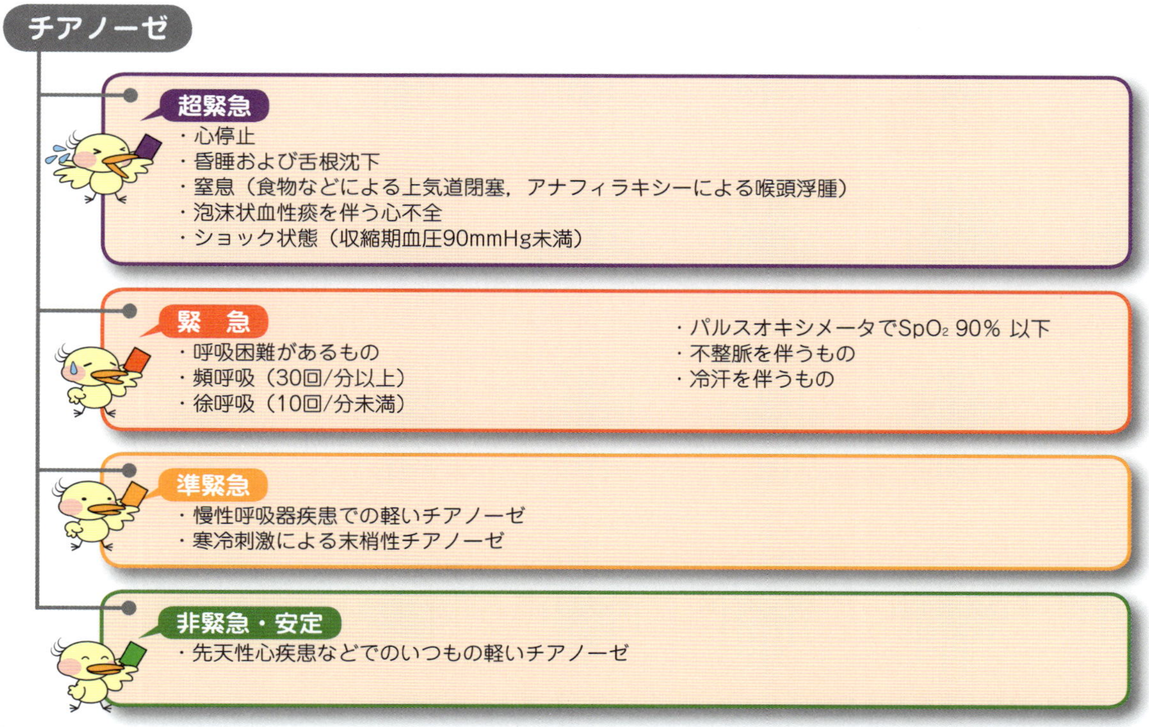

チアノーゼ

超緊急
- 心停止
- 昏睡および舌根沈下
- 窒息（食物などによる上気道閉塞，アナフィラキシーによる喉頭浮腫）
- 泡沫状血性痰を伴う心不全
- ショック状態（収縮期血圧90mmHg未満）

緊急
- 呼吸困難があるもの
- 頻呼吸（30回/分以上）
- 徐呼吸（10回/分未満）
- パルスオキシメータでSpO_2 90%以下
- 不整脈を伴うもの
- 冷汗を伴うもの

準緊急
- 慢性呼吸器疾患での軽いチアノーゼ
- 寒冷刺激による末梢性チアノーゼ

非緊急・安定
- 先天性心疾患などでのいつもの軽いチアノーゼ

図3　チアノーゼの症候からみたトリアージ

問診のポイント（図4）

- 中心性チアノーゼは，吸入酸素濃度の低下，気道障害，肺障害，心筋梗塞に伴う心室中隔穿孔などで起こります．**まず，チアノーゼが起こった状況を問診**します．
- 食事中であれば，窒息の可能性があります．**咳の有無，吸気性喘鳴やシーソー呼吸などを確認**します．
- 小児では，窒息は飴玉やスーパーボールなどを口に入れて遊んでいる時に起こしやすいので注意します．**健康な子どもで，突然のチアノーゼや声が出ないこと，突然の喘鳴があれば，窒息の可能性**があります．
- **食後や薬物投与後の呼吸困難を伴うチアノーゼであれば，アナフィラキシーによる喉頭浮腫**を考えます．アナフィラキシーでは，多くの患者で全身皮膚の発赤が確認されます．アナフィラキシーには，食事後に運動をすると発症する運動誘発性アナフィラキシーという病気もあります．アナフィ

MEMO

窒息は，レストランでステーキを食べている時に起こることがあるので，ステーキハウス症候群という言葉があります．また，食事中に突然起こり，心筋梗塞と間違うことがあるので，カフェコロナリーという言葉もあります．

超緊急
・窒息の可能性があるもの
・急性心筋梗塞や急性心不全に伴うもの

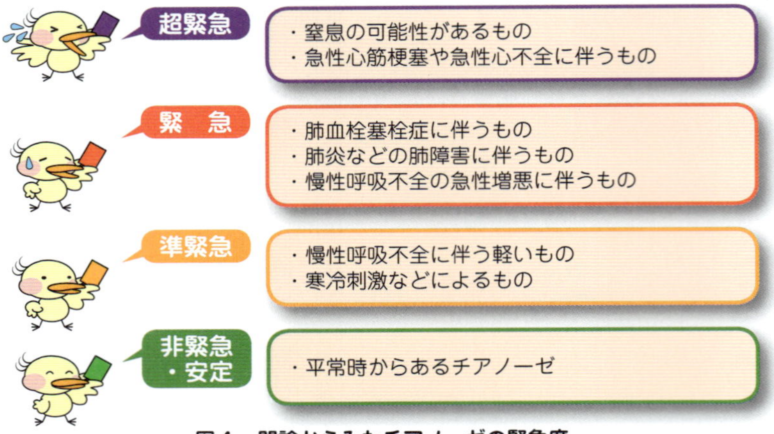

緊　急
・肺血栓塞栓症に伴うもの
・肺炎などの肺障害に伴うもの
・慢性呼吸不全の急性増悪に伴うもの

準緊急
・慢性呼吸不全に伴う軽いもの
・寒冷刺激などによるもの

非緊急・安定
・平常時からあるチアノーゼ

図4　問診からみたチアノーゼの緊急度

ラキシーに伴うチアノーゼは極めて危険な徴候です．喉頭浮腫を疑います．
- 分娩後，下肢の骨折，長期臥床中で突然発症のチアノーゼであれば，深部静脈血栓症による肺血栓塞栓症を疑います．下肢の腫大や左右差の有無，腓腹筋の圧痛を確認します．
- 肺炎などによる肺障害，心不全の有無，急性心筋梗塞なども確認します．感冒やその他の感染徴候，既往歴などもチアノーゼの原因検索に役立ちます．

フィジカルアセスメントのポイント

- チアノーゼの部位を確認します．中心性チアノーゼでは爪床，口唇，舌，口腔粘膜などを含め全身性にチアノーゼが確認されます．中心性チアノーゼを疑ったら，R（Response：応答）に加えて，A（Airway：気道），B（Breathing：呼吸），C（Circulation：循環）を確認します．
- R（Response）：意識レベルを確認します．
- A（Airway）：気道を確認します．舌根沈下の有無，口腔・気道内異物の確認を行います．上気道閉塞では吸気時に喉頭軟骨が下方に牽引され，胸骨上が陥凹する徴候が観察されます．気管牽引といいます．
- B（Breathing）：呼吸を確認します．喘鳴の有無，呼吸数，吸気時に腹部は膨らむが胸郭が凹むシーソー呼吸の有無，吸気時に肋間が陥凹する肋間陥凹の有無などの呼吸パターン，気管支音や湿性ラ音などの呼吸音を確認します．
- C（Circulation）：循環を確認します．血圧と心拍数，冷汗，capillary refilling timeなどを確認します．
- 末梢性チアノーゼでは四肢末端にチアノーゼが確認され，同時に末梢循環不全が確認されます．解離性チアノーゼでは，下半身だけのチアノーゼが確認されます．

用語解説

capillary refilling time（CRT）
爪床を5秒間圧迫し，圧迫解除後に何秒で血流が再開するかを観察すること．

考えられる疾患（図5）

- チアノーゼが起こる機序を考えます．チアノーゼは，吸入酸素濃度の低下，気道障害（airway），呼吸障害（breathing），循環障害（circulation）で起こります．
- 吸入酸素濃度の低下：酸素マスクが外れたなど．
- 気道（airway）：窒息などの上気道閉塞．
- 呼吸（breathing）：重症喘息発作，重症肺炎，高度の気胸，肺血栓塞栓症，広範な無気肺，大量の胸水，大量の血胸，肺挫傷，慢性閉塞性肺疾患の急性増悪など．
- 循環（circulation）：うっ血性心不全，ショック，末梢動脈の閉塞（動脈閉塞では閉塞部位以下のチアノーゼが観察されます）など．

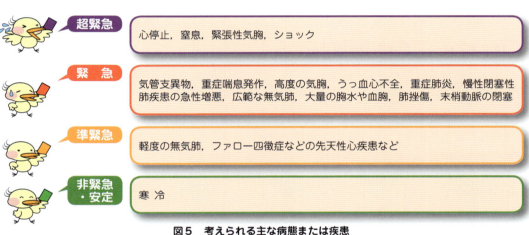

図5 考えられる主な病態または疾患

必要な検査

- 早期に動脈血酸素飽和度の測定が必要です．動脈血酸素飽和度は，パルスオキシメータで測定できます（表1）．
- 動脈血液ガス分析を行います．PaO_2だけではなく，$PaCO_2$，base excessを確認し，代謝性および呼吸性アシドーシス，アルカローシスの有無を評価します．
- 乳酸値の上昇（高乳酸血症といいます）があれば，生体が低酸素に曝露された証拠です．
- 胸部X線検査で肺うっ血，肺浸潤影，気胸，無気肺，胸水などの有無を確認します．
- 心エコー検査により心拡大の有無，うっ血性心不全や先天性心疾患が診断できます．
- 心電図で不整脈，心房・心室拡大，低電位，心筋虚血所見を確認します．

表1　パルスオキシメトリーの利点と欠点

利点	・酸素飽和度低下を簡単に測定できる．測定値は患者のヘモグロビン量に左右されない．チアノーゼ徴候より優れている．
欠点	・心不全などで末梢循環不全があると，動脈圧波が小さくなり動脈信号を拾えないため，測定困難となる． ・マニキュアなどで爪を染色していると，実際の酸素飽和度を測定できない． ・メトヘモグロビン血症では，実際の動脈血酸素飽和度より酸素飽和度は低く表示される． ・生体検査のために稀に用いるメチレンブルーなどの色素が静注された後も，酸素飽和度は低く表示される． ・一酸化炭素中毒ではカルボキシヘモグロビンと酸化ヘモグロビンとを区別できないため，実際の動脈血酸素飽和度より酸素飽和度は高く表示される． ・動脈血液ガス分析から求めた酸素飽和度とパルスオキシメーターの値に解離がある場合には，マニキュアの有無，メトヘモグロビン血症や一酸化炭素中毒などを考慮する必要がある．

この症状にこの初期対応

- チアノーゼを見て最初に行うべきことは，
  - R：反応（response）の有無を確認します．反応がなく呼吸がなければ，胸骨圧迫を開始します．
  - A：気道確保の有無を確認し，必要なら下顎挙上を行います．
  - B：呼吸の有無を確認し，必要なら酸素投与と人工呼吸を行います．
  - C：循環動態を確認し，必要なら胸骨圧迫，心不全の治療を開始します．
- 上記のRABCを確認しながら，チアノーゼの原因が中枢性，末梢性，解離性かを判断します．
- 超緊急の場合は人を集め，AED（自動体外式除細動器）や緊急カートを準備します．
- 意識レベルの低下があれば，高濃度酸素の投与を行います．改善しない場合は気管挿管下人工呼吸を行います．
- 窒息などの気道閉塞の場合は用手的気道確保を行い，口腔内に異物があれば除去します．さらに必要であれば，気管挿管を行います．
- 呼吸停止の場合はバッグ・マスクを用い，高濃度酸素で人工呼吸を行います．改善しない場合は気管挿管下人工呼吸を行います．
- 肺障害によるチアノーゼでは，酸素投与下で痰培養などの検査，必要であれば抗生物質を投与します．非侵襲的人工呼吸や気管挿管下人工呼吸を開始します．
- 慢性呼吸不全患者に高濃度酸素を投与すると呼吸が停止（酸素無呼吸といいます）し，CO_2ナルコーシスを起こす危険性があります．慢性呼吸不全患者では，パルスオキシメータで動脈血酸素飽和度（SpO_2）をモニターし，SpO_2 90％を目標に酸素投与を行います．それでもチアノーゼが改善しないならば，チアノーゼは放置すると心停止を起こす危険な徴候です．躊躇なく高濃度酸素を投与しながら，バッグ・マスク換気を行ってください．

> **用語解説**
>
> **メトヘモグロビン血症**
>
> ヘモグロビンの鉄原子は2価の時に酸素を結合しますが，何らかの原因で酸化され3価になると，酸素と結合できなくなります．3価鉄のヘモグロビンをメトヘモグロビンといいます．メトヘモグロビン量が総ヘモグロビンの1％以上になった状態をメトヘモグロビン血症といいます．

> **用語解説**
>
> **CO_2ナルコーシス**
>
> 二酸化炭素が体内に貯留し昏睡となる病態．

- 呼吸困難を伴うチアノーゼでは，患者が最も楽な体位とします．
- ショックがあれば末梢静脈ラインを確保します．出血性ショックでは急速輸液を行い，必要であれば輸血も考慮します．心原性ショックでは，昇圧薬や利尿薬を投与します．
- 心不全によるチアノーゼでは酸素投与下で胸部X線撮影，心エコーを行います．血管作動薬や利尿薬投与を開始します．必要な場合は，非侵襲的人工呼吸を行います．
- 末梢動脈閉塞によるチアノーゼでは，急性発症か，発症時間などの聴取を行います．CT検査や血管造影で評価を行い，血管外科にコンサルトします．
- 寒冷に伴う末梢性チアノーゼの場合は，患部をマッサージしたり保温することにより血流障害が良くなり，チアノーゼが改善します．

用語解説

非侵襲的人工呼吸

気管挿管や気管切開にて，気道を確保，換気する人工呼吸に対して，これら以外の方法で行われる人工呼吸をいいます．

チアノーゼに対する観察とケアのポイント

竹内　真也
(たけうち　しんや)

観察のポイント

- チアノーゼをみるときの重要なポイントは，観察の視野を広くもつことです．原因は多岐にわたるため，全身を注意深く観察しながら，原因を考え，早期対応につなげる必要があります．
- チアノーゼを発見した時には，その部位を確認します．全身に及んでいる中心性チアノーゼであれば，危険な状態となっている可能性があります．そのため，R：response（意識レベル）を含めた，A：airway（気道），B：breath（呼吸），C：circulation（循環）を確認する必要があります．
- まずは，声をかけて意識レベルを確認し，同時に会話が可能か判断します．発声が可能であれば，気道が開通していることを意味します．発声ができずに，チアノーゼが出現していれば，低酸素血症を示唆するため，挿管・人工呼吸器装着などの緊急的な対応が必要となります．気管内に異物が確認されるようであれば，それを除去する必要もあります．
- 次に呼吸状態を確認します．喘鳴の有無やSpO_2，呼吸数，呼吸様式を確認します．気道分泌物が多い場合や気管内異物が存在する場合には，気管を閉塞させてしまうことがあり，呼吸音が減弱したり，左右差を認めたりすることがあります．そのため，頸部・気管分岐部・肺胞の呼吸音を聴診します．副雑音があれば，体位ドレナージや気管吸引を考慮します．
- そして循環動態の評価を行います．血圧や心拍数，四肢冷感や冷汗がないか，CRT（capillary refilling time）を観察します．
- 末梢性チアノーゼは，四肢末端にチアノーゼが確認されますが，末梢の循環不全を疑います．これは寒冷や心不全などによる末梢血管の収縮に伴って生じます．解離性チアノーゼでは，下半身だけにチアノーゼがみられますが，先天性心疾患などで静脈血が動脈に流入することでみられます．

ケアのポイント

- チアノーゼは，その原因を考えたケアが必要です．呼吸が原因となれば，十分な呼吸ができるように体位を調整し，必要であれば酸素投与も行います．息も絶え絶えとなっているのにいつまでも酸素投与だけを行っても改善は見込めません．そのような場合は，他のスタッフへ応援を要請するとともに医師にもコンサルトする必要があります．NPPV（非侵襲的陽圧換気）やHFT（ハイフローセラピー）などの酸素供給デバイスの変更も検討し，それでも改善が認められなければ，挿管・人工呼吸管理を行う必要

- があります.
- また，循環動態の悪化で，ショック状態となってチアノーゼが出現している場合は，四肢冷感が現れることがありますが，これは，心拍出量が低下していることを示唆します．心臓から出る血液が，四肢末梢までに十分に送られないことが原因で生じます．ショック状態は，多くの場合血圧が低下し，各臓器への血流を低下してしまう可能性がありますが，この時，末梢血管が狭くなるので，その結果CRTも延長します．また，身体は生理的な反応として末梢血管を収縮させて心臓への血流を増やそうとしますが，温罨法によって四肢を温めると，末梢血管が拡張します．これにより冷感は消失しますが，十分な輸液療法がなされないと，末梢血管抵抗の低下を招き，血圧を低下させ，ショック状態を悪化させる恐れがあります．「冷感があるから温める」という短絡的なケアは，患者への負担となって，さらに具合を悪化させてしまう可能性もあるので，注意が必要です．
- 四肢の冷感と皮膚の湿潤の有無で，心機能をある程度予測できるのが，Nohria-Stevenson分類（図1）です．これは，スワンガンツカテーテルを用いなくても，患者に触れることでForrester分類（図2）と類似した循環動態を予測できるため，患者評価に有効な手段といえます．

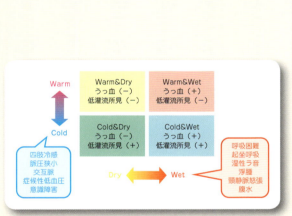

図1　Nohria-Stevenson分類

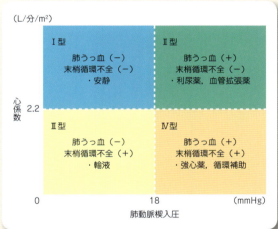

図2　Forrester分類

引用文献

1) 日本循環器学会，日本心不全学会，日本胸部外科学会 他：急性・慢性心不全診療ガイドライン（2017年改訂版）

19 嘔気・嘔吐

三田 直人，中森 知毅

嘔気・嘔吐とは？

- 嘔気は，「嘔吐しそう」という主観的な感覚を表す言葉です．
- 嘔吐は，消化管内容物を口から吐き出すという行為および現象を示す言葉です．
- 嘔気・嘔吐そのものは疾患ではなく，ある疾患や病態に伴って生じている徴候です．

嘔気・嘔吐のメカニズム

- 嘔気・嘔吐の機序については，不明な点が多いものの，延髄にある嘔吐中枢からの信号が，消化管や胸腹部の筋肉に作用して，上部消化管の内容物を一気に噴出させる，といった機序は知られています．
- 嘔吐中枢への信号を出すための刺激を感じ取る部位によって，末梢性嘔吐と中枢性嘔吐に分類されます．

▶ 末梢性嘔吐
- 消化管のうっ滞や，周辺臓器からの波及．めまいなどの前庭からの刺激．

▶ 中枢性嘔吐
- 頭蓋内腫瘍・出血・髄膜炎による頭蓋内圧の上昇，電解質異常や薬物などが化学受容器（CTZ）に作用．においや恐怖などの感覚や感情から，大脳皮質・辺縁系を通じてのもの．
- 嘔吐は，消化管に作用して生じる現象ですが，その原因は必ずしも消化管由来とは限らず，様々な原因が挙げられます．

> **用語解説**
> 化学受容器（chemoreceptor trigger zone；CTZ）
> 血液脳関門が存在せず，血中の化学物質の濃度の変化などを感知します．

症候からみたトリアージ

- 嘔気・嘔吐を呈している患者のトリアージでは，まず生命の危機に瀕しているかどうかを確認する必要があります．この状態は，嘔吐の合併症でも起こりますし，嘔吐を引き起こしている病態の進行によっても生じます．生命に危機が及びそうな状態では，嘔吐の原因を探ることよりも，生命を守るための対応が優先されます．次の順で診ていくようにします．

① 「気道閉塞」が生じていないか確認します
- 吐物によって窒息しかかっていたり，嘔吐に意識障害を伴って舌根沈下が生じると，気道閉塞をきたします．吸引や器具を用いた気道確保が必要になります．

②「苦しそうな呼吸」ではないか確認をします
- 吐物による誤嚥性肺炎では酸素飽和度が低下します．
- 糖尿病性ケトアシドーシスや腎不全などでは，体内に貯留した物質の作用を代償するために，非常に深くて大きい呼吸（Kussmaul呼吸）が認められることがあります．
- 酸素飽和度が低下していれば，吸引や酸素投与を検討します．

③「ショック徴候」がないか確認します
- 嘔吐によって体内から水分が多く失われると，ショック状態に陥ることがあります．
- また，ショック状態の徴候として嘔吐を呈することもあります．
- 早急に，輸液療法を開始することが必要になります．

④これまでの流れと並行して，バイタルサインの評価を行います
- 意識障害・徐脈・高血圧があれば，頭蓋内出血による脳圧亢進状態の可能性があります．

⑤「意識障害」がある場合
- その原因が
  1) 気道閉塞による低酸素状態に起因しているか
  2) ショック状態に起因しているか
  3) 中枢性病変によるものか
  を素早く鑑別していく必要があります．

⑥「腹膜刺激症状や腹部膨満」があるか確認します
- 消化管穿孔や腸閉塞が原因の場合，緊急手術が必要となることがあるので，迅速に確認をします．

⑦「髄膜刺激症状」がある場合
- くも膜下出血や髄膜炎の可能性があります．
- 嘔吐に加えて，①〜④に異常があれば，早急に処置を講じなければ生命に危機が及びます．⑤〜⑦であれば治療の遅れが生命の危機にかかわってきます．いずれかに該当すれば「超緊急」と判断して，医師を含めた医療スタッフの応援が必要になります．
- その後に，問診やフィジカルアセスメントを加えていき，図1を参考に，嘔吐の緊急度を分類していきます．

> **MEMO**
> ショック徴候
> 冷汗，四肢や皮膚の冷感，意識障害，血圧低下など．

問診のポイント

- 問診の際には，①嘔吐の状況，②吐物の性状，③随伴症状，④基礎疾患について尋ねます．
- 嘔吐の状況を確認することで，消化器疾患なのか中枢性疾患なのか大まかな鑑別ができます．
- 吐物の性状から，消化管のどのあたりに問題が生じているのか，推測ができます．
- 随伴症状を確認することで，どの系統の臓器に嘔気・嘔吐の原因があるのか推定ができます．

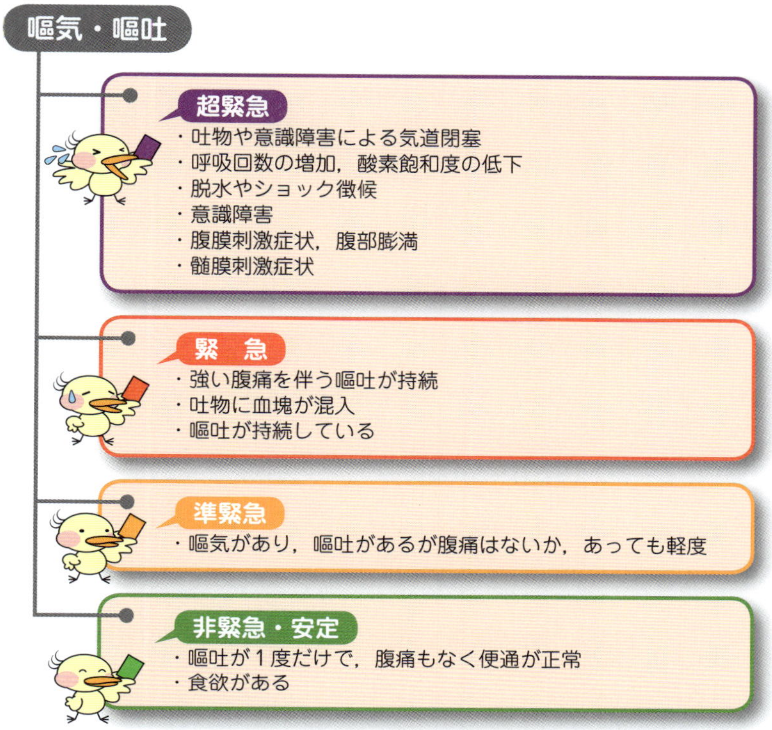

19 嘔気・嘔吐

嘔気・嘔吐

超緊急
・吐物や意識障害による気道閉塞
・呼吸回数の増加，酸素飽和度の低下
・脱水やショック徴候
・意識障害
・腹膜刺激症状，腹部膨満
・髄膜刺激症状

緊　急
・強い腹痛を伴う嘔吐が持続
・吐物に血塊が混入
・嘔吐が持続している

準緊急
・嘔気があり，嘔吐があるが腹痛はないか，あっても軽度

非緊急・安定
・嘔吐が1度だけで，腹痛もなく便通が正常
・食欲がある

図1　嘔気・嘔吐の症候からみたトリアージ

- 基礎疾患を確認することで，消化管や腹部臓器以外の原因の可能性を見出すことができるようになります．悪性腫瘍に罹患している患者が嘔気・嘔吐を呈することは比較的多いです．
- **表1**では，問診の項目が，どのような鑑別に役立っていくのかを示します．

フィジカルアセスメントのポイント（表2）

- 患者に接する時には，バイタルサインに注目し，頻呼吸やショックの可能性がある場合には，緊急性があります．その際は前述の「症候からみたトリアージ」の項に戻り，適切な対応をとるようにします．
- 嘔気・嘔吐に関するフィジカルアセスメントでは，腹膜刺激症状を見出すことが重要です．これがある場合には，消化管の穿孔や腹膜に炎症が拡がっている疾患の可能性があり，外科的処置を急ぐ必要があることも多いです．
- 腹部の診察では，主に消化器系のどこに異常が生じているのか推測をしていきます．そのために，視診・聴診・触診・打診を行います．痛みが生じるようであれば，腹部のどのあたりなのかを評価します．例えば，右季肋部に圧迫を加え，吸気の際に痛みが誘発される場合はMurphy徴候が陽性と判断され，胆嚢疾患の可能性が考えられるようになります．

用語解説

髄膜刺激症状

髄膜炎やくも膜下出血などで髄膜が刺激されている状態で認められます．項部硬直，ケルニッヒ徴候，ブルジンスキ徴候などが知られています．

表1　問診を行う際に注意すること

嘔吐の状況	悪心を伴うか？	脳圧亢進による嘔吐では，悪心を伴わないこともある（悪心を伴わず，噴射状の嘔吐は脳圧亢進を示唆するが，その場合には頭痛を訴えていることが多い）
	食後1時間以内か？	食道，胃に異常があることが多い（小腸閉塞では，それ以上の時間がかかることが多い）
吐物の様子	未消化の吐物か？	食道，胃に異常があることが多い
	血性，胆汁色，糞臭の有無は？	血性：胃炎，消化性潰瘍，胃・十二指腸腫瘍，マロリー・ワイス症候群
		非胆汁性：Vater乳頭までに異常がある可能性が考慮される（繰り返し嘔吐をすると，Vater乳頭以下の腸管に閉塞がなくても胆汁性となる）
		糞臭：下部小腸閉塞，胃結腸瘻
随伴症状	発熱しているか？	感染性・炎症性疾患が考えられる
	腹痛を伴うか？	腹痛があれば，末梢性嘔吐の可能性が高い
		膵炎，胆嚢炎，消化性潰瘍，虫垂炎，骨盤腹膜炎は特定的な腹痛を呈することが多い
	背部痛を伴うか？	大動脈解離，大動脈瘤破裂，腎盂腎炎，胆石症，尿管結石症，膵炎が考慮される
	胸痛，心窩部痛を伴うか？	急性心筋梗塞の可能性を考慮する
	めまいの訴えはあるか？	めまい症（両性発作性頭位めまい症など），小脳出血など
基礎疾患，既往歴	手術歴	術後腸閉塞の可能性が考えられる
	糖尿病の既往	糖尿病性ケトアシドーシスが考えられる．神経障害により，痛みの訴えが目立たないことにも目を向ける
	脳梗塞や狭心症の既往	小脳梗塞や急性心筋梗塞の可能性が考えられる
	服用中の薬剤	抗がん剤，リチスム，ジゴキシン，テオフィリン，利尿剤，漢方薬など
	悪性腫瘍の有無	腸閉塞や腹水貯留で嘔吐を呈する可能性がある．抗がん剤の副作用によって生じることも多い
	妊娠の有無	悪阻，子癇前症など

- 背部の**肋骨脊柱角（cost-vertebral angle：CVA）**に置いた平手を，反対の手拳の尺側面で優しく叩いた時に痛みがあると，**CVA叩打痛**が陽性とされ，腎臓や膵臓の炎症の可能性が考えられます．
- 髄膜炎や，悪性腫瘍に罹患している患者の**髄膜癌腫症**では，髄膜刺激症状が陽性となります．
- 嘔吐に**めまい**を伴っている場合には，Frenzel眼鏡を用いて眼振の様子を観察することで，めまいが**中枢性**らしいか**末梢性**らしいかを鑑別していき

表2 フィジカルアセスメントのポイント

検査項目		異常所見とその意味
理学的所見	皮膚の様子	ツルゴールの低下は，脱水を示す
		黄疸やvascular spiderは肝胆道系疾患の可能性を示唆する
	リンパ節の腫脹	感染性疾患やリンパ腫の可能性を示す
	腹膜刺激症状の有無	消化管穿孔や，腹腔内の強い炎症を示す
	Murphy徴候	急性胆嚢炎などの胆嚢の疾患の可能性を示す
	CVA叩打痛	腎盂腎炎，尿管結石，（左であれば）膵炎，（右であれば）胆嚢炎の可能性などを示す
	直腸診	便の性状から，消化管出血や一部の感染性腸炎の可能性が示唆される
		腫瘤を触れれば，直腸がんの可能性もある
	腹部の聴診	高調な音が聞こえたり，蠕動音が聴取されない場合は，腸閉塞の可能性がある
	腹部の打診	鼓音が目立つようであれば，腸閉塞の可能性がある
		濁音があれば，腹水が貯留している可能性がある
	腹部の触診	痛みの部位が正中部（心窩部・臍周囲・下腹部）にあれば，異なる部位に問題があることが多く，それ以外の部位にあれば，近接する臓器に問題があることが多い
	眼振の有無	Frenzel眼鏡での観察が必要．めまい性疾患の可能性が考慮される
	髄膜刺激症状の有無	髄膜炎の可能性がある
	眼球，視力の評価	視力障害や充血がある場合には，緑内障発作の可能性がある

ます．
- 視力障害や眼の充血がある場合には，急性緑内障発作の可能性があります．

考えられる疾患

- 嘔気・嘔吐を呈する疾患はあまりに多く，問診によってかなりの鑑別がつくとはいえ，漏れることなく鑑別診断名を挙げていくのは困難です．危険な疾患や状態の除外を進めていくことに加えて，次に示すような大まかな原因の分類を知っておくと，診断や，的確な検査に結びつけることができます．
- 救急医学の教科書として有名なTintinalliの教科書では，嘔気・嘔吐を来す原因を①消化器系由来，②神経系由来，③感染症由来，④薬物/中毒，⑤内分泌系由来，⑥その他，といった風に分類しています．

- 世界的に有名なハリソンの内科学書では，①腹腔内にあるもの，②腹腔内にないもの，③薬物・代謝異常によるもの，の三者に大きく分類しています（表3）．

表3　嘔気・嘔吐の原因

腹腔内の原因		腹腔外の原因		薬物・代謝異常	
閉塞性の異常	幽門閉塞 小腸閉塞 大腸閉塞 上腸間膜動脈症候群	心肺疾患	心筋症 心筋梗塞	薬物	抗がん剤，モルヒネ 抗生剤，アミノフィリン 抗不整脈薬 ジゴキシン 経口血糖降下薬 経口避妊薬
消化管感染症	細菌性 ウイルス性	末梢前庭障害	両性発作性頭位めまい症 前庭神経炎，メニエール病 悪性腫瘍		
炎症性疾患	胆嚢炎 膵炎 虫垂炎 肝炎	頭蓋内疾患	悪性腫瘍 出血 膿瘍 水頭症	内分泌・代謝疾患	妊娠 尿毒症 ケトアシドーシス 甲状腺・副甲状腺疾患 副腎不全
蠕動運動の異常	胃アトニー 腸管仮性閉塞 機能性消化不良 胃食道逆流症	精神疾患	神経因性食思不振症 神経因性貪食症 うつ，ヒステリー 心因性嘔吐症	中毒症	肝不全 アルコール
肝疝痛		術後嘔吐症			
腹部放射線照射		周期性嘔吐症			
		その他	緑内障		

（文献1を参照して作成）

必要な検査

- 嘔気・嘔吐を訴える患者に対して行われる検査を**表4**に示します．問診やフィジカルアセスメントによる鑑別の精度を上げるものと，他の手段では捉えることが難しい原因を見出す，といった2つに大別されます．
- 検査の原則は，身体に対して侵襲度の低いものから選択されます．実際には，血液検査，尿検査，腹部超音波検査，腹部X線撮影が選択されることが多いです．
- 加えて，嘔気・嘔吐をきたすことがある急性心筋梗塞という重大な疾患を見出すための12誘導心電図検査は，侵襲度が低いうえに，非常に有用です．
- これらの検査でも原因が明らかにならない場合は，さらに内視鏡検査，腹部CT検査，腹部血管造影検査などが行われます．

用語解説

Free air
消化管穿孔により，消化管内から腹腔内にガスが漏れ出た状態．

用語解説

Niveau（ニボー）
うっ滞した消化管内容物とガスが，上下に分離した状態を表す像のこと．

表4　必要な検査項目，異常所見とその意味

検査項目		異常所見とその意味
血液検査	白血球数やCRP値の上昇	炎症性，感染性疾患の可能性を示す
	肝逸脱酵素の上昇 （ALT，ASTなど）	肝疾患の可能性を示す
	胆道系酵素の上昇 （ALP，γ-GTPなど）	胆道系疾患の可能性を示す
	アミラーゼの上昇	膵炎，膵癌の可能性を示す
	凝固線溶系の異常	DICの存在を示す
	血液ガス分析での代謝性アシドーシス	消化管壊死や穿孔の可能性を示す
	心筋逸脱酵素の上昇 （CK，AST，LDHなど）	心筋梗塞の可能性を示す
尿所見	定性反応・沈査所見	尿路感染症や尿管結石の可能性が示唆される
	妊娠反応	妊娠悪阻の可能性を示す
髄液検査	圧の上昇 細胞数の増加 蛋白濃度の上昇	髄膜炎，脳炎，髄膜癌腫症の可能性を示す
心電図	虚血性変化	心筋梗塞や狭心症の可能性を示す
腹部X線	free air	消化管穿孔を示す
	niveau（ニボー）の存在	腸閉塞の可能性を示す
	腹腔内石灰化	胆石，膵石，尿管結石などを示す
腹部超音波	腸管の拡張	腸閉塞の可能性を示す
	腸管壁の浮腫	腸炎の可能性を示す
	腸管内容物の運動異常 （to and fro）	腸閉塞の可能性を示す
	胆石や胆嚢壁の肥厚	胆石症や胆嚢炎の可能性を示唆する
	膵臓の腫大，膵内石灰化	膵炎の可能性を示唆する
	腎内石灰化や水腎症	尿管結石の可能性を示唆する
	その他	腹部大動脈瘤の有無，卵巣・子宮・前立腺の異常を調べる
CT	頭部CT	腫瘍や出血
	胸部CT	大動脈解離，大動脈瘤 食道裂孔ヘルニア
	腹部CT	胃腸炎，憩室，悪性腫瘍，膵炎，胆石の有無を評価する 腸閉塞であれば，その機序を評価する
血管造影	冠動脈	急性心筋梗塞
	腹部	虚血性腸炎や上腸管膜動脈症候群など

この症状にこの初期対応

- 嘔気・嘔吐を呈している患者では，窒息を避け，気道確保を助けるために回復体位とも呼ばれる側臥位や坐位をとらせます．
- 吸引を行う際には，咽頭を過度に刺激することでさらなる嘔吐を誘発しないように注意します．
- 呼吸や循環に影響を及ぼしうる症状なので，心電図モニターや酸素飽和度モニターを装着するようにします．
- 吐物の量が多かったり，吐物の性状が血性である場合は，循環血漿量の減少をきたす可能性があるので，静脈路を確保して輸液療法を行えるようにします．
- 腸閉塞などの消化管内圧が上昇している状態には，経鼻胃管の挿入による減圧が有効ですし，嘔吐のリスクを減らすことは，窒息のリスクを減らすことにも繋がります．
- 嘔吐をしている患者に，経鼻胃管を挿入することがためらわれる場合もあります．
- 脳梗塞に対して血栓溶解療法が予定されている時に，挿入時に鼻出血が生じると，血栓溶解療法が行えなくなってしまう可能性があります．
- 顔面外傷を負い，頭蓋底骨折がある場合は鼻腔と頭蓋内が交通し，胃管が頭蓋内に迷入してしまう可能性があります．
- 高血圧性脳出血の患者では，挿入時の痛みによる刺激で血圧が上昇し，出血を助長させてしまう可能性があります．
- 頭蓋内圧の上昇が疑われる場合には，脳圧降下薬を投与したり，頭位を身体よりも上に位置させるセミファウラー位にして頭蓋内圧降下を狙うこともあります．
- 患者にとっては苦痛である嘔気・嘔吐に対して，評価が不十分なまま対症的に制吐剤を投与すると，症状を悪化させてしまうこともあるので，鑑別診断に応じた薬剤の選択や手段を選択する必要があります．
- 妊婦に対しては使用できない制吐剤があるように，個々の患者背景と薬剤の合併症や禁忌についても知っておく必要があります．
- 問診やフィジカルアセスメントで大部分の鑑別診断は可能ですが，検査が必要な疾患もあります．また，早急に治療が必要な疾患が嘔吐の原因であることもあるので，緊急度が高い場合には，医師に応援を求めることが必要になります．

参考文献

1) William LH：Nausea, Vomiting, and Indigestion. In "Harrison's Principles of Internal Medicine 20th ed". McGraw-Hill, pp253-259, 2016
2) Bophal SH, Susan B, Jeff D：Nausea and Vomiting. In "Tintinalli's Emergency Medicine, A comprehensive Study Guide 8 th ed" Tintinalli JE ed. McGraw-Hill, pp489-492, 2016
3) Longstreth GF：Approach to the adult with nausea and vomiting. UpToDate on-line text www.uptodate.com.May2016.
4) 伊藤壮一：悪心・嘔吐．"救急診療指針改訂第5版"日本救急医学会監修．へるす出版，pp323-325，2018

嘔気・嘔吐に対する観察とケアのポイント

佐々木謙一（ささきけんいち）

観察のポイント

- 嘔吐で一番怖いのは吐物による気道狭窄や閉塞です．意識障害を伴っていれば咽頭や口腔の吐物を自力で除去することが困難になります．上気道の狭窄や閉塞を疑う症状としてストライダーや陥没呼吸，吸気努力，呼吸困難感があります．これらの症状がみられたら，患者のそばから離れずに応援を呼びましょう．呼吸が悪そうだからと，自らパルスオキシメータを取りに行く必要もありません．
- 嘔吐後に上記のような症状を発見したらすぐに口腔を観察します．観察のためには患者に口を開けてもらうことが必要になります．しかし，患者からの協力が得られなければ，クロスフィンガー法や開口器を用い開口します．
- 口腔に明らかに吐物が見える場合はガーゼなどを用い掻き出します．口腔より奥に吐物がある場合は吸引が必要になります．この時，できるだけ太いサイズ（14Fr以上）のチューブを使うと吐物を吸引しやすく，また短時間で済みます．ただし，どちらの手技も嘔吐を誘発することがあるため，嘔気・嘔吐の出現に注意しながら愛護的に行います．また，吐物を吸引して終わりではなく，努力呼吸や呼吸困難感の軽減など気道が開存したかの評価を忘れずに行いましょう．

> **用語解説**
> **ストライダー**
> 吸気時に発生する連続性の雑音．

ケアのポイント

- 嘔吐時の対応で忘れてはいけないのが感染対策です．吐物には胃内の食物に限らず消化液や血液，細菌などが含まれています．突然の嘔吐により咄嗟に手を出してしまいたくなりますが，自分の身を守るため，そして自身が細菌をもち運ばないためにも個人用防護具（手袋は必須）を着用してからの対応と処置が必要です．

> **用語解説**
> **個人用防護具**
> （personal protective equipment：PPE）
> 手袋やプラスチックエプロン，マスクなどの総称．

参考文献
1) William Silen/小関一英 訳：急性腹症の早期診断 第2版．メディカル・サイエンス・インターナショナル，2013

20 腹痛

高山 浩史

腹痛とは？

- 通常は，腹腔内臓器に由来します．しかし，腹壁の痛みや，胸部など腹部以外の痛みも腹痛と表現されることがあります．

腹痛のメカニズム

- 腹痛は，内臓痛と体性痛に分けられます．また，関連痛という現象が知られており，腹腔外臓器由来のことがあります．
- 腸管など，腹部内臓は直接切ったりしても痛みはありません．その代わり，拡張収縮による刺激は受けるので，気分の悪くなる漠然とした鈍痛が生じます．これが内臓痛です．発生由来で上中下腹部のいずれの痛みになるか臓器ごと決まっています．
- 体性痛は壁側腹膜由来の痛みで，体表面の痛みと同様に鋭く，局在性があります．
- 関連痛は，脊髄における神経線維の収束に起因するとされています．胆石発作で，肩の痛みを訴えるといった例があります．心筋梗塞は心窩部に関連痛を生じるとされます．
- 虫垂炎を例に挙げます．まず患者は，漠然とした痛みを臍の周囲に訴えます．これが内臓痛です．心窩部痛を訴えることもあります．これが関連痛と考えられます．炎症が進行すると右下腹部の痛みが自覚され（体性痛），理学所見上腹膜刺激症状が確認されるようになります．

症候からみたトリアージ（図1）

- 大まかに緊急度は，①出血性ショック，心筋虚血 ＞ ②腸管などの虚血，敗血症性ショック ＞ ③腹膜炎 ＞ ④機能性の腹痛となります．
- 突然の腹痛に伴う冷や汗などショック状態は，超緊急事態です．腹腔内出血や心筋梗塞，腹部大動脈瘤破裂などを考えます．
- 強い腹痛は腸管虚血（上腸間膜動脈塞栓症，絞扼性腸閉塞など）を示唆する症状でもあります．痛くてじっとしていられないような痛みであることが多いです．虚血から壊死に進行すると，痛み自体は軽減することがあります．
- 結石性疾患では強い腹痛を訴えますが，物理的な障害ではなく緊急性は高くありません．ただし，同じ結石性疾患でも急性閉塞性化膿性胆管炎や結

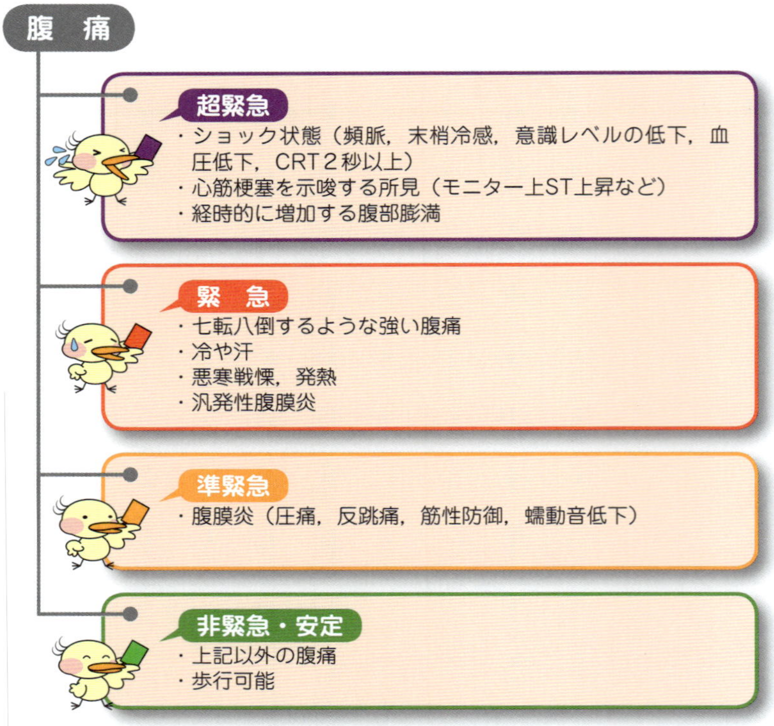

腹痛

超緊急
- ショック状態（頻脈，末梢冷感，意識レベルの低下，血圧低下，CRT2秒以上）
- 心筋梗塞を示唆する所見（モニター上ST上昇など）
- 経時的に増加する腹部膨満

緊急
- 七転八倒するような強い腹痛
- 冷や汗
- 悪寒戦慄，発熱
- 汎発性腹膜炎

準緊急
- 腹膜炎（圧痛，反跳痛，筋性防御，蠕動音低下）

非緊急・安定
- 上記以外の腹痛
- 歩行可能

図1　腹痛の症候からみたトリアージ

用語解説

CRT
（capillary refilling time：毛細血管再充満時間）
末梢循環不全の指標．爪床部などを5秒間白くなるまで圧迫し，色調が戻るまでの時間．

用語解説

汎発性腹膜炎
（panperitonitis：俗にいうパンペリ）
腹部全体に腹膜炎の所見を認める場合．消化管穿孔などにみられ，緊急開腹術を考慮する所見．

石性腎盂腎炎では，緊急ドレナージを要します．治療の遅れは，敗血症性ショックから多臓器不全を招きます．
- 腹部すべてに腹膜刺激症状を認める場合は，汎発性腹膜炎です．緊急手術を考慮します．
- その他，腹膜刺激症状が限局性の場合は，手術が必要だとしても若干余裕があります．手術やドレナージを要さない疾患の場合は，診療に時間をかけることができます．

用語解説

腹膜刺激症状
腹膜に炎症が波及したために生じる症状．圧痛，反跳痛，筋性防御などの理学所見を呈します．

問診のポイント（図2）

▶ **発症の様式**
- 突然/急に/気がついたら．出血や虚血は，突然あるいは急性発症であることが多いです．ただし，結石なども急性発症します．

▶ **随伴症状**
- 随伴症状で疾患のカテゴリーを絞ることが可能です．例えば動悸，息切れ，冷や汗などは虚血性心疾患を示唆し，嘔吐と下痢ならば胃腸炎を示唆します．

▶ **痛みの性状**
- 持続性か間欠性かで絞り込みが可能です．前者は体性痛，後者は内臓痛である可能性が高く，炎症による場合は，体性痛は病状の進行を示唆します．

超緊急　突然の激しい腹痛，意識障害，動悸，息切れ，冷や汗，めまい

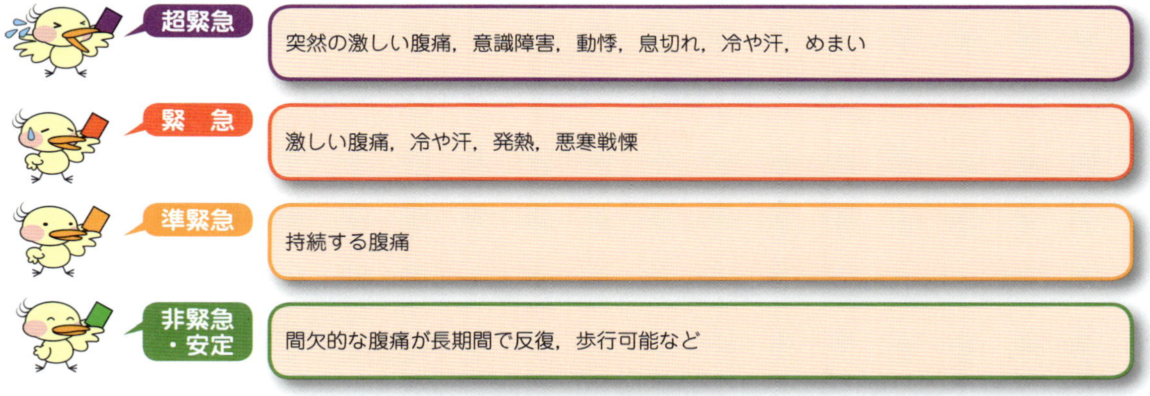

 緊　急　激しい腹痛，冷や汗，発熱，悪寒戦慄

 準緊急　持続する腹痛

 非緊急・安定　間欠的な腹痛が長期間で反復，歩行可能など

図2　問診の症候からみた緊急度

▶ **痛みの強さ**
- 腸管虚血（絞扼性腸閉塞や上腸間膜動脈塞栓症など）は七転八倒するような強い腹痛を訴えますが，結石性の疾患もやはり強い痛みを訴えるので，それだけで重症度緊急度は判断できません．また，腹膜炎でも強い腹痛を訴えますが，痛くて動けないといった違いが出ることがあります．

▶ **痛みの場所，放散**
- 緊急度とは相関しませんが，多くの成書で場所と原因疾患との関係が図示されており，疾患を絞り込むのに適しています．

▶ **その他**
- 妊娠，手術を含めた既往歴，内服薬，アルコールなどの生活歴，家族歴などの聴取が必要です．

フィジカルアセスメントのポイント

- バイタルサインなど，全身状態の把握がまず重要です．
- 次に，腹膜刺激症状が重要です．
- 腹腔内に炎症が起こると，腸蠕動音は低下し，圧痛，反跳痛，筋性防御などが出現します．
- 上記が腹部全体に認められれば，汎発性腹膜炎となります．
- 腹腔内出血でも腹膜炎症状が出現します．また，出血量によっては腹部が膨隆します．
- 診察は，仰臥位で両膝屈曲位が基本です．
- 前述の腹痛の場所と原因疾患の関係図が有用です（**図3**）．
- ピットフォールとして会陰部，骨盤の診察は忘れてはなりません．鼠径ヘルニア嵌頓やPID（pelvic inflammatory disease：骨盤内炎症症候群）も腹痛の原因疾患の一つです．
- 虚血性心疾患も忘れずに，聴診を怠らず，浮腫などの臨床所見で循環器関連の徴候を確かめましょう．

> **用語解説**
> **圧痛，反跳痛，筋性防御**
> 押したところが痛いのが圧痛．
> 押してから離した時に炎症部位の痛みを生じるのが反跳痛．
> 押されるのに抵抗するかのように力が入るのが筋性防御．

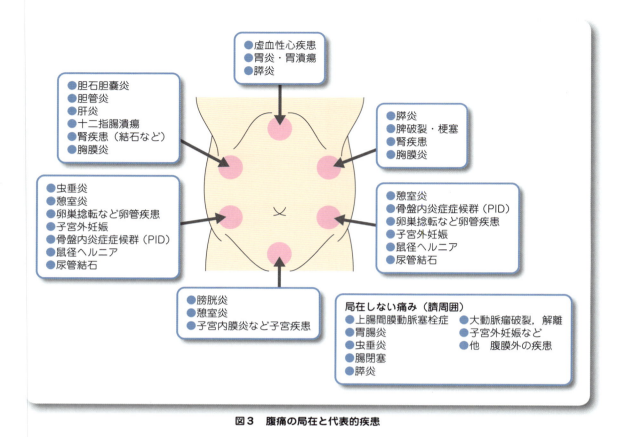

図3　腹痛の局在と代表的疾患

考えられる疾患（図4）

超緊急
・虚血性心疾患
・腹腔内出血（外傷，内臓動脈瘤や肝細胞がん破裂，子宮外妊娠など）

緊急
・腸管などの虚血（上腸間膜動脈塞栓症，絞扼性腸閉塞，S状結腸捻転，卵管茎捻転など）
・後腹膜出血（腹部大動脈瘤破裂，大動脈解離など）
・敗血症性ショック（急性閉塞性化膿性胆管炎，結石性腎盂腎炎など）
・汎発性腹膜炎，虫垂炎穿孔（憩室炎穿孔，胃・十二指腸潰瘍穿孔，大腸破裂など）

準緊急
・腹膜炎（虫垂炎，憩室炎，胆嚢炎，膵炎，がん性腹膜炎など）
・虚血症状のない腸閉塞
・骨盤内炎症症候群（PID）
・肝炎，胸膜炎　など

非緊急・安定
・胃腸炎，逆流性食道炎
・出血症状や穿孔のない胃潰瘍，十二指腸潰瘍
・腸間膜リンパ節炎，排卵痛，月経痛，尿管結石，便秘，過敏性腸炎　など

図4　考えられる疾患

- 誰でも一度は経験したことのある腹痛の原因は多岐にわたります．成書を参考ください．
- 腹腔内臓器，後腹膜臓器，骨盤内臓器，胸膜横隔膜のいずれからも腹痛は生じますし，心筋梗塞の関連痛や代謝性疾患でも生じることに注意してください．
- がんの可能性を忘れないことです．

必要な検査

- 検査は病歴とバイタルサイン，理学所見から導き出されたアセスメントを確認するために行われます．
- 血液検査では，膵炎や肝胆道系疾患以外に特異的な結果は得られないことが多いです．炎症反応は参考になります．虚血性疾患やショックでは，アシドーシスが確認されます．また，術前検査として必要な場合があります．
- 尿検査は，尿管結石や妊娠反応などに有用です．
- 腹部単純X線では，胃，腸管ガスの分布や鏡面形成などの所見が得られることがありますが，腹腔内遊離ガス（フリーエアー）の描出には立位胸部X線が有用です．単純X線所見のみをもとに緊急疾患を除外したり，開腹適応を決定したりすることは稀になり，その意義は薄れつつあります．
- 腹部超音波は，非侵襲的かつベッドサイドで施行可能で大変有用ですが，診断能は検者の力量に大きく影響されます．
- 一般的には，確定診断にCTが有用で多用されます．性能も読影のための知見も進歩していますが，万能ではありません．例えば，回腸末端の穿孔ではフリーエアーは確認できないことがあります．
- 心筋虚血が疑われれば心電図，総胆管結石にERCP，アニサキス症などが疑われれば上部消化管内視鏡など，場合に応じて有用な検査があります．特に心窩部痛では，スクリーニングとして心電図は必須です．

> **MEMO**
> 超緊急時，すなわち出血性ショックなどバイタルサインに異常がある場合，CT撮影にこだわると患者を危険にさらすことに注意しましょう．

この症状にこの初期対応

- 緊急度，重症度が高いほど，手術やTAE（経皮的動脈塞栓術）など侵襲的治療が必要になる場合が多くなります．手術の準備を前提としておきましょう．
- 急激にショックとなる可能性があります．備えが重要です．
- 出血性ショックなら止血＋輸血，敗血症性ショックなら抗菌薬，昇圧薬，輸液と原因除去が必要です．後者では，エンドトキシン吸着療法が考慮されることがあります．
- 嘔吐や下痢が起こる可能性を考え，周囲が汚染しないように準備しておきましょう．
- 腹腔内の問題で麻痺性イレウスなどを生じる場合が多く，経鼻胃管を留置する場合があります．

> **用語解説**
> **TAE**
> （transatrial embolization：経皮的動脈塞栓術）
> 体表面近くの動脈を穿刺しカテーテルを挿入．目的の血管へ透視下に誘導，塞栓物質を注入し血行を遮断します．

- **産婦人科領域**の問診では，女性看護師の助力が男性医師を随分助けることになります．
- 同様に，女性の**直腸診の介助**も重要です．

参考文献

1）山下雅知：腹痛．"救急診療指針 改訂第4版" 日本救急医学会 監修／日本救急医学会専門医認定委員会 編．pp326-330, 2011

腹痛に対する観察とケアのポイント

佐々木謙一

観察のポイント

- 腹痛は迅速な診断と治療が必要な病態の一つです．しかしながら，医師は手術や外来診察などにより，すぐに診察できない場面が多々あります．そこで私たち看護師が臨床現場において求められることは，重症度の判断と医師への報告になります．
- 前項で説明があったように，腹痛の原因は多岐にわたりますが，特に注意が必要な腹痛は，突然の強い腹痛です．重篤な病変の可能性が高いため，他の随伴症状を問診やフィジカルイグザミネーション，バイタルサインの測定によって情報を得る必要があります．なかでも圧痛や反跳痛などの確認といった触診は最後に行います．腹部の触診により痛みが増強する恐れがあり，心拍数や血圧の値に影響を及ぼす可能性があるためです．
- 突然の腹痛＋ショック状態は超緊急事態になりますが，ショックの判断はどのようにしているでしょうか？ 血圧の値だけで判断していると手遅れになる可能性があります．そこで，ショックの5P（蒼白，虚脱，冷汗，脈拍不触，呼吸不全，72頁参照）や，SI（shock index）などを活用し，ショックの徴候がある場合は医師へ報告する時にそれらを併せて伝えると緊急度が伝わりやすいです．

> **用語解説**
> **フィジカルイグザミネーション**
> 触診，視診，聴診などの身体診察のこと．

> **MEMO**
> $SI = \dfrac{心拍数}{収縮期血圧}$

ケアのポイント

- 臨床現場では，腹痛に対して医師からの予測指示として鎮痛薬の投与の指示が出ることが多いと思います．看護師として苦痛を緩和したいという思いから，指示通りの鎮痛薬を投与することは悪いことではありません．しかし，鎮痛薬による腹痛の緩和には注意しなければいけないことがあります．それは腹痛の原因を隠してしまうことです．痛みは生体からのアラームの一つであり，アラームを鳴らした何らかの原因が潜んでいます．人工呼吸器で例えるならば，鎮痛薬はアラーム消音ボタンのようなものです．消音ボタンを押したとしても原因を取り除かないと，またアラームは鳴ってしまいます．したがって腹痛の緩和も大事ですが，腹痛の原因をしっかりと推測し対処することがより大事になります．

参考文献
1) William Silen/小関一英 訳：急性腹症の早期診断 第2版．メディカル・サイエンス・インターナショナル，2013

21 便秘

矢島　知治

便秘とは？

- 便秘とは，排便回数の減少，1回あたりの排便量の減少または便の硬化に伴って，排便困難，残便感，腹痛などの不快な症状が出現する状態を指します．したがって，便回数が週1～2回でも本人が快便と感じていれば便秘ではありませんし，週に4回便通があっても症状次第では便秘ということになります．

便秘のメカニズム（表1）

- 大腸は結腸と直腸から成り立っています．結腸は水分を吸収し，便を形作りながら蠕動によって便を運ぶという働きをし，直腸は便意を感じる感覚器としての役割と便やガスの排泄をコントロールする運動器としての役割を担います．便秘はこうした結腸，直腸の機能が障害されることによって生じます．
- その具体的なメカニズムは以下のものが挙げられ，複数の因子が関与することも少なくありません．

表1　便秘のメカニズム

1. 蠕動低下
2. 便の硬化
3. 直腸の感覚異常
4. 排便機能の低下
5. 消化管の狭窄（通過障害）

症候からみたトリアージ（図1）

- 冷汗，血圧低下がみられたら超緊急事態です．ただちに医師に報告します．
- 腹痛や腹満の訴えが強かったり，視診や触診で腹部の張りが明らかだったり，聴診で金属音が聴取される，または蠕動音が30秒以上聴取されなかったら緊急事態です．ただちに医師に報告する必要があります．

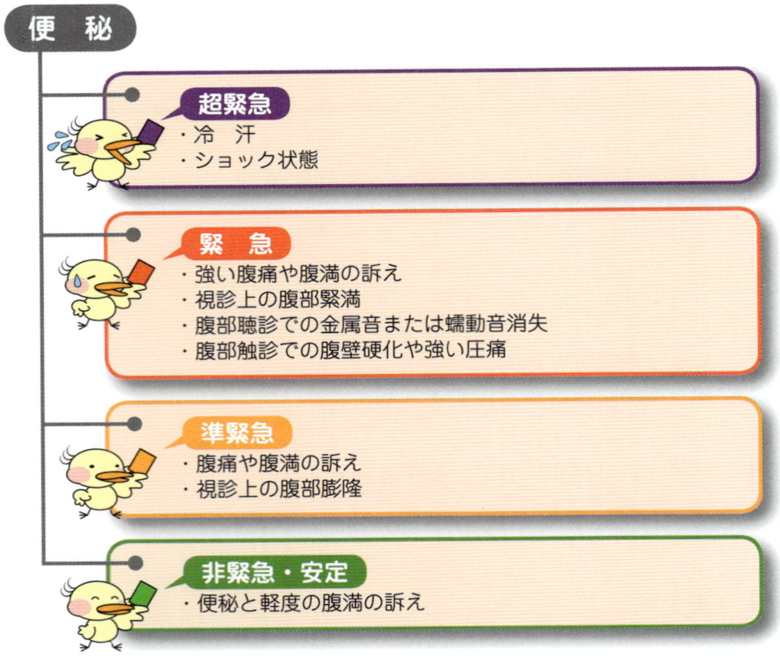

便秘

超緊急
・冷汗
・ショック状態

緊急
・強い腹痛や腹満の訴え
・視診上の腹部緊満
・腹部聴診での金属音または蠕動音消失
・腹部触診での腹壁硬化や強い圧痛

準緊急
・腹痛や腹満の訴え
・視診上の腹部膨隆

非緊急・安定
・便秘と軽度の腹満の訴え

図1　便秘の症候からみたトリアージ

問診のポイント（表2）

- 便秘の原因は実に様々ですが，次の3つの場合に大別されます．
  1. 服用している薬の副作用として便秘が出現する場合
  2. 何か病気があって，その症状として便秘が出現する場合
  3. 1.と2.のいずれでもない場合（いわゆる体質）
- 原因によって的確な対応が異なってくるため，まずは診断が重要です．まずは具体的にどういう症状なのかを聴き出すことから始めましょう．併せてどのような便が出ているか確認します．
- 次に，便秘がいつから始まったかを，その後の経過とともに聴きます．20年来の便秘で症状として不変であれば，体質という可能性が高くなります．
- 次に聴くべきなのは随伴症状（表2参照）です．特に，腹痛についてはし

表2　便秘の問診のポイント

便秘の具体的内容：排便の頻度が少ないのか，硬い便なのか，残便感があるのか
便の性状：便の硬さや太さ，血便の有無
便秘が始まった時期と現在までの経過：増悪しつつあるのか
随伴する腹部症状：腹痛，腹部膨満感，食欲低下など
服薬歴
腹部以外の症状：202頁の考えられる疾患を参照

っかり聴くようにしましょう．原因としては薬の副作用の頻度も高く，抗うつ薬，麻薬，鎮咳薬をはじめとして多くの薬で副作用としての便秘が出現するため，服薬歴を具体的に聴き出すことも重要です．

フィジカルアセスメントのポイント（表3）

- 腹痛や腹満で苦しがっていたら危険な徴候です．
- まずはバイタルサインをチェックしましょう．
- 腹部の診察は視診から始めます．注目すべきは腹部の張り具合です．明らかに張っていたら危険な状態です．
- 次に，聴診器の膜型（ベル型の反対側）で聴診をします．確認するのは蠕動音の性質と頻度です．音の性質については金属音かどうかを判定します．通常の蠕動音は低くて『ゴロゴロ，ギュー』という音ですが，腸壁が引っ張られると高くて硬い『キー，キー』という音になります．蠕動の頻度については10〜20秒くらい聴診器を当ててみて，蠕動音の聴取される時間が聴診している時間の半分ぐらいであれば正常ということになります．蠕動の頻度が明らかに少なければ，蠕動低下が便秘の原因になっていることが示唆されます．蠕動は不定期なものなので，蠕動音消失の判定は厳密には難しいのですが，30秒聴いても蠕動音が聴こえなかったら麻痺性イレウスの可能性を念頭におく必要があります．
- 腹部診察の最後は触診です．圧痛の有無とお腹の硬さをチェックしましょう．圧痛が強かったり腹壁が硬かったりしたら，腸管が著しく拡張しているか，何らかの理由で腹膜炎を発症している可能性があります．
- 直腸診をすると，直腸肛門の腫瘍や狭窄の判定に役立ち，便の一部を取ることで診断の一助になることもあります．

> **MEMO**
> **直腸診**
> 看護診断としてはルーティーンな項目ではないので，摘便の指示があった際に併せて診察も行うということにしましょう．

表3　便秘のフィジカルアセスメントのポイント

バイタルサイン：血圧，脈拍，呼吸数，体温
全身の視診：苦悶様表情や冷汗のチェック
腹部の視診：張り具合
腹部の聴診：蠕動の性質（金属音か否か）と頻度（消失していないかどうか）
腹部の触診：圧痛の有無と硬さをチェック
直腸診：視診と指診で，腫瘤や狭窄をチェック

考えられる疾患

- 考えられる主な疾患を図2に示します．

▶ 大腸がん

- 大腸に腫瘍があると，便の通過障害で便秘になります．便は大腸を通っている間に形作られるものなので，固形便が通過するS状結腸や直腸に腫瘍

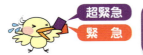
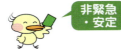

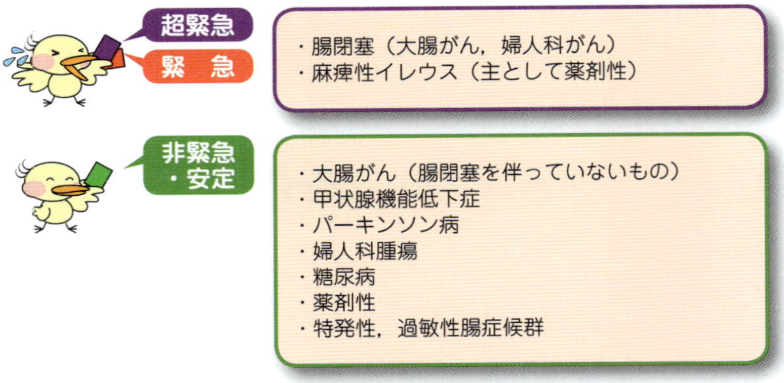

- 腸閉塞（大腸がん，婦人科がん）
- 麻痺性イレウス（主として薬剤性）

- 大腸がん（腸閉塞を伴っていないもの）
- 甲状腺機能低下症
- パーキンソン病
- 婦人科腫瘍
- 糖尿病
- 薬剤性
- 特発性，過敏性腸症候群

図2　便秘から考えられる主な疾患

があると単に便秘というよりも，「便が細くなった」，「便に血が混ざる」，「排便しづらくなった」といった症状が生じます．
- 一方，便が固形化していない上行結腸にがんがある場合には，がんが大きくなって上行結腸を完全に塞いでしまうまで症状が出ないということも稀ではありません．症状の出方も直腸がんとは違って，便の形状の変化より腹部膨満感が主体になるのが一般的です．腸閉塞として発症することもあります．便秘が新たに出現した場合には，まずは大腸がんの可能性を検討する必要があります．

▶ **甲状腺機能低下症**
- 甲状腺機能低下症でも便秘が高頻度にみられます．

▶ **パーキンソン病**
- パーキンソン病は，脳内でドパミンという物質が減少することにより発症する病気で，安静時の手足（特に指）のふるえ，書字困難，すくみ足，小刻み歩行，仮面様顔貌（顔の表情が乏しくなる）といった症状が出現します．パーキンソン病患者の多くは，便秘も呈することが知られています．

▶ **糖尿病**
- 糖尿病の経過中にもしばしば便秘が認められます．

▶ **婦人科疾患**
- 子宮や卵巣に大きな腫瘍ができると直腸やS状結腸が圧排され，便秘がひき起こされます．女性の便秘では，婦人科疾患の有無を検討することも大切です．なお，便秘は妊婦でもよくみられます．

▶ **薬剤性**
- ありとあらゆる薬が，多少なりとも便秘を誘発する可能性があるといっても過言ではありません．何か新しく薬を服用するようになってから便秘が出現または悪化した場合には，まず薬の副作用でないか疑うことが大事です．特に重要なのが，抗コリン薬，オピオイド，三環系抗うつ薬，パーキンソン病治療薬，鎮咳薬，泌尿器科系薬剤などです．

▶ **過敏性腸症候群（便秘型）**
- 症状がストレスに関連し，腹部症状が排便で軽快し，腹部症状が睡眠の妨げにならない場合に疑います．

必要な検査

- **腹部X線検査**：便やガスの分布，腸管拡張の程度が評価でき，器質的疾患を類推する手がかりとなります．
- **腹部骨盤CT**：腹部X線検査で異常がある場合に，その詳細を検討する手段となります．
- **下部消化管内視鏡，下部消化管造影検査，婦人科的診察，血液検査**なども必要に応じて行います．

この症状にこの初期対応

- 閉塞が原因であれば，閉塞を解除するための処置が必要になります．イレウスチューブを経肛門的に挿入したり，緊急手術をすることもあります．
- 便が直腸まで来ているのに排便できない場合には，坐薬やグリセリン浣腸あるいは摘便を行うことになります．
- 緊急性を要しない程度の便秘であれば，内服薬による薬物療法を試みます．酸化マグネシウム，センナ，ピコスルファートなどがよく用いられます．
- 軽度の便秘であれば，運動，野菜の多い食事や冷たい水・牛乳の摂取を指導するだけで解決することもあります．特に，便秘の発症と運動の減少の時期が一致する症例では運動の効果が期待されます．
- こうした対応に加えて，薬剤性の便秘が疑われる際には，被疑薬の減量または中止を検討することも重要です．

便秘に対する観察とケアのポイント

南條 裕子
（なんじょう ゆうこ）

- 便秘は，処置が遅れると生命にかかわる重篤なものから，投薬や処置で改善する一時的なもの，食事や生活習慣の調整が必要となる慢性的なものまで様々です．
- 看護で優先されることは，まずは緊急性を要する危険な徴候がないかを観察して迅速に対応すること，症状に伴う苦痛の緩和と，起こりうる変化を予測して観察を継続することです．そして，危険な徴候がなくバイタルサインの安定が確認されたならば，便秘の改善にアプローチしていきます．便秘の原因に応じた薬物療法と，長期的，個別的な生活習慣改善への援助を行っていくことが求められます．

観察のポイント

- 便秘の症状は，腹部膨満，腹痛などが一般的ですが，便秘の原因によって症状の進行や程度が異なるため，発症時だけでなく，時間軸での症状の変化や新たな症状の出現がないかを観察していくことも重要です．
- 急変や死に結びつく可能性のある危険な徴候はキラーシンプトム（**表1**）と呼ばれ，呼吸の異常，ショック，意識や外見の異常を観察します．緊急手術の適応となる絞扼性腸閉塞では，ショック徴候に加え，発熱，板状硬，筋性防御，反跳圧痛などの腹膜刺激症状，嘔吐を認め，腹痛は持続的で増強する特徴がありますが，発症当初の腹痛は間欠的なこともあります．
- 慢性便秘症の場合には，便秘の原因を捉えられる項目を網羅した問診票（**表2**）を用いることが勧められ，排便回数，便の性状，腹部症状，肛門症状を観察します．

ケアのポイント

▶ 腸管に狭窄や閉塞が生じている場合

- 腸管に狭窄や閉塞が生じている場合，腸管は通過障害によって拡張して内圧が上昇し，血流障害に陥ります．特に絞扼を生じると，わずか6時間で腸管は壊死して破裂し，敗血症で死亡することもあります．そのため，速やかな腸管内の減圧処置や手術への対応が求められます．
- 減圧処置では胃管やイレウス管の留置によるドレナージが行われます．消化液の排出に伴って脱水や電解質異常を生じるリスクがあり，異常の早期発見に努めながら輸液での補正を行います．患者は腹部の膨満と疼痛が強

いため，仰臥位では立膝で膝下に枕を置いたり，側臥位では抱き枕を抱えたりして，腹部の緊張を和らげる安楽な体位を援助します．

▶ 慢性便秘症の場合

- 慢性便秘症の場合，患者は日頃よりどの程度の頻度で排便があるか，何日排便がなければどのような対応をとっているかなどの排便習慣を確認し，ケアプランを立てます．
- 腸蠕動を促すケアとしては，水分や食物繊維の負荷，腹部マッサージ，腰背部温罨法の効果が報告されています．また，「慢性便秘症診療ガイドライン2017[2)]」では，プロバイオティクス，膨張性下剤，浸透圧性下剤，刺激性下剤，上皮機能変容薬，消化管運動賦活薬，漢方薬などの薬物療法や，バイオフィードバック療法，精神・心理療法などが解説されています．これらと患者の便秘の状態を照らしながら，改善法について患者と話し合っていきましょう．

表1 キラーシンプトム

呼吸	[気道] **胸郭の動きが視認できるか？** 　シーソー呼吸や肋間の陥凹があれば上気道閉塞を疑う． **呼吸に伴う音は聴こえるか？** 　「スースー」…正常 　いびき…舌根沈下による気道閉塞 　ゴロゴロ音…分泌物による気道閉塞 **呼吸に伴う空気の出入りを感じるか？** [呼吸（換気と酸素機能）] **呼吸数の異常はないか？** 　不十分な呼吸（呼吸回数10回/分以下）や頻呼吸（呼吸回数24回/分以上）では呼吸困難を考える． **努力様呼吸をしているか？呼吸補助筋（胸鎖乳突筋など）を使って呼吸しているか？** 　これらの異常を認めれば呼吸困難を考える **パルスオキシメータが装着されている場合，SpO_2に異常はないか？** 　大気呼吸でSpO_2が85％以下，酸素投与下でSpO_2が90％以下は呼吸困難を考える． 聴診器を使わなくても呼吸音の異常が聴こえる場合は呼吸困難を考える．
循環	**顔面や皮膚の蒼白，冷感，冷汗はあるか？** 　一つでもあれば「ショック」と判断する（ショックの診断に血圧測定はない） **末梢循環不全はあるか？** 　皮膚の蒼白・冷感・冷汗がなくても爪床圧迫テストで爪床の赤みが戻るまでの時間が2秒以上の場合は，末梢循環不全と判断する． **体表温度は？** 　皮膚が冷たく（冷感）やや湿っていれば（冷汗）ショックと判断する． 　温かみはあるが末梢循環不全（爪床圧迫テストで2秒以上）があれば敗血症性ショックと判断する． **脈の触知：脈拍の強さ，速さ一脈は触れるか？** 　頸動脈で弱く触れる…心停止が近いと判断 　末梢動脈で弱く速い…ショックと判断 　末梢動脈で弱く遅い…心停止が近いと判断
外見・意識状態	苦悶様の表情，周囲に無関心，意識レベルの低下（呼びかけに対する反応がいつもより悪い），呂律が回らない，意識内容の変化（もうろうとしている，興奮状態，不安など）は急変の兆候と判断する．

（日本医療教授システム学会 監修：患者急変対応コースfor Nursesガイドブック．中山書店，p43，2008より転載）

表2　便秘の診察前問診票（案）

- いつから便秘ですか（下線部分に数字を記入し，日，ヵ月，年から該当するものにマルをして下さい．
  ＿＿＿＿＿日，ヵ月，年　前から
- 今までに大きな病気をされていますか．あればカッコ内に具体的にご記入下さい．
  □なし　□あり（　　　　　　　　　　　　　　　　　　　　）
- 今治療中の病気はありますか．あればカッコ内に具体的にご記入下さい．
  □なし　□あり（　　　　　　　　　　　　　　　　　　　　）
- 服用している薬はありますか．あればカッコ内に具体的にご記入下さい．
  □なし　□あり（　　　　　　　　　　　　　　　　　　　　）
- 日頃の平均的な排便回数を教えて下さい．
  1日に＿＿＿＿回　または＿＿＿＿日に1回
- いつもの便の硬さや形を，図を参考に，該当する番号で答えて下さい．

  □1　□2　□3　□4　□5　□6　□7

1	2	3	4	5	6	7
小塊が分離した木の実状の硬便・通過困難	小塊が融合したソーセージ状の硬便	表面に亀裂のあるソーセージ状の便	平骨で柔らかいソーセージ状の便	小塊の辺縁が鋭く切れた軟便・通過容易	不定形で辺縁不整の崩れた便	固形物を含まない水様便

- 症状を教えて下さい：複数回答可
  □お腹が痛い　□お腹が張る　□便が出にくい　□残便感がある
  □排便時に肛門付近を押す必要がある　□便意がない
  □便意があってトイレに行っても何も出ない
  □その他（　　　　　　　　　　　　　　　　　　　　）
- 当てはまるものにチェックして下さい：複数回答可
  □決まった時間に便が出ない　□便をするときにお腹や肛門付近を押さえる
  □朝食を食べない　□家で排便できない
- 以下の症状はありますか：複数回答可
  □熱がある　□関節が痛む　□排便習慣の急激な変化　□便に血が混ざる
  □体重が減った　□お腹にかたまりが触れる　□お腹に水がたまる
- 以下に当てはまるものはありますか：複数回答可
  ・50歳過ぎてから便秘になった　　□なし　□あり
  ・大腸の病気をしたことがある　　□なし　□あり
  ・家族に大腸の病気のひとがいる　□なし　□あり

（日本消化器病学会関連研究会 慢性便秘の診断・治療研究会 編：慢性便秘症診療ガイドライン2017．南江堂，p44，2017より転載）

参考文献

1) 日本医療教授システム学会 監修：患者急変対応コースfor Nursesガイドブック．中山書店，2008
2) 日本消化器病学会関連研究会 慢性便秘の診断・治療研究会 編：慢性便秘症診療ガイドライン2017．南江堂，2017
3) 菱沼典子，小松浩子 編：Evidence Based Nursing看護実践の根拠を問う 改訂版第2版．南山堂，2007

22 下痢

小田 泰崇

下痢とは？

- 下痢は，糞便中の水分が多くなって固形状の形態を失い，泥状ないし水様となった状態です．普通便の水分含有量は70〜80％ですが，80〜90％になると軟便から泥状便，90％以上では水様便となり，一般に排便回数は増加します．

用語解説

浸透圧性下痢
吸収されにくい高浸透圧性の溶質が腸に残存し，水分を貯留させるために起こります．便秘薬や肝性脳症の治療薬であるラクツロース，X線造影に用いる硫酸バリウムによる便秘を防止するソルビトール，乳糖不耐症（牛乳や乳製品に含まれる乳糖を消化する酵素の不足で起こる）などが原因となります．

下痢のメカニズム

- 蠕動運動により，内容物が腸を通過する際，何らかの原因でこの蠕動運動が異常に活発になった時や，水分量の調節に障害が起きた時に，便中の水分が増加して下痢が起こります．
- 下痢は，大きく分けて以下の3つの機序で起こります（図1）．

1）**腸の水分吸収低下による下痢**
　●浸透圧性下痢
　　塩類下剤（水酸化マグネシウム，硫酸マグネシウム，
　　　　　　クエン酸マグネシウム）
　　糖類下剤（ラクツロース，ソルビトール）
　　乳糖不耐症
　●吸収面積の減少
　　消化管（小腸，大腸）切除術後

2）**腸の水分分泌の亢進による下痢**
　●分泌性下痢
　　細菌（黄色ブドウ球菌，病原性大腸菌，コレラなど）
　　ウイルス（ロタウイルス，ノロウイルスなど）
　　薬剤（抗菌薬，抗不整脈薬，高血圧治療薬，NSAIDs，
　　　　抗うつ薬，抗がん剤，気管支拡張薬など）
　　内分泌腫瘍（甲状腺がん，ガストリン産生腫瘍など）
　●炎症性下痢
　　細菌（病原性大腸菌，サルモネラ，カンピロバクター，
　　　　赤痢など）
　　炎症性腸疾患（クローン病，潰瘍性大腸炎，腸結核）
　　虚血性腸炎

3）**腸の蠕動運動亢進による下痢**
　　下剤（センノシドなど）
　　細菌が産生する毒素
　　過敏性腸症候群

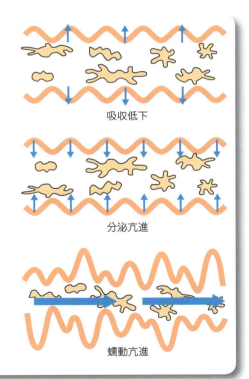

図1　下痢のメカニズム

①腸の水分の吸収低下による下痢：腸の水分吸収が低下すると，口から摂取した水分と腸から分泌された水分が腸管に溜まって，下痢を起こします．
②腸の水分の分泌亢進による下痢：腸の水分分泌が過剰になると，水分の吸収が追いつかず，腸の中の水分が多くなり下痢になります．繰り返し水分のみ排便すると，脱水症状を起こします．
③腸の過剰な蠕動運動による下痢：腸の蠕動運動が過剰になると，内容物が急速に通過するため水分の吸収が十分に行われなくなり，下痢になります．排便後も腸の蠕動運動が残ると，腹部不快感や腹痛になります．

症候からみたトリアージ（図2）

- 初期評価でバイタルサインをチェックし，脱水症状の程度を確認します．
- 重度の脱水でショック，意識障害，呼吸障害を認める症例は超緊急事態であり，蘇生処置が必要です．
- ショックの判定は血圧に頼らず，脈が微弱で早く，皮膚の冷汗・湿潤，呼吸促迫を認めたら，その徴候です．
- ショックの患者は，何らかの意識の変調をきたします．脱水からくる意識障害は虚脱によるもうろう状態，ぐったりした（脱力）状態が多いです

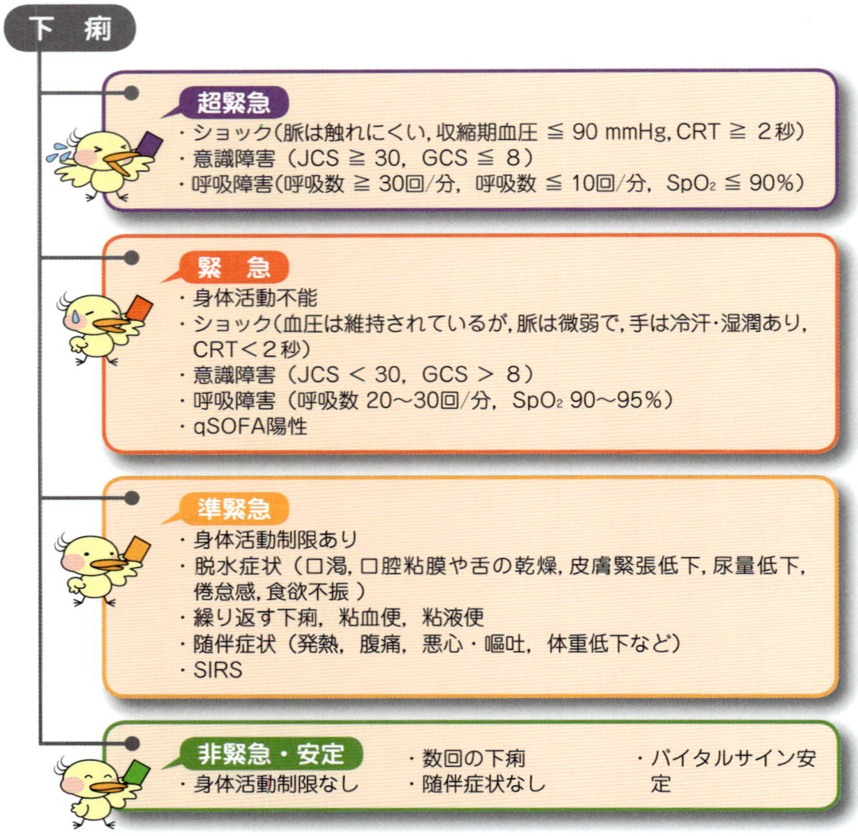

用語解説

バイタルサイン
生命維持に必要な徴候で，血圧，脈拍，呼吸数，体温，意識レベルの5つを指します．

用語解説

CRT
毛細血管再充満時間（capillary refilling time）は，強く爪の部分を圧迫した後，離して爪の下の色が元に戻るまでの時間のこと．2秒以内なら正常．

MEMO
JCS, GCS
①昏迷・昏睡の章（3頁）を参照．

用語解説

SIRS
全身性炎症反応症候群（systemic inflammatory response syndrome）は重症感染症，外傷，熱傷，膵炎などの侵襲に対する全身性炎症反応で，以下の2項目以上が該当する時SIRSと診断します．
- 体温＜36℃or＞38℃
- 脈拍＞90回/分
- 呼吸数＞20回/分（or $PaCO_2$＜32 mmHg）
- 白血球＞12,000/mm^3 or＜4,000/mm^3（or 10%以上の幼若球出現）

下痢

超緊急
・ショック（脈は触れにくい，収縮期血圧 ≦ 90 mmHg，CRT ≧ 2秒）
・意識障害（JCS ≧ 30，GCS ≦ 8）
・呼吸障害（呼吸数 ≧ 30回/分，呼吸数 ≦ 10回/分，SpO_2 ≦ 90%）

緊急
・身体活動不能
・ショック（血圧は維持されているが，脈は微弱で，手は冷汗・湿潤あり，CRT＜2秒）
・意識障害（JCS＜30，GCS＞8）
・呼吸障害（呼吸数 20〜30回/分，SpO_2 90〜95%）
・qSOFA陽性

準緊急
・身体活動制限あり
・脱水症状（口渇，口腔粘膜や舌の乾燥，皮膚緊張低下，尿量低下，倦怠感，食欲不振）
・繰り返す下痢，粘血便，粘液便
・随伴症状（発熱，腹痛，悪心・嘔吐，体重低下など）
・SIRS

非緊急・安定
・身体活動制限なし
・数回の下痢
・随伴症状なし
・バイタルサイン安定

図2　下痢の症候からみたトリアージ

が，逆に不穏状態や身のおき所がないといった徴候も，ショックからくる意識の変調です．
- 中等度の脱水では，口腔粘膜や舌の乾燥，皮膚緊張低下，尿量低下を認めます．
- 発熱，腹痛，嘔吐などの随伴症状を認める場合も，緊急度は高くなってきます．
- qSOFA陽性の場合，敗血症を疑います．
- SIRSは炎症反応を反映します．

問診のポイント

- 超緊急あるいは緊急にトリアージされる患者は，下痢よりもむしろショックや意識障害，呼吸障害などが前面に出るため，詳細な問診よりも処置が優先されます．随伴症状として下痢があることから，脱水による症候であることが判明します．したがって，下痢を主訴に来院される患者の大多数は，準緊急あるいは非緊急・安定の状態と考えられます．超緊急あるいは緊急事態の患者から問診を行うことは難しいので，家族や付き添いの方から情報を得ましょう．
- 以下に，病歴の聴取の方法を示します．

▶ 下痢の期間・頻度・性状
- 「いつからですか？」……急性下痢か慢性下痢かを判断します．
- 「1日に何回便が出ますか？」……激しい下痢は脱水が進行します．
- 「便の正常は，軟便ですか，水様便ですか，血便ですか？」……水様性下痢は，脱水の程度も重く重篤になりやすいです．

▶ 食事との関連（いつ，どこで，何を食べたか）
- 「下痢になる前に何を食べましたか？」……食中毒を疑う場合，食事内容と発症までの時間が重要です．

▶ 脱水症状や他の随伴症状
- 「歩くことができますか？」……全身倦怠感，ふらつきなど脱水の程度を推定します．高齢者ではバイタルサインが安定していても，緊急度は高く判断します．
- 「尿は出ていますか？」……脱水の程度を推定します．
- 「発熱や腹痛はありませんか？」……発熱は感染症を疑います．大腸の病変は発熱，腹痛，血便，粘液便を認め，下部に行くほど排便回数は増加し疼痛を伴います．

▶ 基礎疾患や内服歴
- 「今，病気を治療していますか？」……下痢の原因となる疾患はないか確認します．
- 「内服している薬がありますか？」……下痢の原因となる薬剤の内服はないか確認します．

▶ 既往歴
- 「過去に病気をされたことがありますか？」……腸切除や胆嚢切除などの手術歴は重要な手がかりとなります．

MEMO
qSOFA (quick Sequential Organ Failure Assessment)
敗血症のスクリーニングツールとして用いられます．何らかの感染症が疑われ，以下の2項目以上陽性の場合，敗血症（感染症によって重篤な臓器障害が引き起こされる状態）を疑います．
- 呼吸数≧22回/分
- 精神状態の変容（GCS<15）
- 収縮期血圧≦100 mmHg

MEMO
下痢の持続期間が2週間以内のものを急性下痢，2～4週間を持続性下痢，4週間以上を慢性下痢と呼びます．

MEMO
便の性状と推定疾患
米のとぎ汁様下痢：コレラ
血性下痢：カンピロバクター，サルモネラ，病原性大腸菌，虚血性腸炎
粘血便：潰瘍性大腸炎，細菌性赤痢
脂肪便（粘着性，水に浮く，悪臭）：吸収不良症候群，慢性膵炎
イチゴゼリー状便：アメーバ赤痢

MEMO
食中毒と潜伏期間
- 黄色ブドウ球菌：30分～6時間
- 病原性大腸菌：12時間～8日（腸管内で毒素を産生し水溶性下痢を伴う大腸菌は12～72時間，ベロ毒素を産生し出血（血便）を伴う大腸菌（O157など）は3～8日と長い）
- コレラ：数時間～5日（通常1日前後）
- ロタウイルス：1～3日
- ノロウイルス：1～2日
- サルモネラ：8～48時間
- カンピロバクター：2～5日
- 赤痢：1～3日

▶ 旅行歴
- 「海外を旅行されましたか？」……細菌性下痢（コレラ，サルモネラなど）の中でも激しい水様性下痢をきたす起炎菌が含まれます．発熱を伴う場合はマラリアも疑います．

▶ 集団発生の有無
- 「周りに同じ症状の方がいますか？」……ウイルス性腸炎（ロタウイルス，ノロウイルス）は集団発生することが多いからです．

▶ その他
- 薬剤の大量摂取や毒物の摂取，嗜好について確認します．アレルギーや妊娠などの一般的事項は必ず尋ねます．男性同性愛ではアメーバ赤痢を疑います．

用語解説
テネスムス（しぶり）
強い便意を認めるものの排便はないかごく少量で，すぐにまた便意を催します．これは，大腸に特徴的症状です．

フィジカルアセスメントのポイント

- 下痢の評価で最も重要なのは，脱水の程度を見極めることです．それにはバイタルサインの評価と脱水による身体所見を把握することです．
- バイタルサインは血圧，脈拍，呼吸数，体温，意識レベルを評価します．加えて腹部の所見も重要です．
- 血圧低下（ショック）を認めた時は，非常に重篤な状態です．しかし，血圧低下がないからといって脱水の程度が軽いとは判断できません．交感神経の緊張から血圧は維持されますが，頻脈は血圧低下より先に現れます．高齢者では頻脈にならない（β遮断薬服用など）こともありますので，注意が必要です．
- 脱水が進行すると，末梢の循環不全から代謝性アシドーシスが進行し，呼吸性に代償するため頻呼吸を認めます．
- 感染性下痢では，発熱を認めます．
- 重篤なショック，循環不全により意識レベルは低下します．
- バイタルサインは比較的安定していても，口腔粘膜や舌の乾燥，皮膚緊張低下，尿量低下は脱水を疑う重要な所見です．
- 腹部の圧痛，反跳痛，筋性防御など腹膜刺激症状では腹膜炎が疑われ，緊急手術が必要となる可能性があります．
- 腹部の膨隆では，悪性腫瘍や腹水の存在が疑われます．
- 全身の浮腫は，栄養状態が低下している可能性があります．
- 聴診は，腸の蠕動運動の評価に重要です．
- 便の性状は，可能なら直接見て確認しましょう．

用語解説
皮膚緊張低下
皮膚が弾力（張り）を失った状態です．前腕や胸骨あるいは鎖骨上の皮膚を軽くつまみ上げて放し，皮膚が元に戻るまで時間を要する場合です．通常は数秒で戻ります．

用語解説
圧痛，反跳痛，筋性防御
圧痛は圧迫して生じる痛みです．
反跳痛は腹壁を圧迫し急に手を離した時に起こる疼痛で，内臓の炎症が腹壁に波及した時に生じます．
筋性防御は腹壁を圧迫した時，腹壁筋の緊張が反射的に亢進し硬くなることです．さらに進行すると腹壁は硬く緊張し，腹壁反射は消えて板状硬と呼ばれる状態になります．

考えられる疾患

- 図3は緊急度からみた下痢をきたす主な疾患です．
- 下痢による脱水の程度によって緊急度が異なりますが，一般的に急性下痢のほうが，慢性下痢と比較して緊急度が高くなります．
- 急性下痢の9割は細菌やウイルスなどの感染に伴うもので，残りの1割は

薬剤，虚血，中毒などにより起こります．
- 感染性下痢では，**ウイルスよりも細菌のほうが緊急度は高くなります**．しかし，高齢者や免疫不全などの基礎疾患をもつ患者では，ウイルスで重篤になることがあります．
- 感染性下痢で**循環血液量減少性ショック，敗血症性ショック，急性呼吸促迫症候群**に至ると，蘇生処置が必要となります．
- 心不全，ショック，尿毒症などの全身性疾患に伴う下痢は緊急度が高くなりますが，**下痢そのものよりも全身疾患に起因する症候が問題**となります．
- 虚血性腸炎や潰瘍性大腸炎による**腸管穿孔**は，腹膜炎から敗血症性ショックとなることがあります．穿孔に至らなくても，**消化管壊死や大量の下血**をきたす時も緊急手術が必要です．
- **きのこやヒ素などの急性中毒**は，大量に服用すると緊急度は高くなります．
- **慢性下痢**のほとんどは，感染によるものではなく**緊急度は低い**です．

> **用語解説**
> **急性呼吸促迫症候群**
> (acute respiratory distress syndrome：ARDS)
> 重症肺炎，敗血症，ショック，多発外傷，膵炎などにひき続いて起こる急性呼吸不全です．肺毛細血管の透過性が亢進し，肺水腫をひき起こします．

超緊急
- 感染性下痢（細菌，ウイルスなど）による循環血液量減少性ショック，敗血症性ショック，急性呼吸促迫症候群
- 心不全，ショック，尿毒症などの全身性疾患に伴う下痢
- 腹膜炎（消化管穿孔）による敗血症性ショック

緊急
- 感染性下痢（細菌，ウイルスなど）
- 全身性疾患に伴う下痢（心不全，ショック，尿毒症）
- 緊急手術（虚血性腸炎，潰瘍性大腸炎）

準緊急
- 感染性下痢（細菌，ウイルスなど）
- 毒素（きのこなど），重金属（ヒ素など）
- 炎症性腸疾患（クローン病，潰瘍性大腸炎，腸結核）

非緊急・安定
- 感染性下痢（細菌，ウイルス，原虫/寄生虫，真菌）
- 薬剤性腸炎（抗菌薬，抗不整脈薬，高血圧治療薬，NSAIDs，抗うつ薬，抗がん剤，気管支拡張薬）
- 消化吸収障害〔消化管切除後（小腸，大腸）の下痢，肝・胆道・膵疾患，乳糖不耐症〕
- 全身疾患に伴う下痢（糖尿病，膠原病，尿毒症，甲状腺疾患）
- 下剤の内服
- 過敏性腸症候群
- 暴飲暴食

図3　緊急度からみた主な疾患

必要な検査

- 急性下痢の患者の大多数は症状が軽く自然に軽快するため，**非緊急・安定症例ではほとんど精査は行いません**．
- 38.5℃以上の発熱，高度の脱水を伴う頻回な下痢，血便，48時間以上持続，集団発生，50歳以上の患者で腹痛を伴う，70歳以上の高齢，免疫不全患者のいずれかに該当する場合は，原則として精査を行います[1]．その場合，

- 便培養による細菌学的検査，便中白血球検査を抗菌薬投与前に行います．
- 抗菌薬に起因する腸炎が疑われる場合は，**Clostridium difficile** toxin 検査を行います．
- 流行地域への海外渡航後，男性同性愛，血便であっても便中白血球の少ない症例では，寄生虫卵検査を行います．
- 血液検査（血算・生化学・血液ガス分析）は脱水の評価，炎症の有無，基礎疾患のスクリーニングに有用です．
- 胸部X線検査，心電図検査などのルーチン検査は入院時に行います．
- 慢性下痢の場合は潜在する病態をみつけるため，基本的には精査が必要です（必要に応じて腫瘍マーカーやホルモン，膠原病の抗体検査，血液凝固検査，尿検査，超音波，内視鏡，CT検査を行います：これらの検査は，非感染性の下痢，持続性あるいは慢性下痢の原疾患鑑別に有用です）．

> **MEMO**
> **Clostridium difficile** toxin 検査
> 抗菌薬の投与がクロストリジウム・ディフィシルの増殖を加速し，放出された毒素により偽膜性大腸炎を発症します．その毒素を検出する検査．

この症状にこの初期対応

- ショックや意識障害，呼吸障害を認める時は，気道確保を行い，必要なら人工呼吸を行います．末梢静脈路を確保して，急速輸液を行います．十分な輸液にも反応しなければ，昇圧薬の投与を行います．
- 脱水には，下痢によって喪失された体液・電解質の補充が基本です．嘔吐などの随伴症状がなければ，経口的に水分を摂取できます．水やお茶は吸収されにくいので，経口補液（oral rehydration solution）やスポーツドリンクが良いですが，市販のスポーツドリンクの塩分濃度は経口補液と比較して半分以下です．経口的補給が難しければ，輸液を開始します．血液検査の結果から，電解質を補正することも必要です．
- 感染性下痢に対する抗菌薬は，軽症例には必要としませんが，精査を必要とするリスクファクターを有する患者には，細菌性腸炎が重症化する恐れがありますので，経験的に用いられます．
- 止痢薬は，病原菌や毒素を長時間腸内に留めるため，感染性下痢には投与しないのが原則です．腸内細菌叢の是正を目的に，乳酸菌製剤を投与します．
- 腹痛が強い場合は，抗コリン薬を投与します．
- 頻回の下痢では，体力を消耗するため安静が必要です．移動が難しければ，ベッド上やポータブルトイレが必要となりますが，環境に対する配慮（カーテンやスクリーンによる仕切り，消臭剤の使用，排泄時の防音）が必要です．リネン類の汚染を予防するために，防水シーツなどを使用します．
- 排便後は拭き残しがないか確認し，必要なら陰部洗浄や陰部清拭を行い，清潔に保ちます．感染予防のため，標準予防策を徹底します．

参考文献

1) Camilleri M, Murray JA：Diarrhea and Constipation. Harrison's Principles of Internal Medicine 19th Ed. In：Winner C, Kasper DL, Fauci A, Hauser SL, Jameson JL, Loscalzo J eds. McGraw-Hill Education, New York, pp264-274, 2017

下痢に対する観察とケアのポイント

南條 裕子（なんじょう ゆうこ）

- 下痢は，治療に関連して下痢を止める処置が優先されない場合や，原因の特定に時間を要する場合もあり，高度になると循環不全や意識障害に陥るリスクがあります．また，ショック（腸管血流の減少）に伴って出現する場合もあり，重症度に応じて慎重に全身状態を管理していくことが求められます．
- 看護で最優先されるのは，ショックの徴候や脱水・電解質異常の症状はないか，起こりうる変化を予測して観察を継続し，異常の早期発見と予防につなげます．同時に，肛門周囲の皮膚のケアや，倦怠感や苦痛など症状緩和に努めていくことも重要です．

観察のポイント

- 下痢の症状は腹痛が一般的ですが，嘔気・嘔吐，発熱を伴うことも多く，体液が喪失することによって生じる脱水や電解質異常の早期発見が求められます．そのため，発症時だけでなく，時間軸での症状の変化を観察し，特に高齢者や小児においては，脱水の症状が出にくい特徴があることに留意することが求められます．
- 脱水では，立ちくらみ，口渇，口腔粘膜の乾燥，尿量の減少などを認め，脱水が進行してくると，循環血液量の減少に伴って頻脈，頻呼吸，脈圧微弱，皮膚の冷感や湿潤といったショック症状を呈します．下痢が原因となる電解質異常では，低カリウム・低マグネシウム・低ナトリウム血症を生じやすく，頻脈，不整脈，振戦，筋力低下，痙攣，意識障害，昏睡などをひき起こします．
- 下痢に関連する皮膚損傷の予防目的では，皮膚の状態に合わせて，便の性状や量（表1），回数，便失禁の有無を観察します．

ケアのポイント

- ケアの中心は下痢に関連する異常の早期発見と合併症予防です．
- 脱水や電解質異常の予防において，可能であれば経口からの水分補給を進めますが，困難な場合には輸液での補正を行います．輸液量は病態による違いはありますが，血圧維持のために十分な量を投与する一方，心負荷とならないように体液量を評価していくことが求められます．
- ベッドサイドでの評価には心エコーが用いられることが多く，検査中の患者に苦痛がないよう，体位や室温を調整し，プライバシーの保持に努めます．また，問診では，心不全や腎不全，高血圧などの病歴だけでなく，日常

の血圧値も体液量の評価に重要な情報です．確認し記録しておきましょう．
- 電解質補正において，低カリウム血症や低マグネシウム血症で高度の場合は，比較的緊急に補充する必要があり，必ず心電図モニターを装着した監視下で行います．低ナトリウム血症では，過剰補正によって浸透圧性脱髄症候群や脳浮腫を生じるため，意識レベルの変化に注意しながら，1日あたり10〜20mEq/Lを超えないよう数日かけて補正します．
- 下痢に感染症が関与している場合，院内へのアウトブレイクを防止することが求められます．感染性の下痢では，病原菌に応じた接触予防策が行われますが，その大部分は，排泄物に対する標準予防策に含まれています．そのため，感染症の有無にかかわらず日常的に標準予防策を順守していることが重要です．
- スキンケアでは，皮膚障害の予防として，過剰な洗浄は避け，皮膚には撥水作用をもつ油脂性軟膏やスキンケア用品を塗布します．失禁がある場合には，便の性状に応じて軟便専用パッドの使用や便失禁管理システムの留置を検討します．皮膚障害が進行する場合，治療的ケアに移行します．皮膚は板状や粉状の皮膚保護剤を貼付して皮膚を下痢便から守ります．

表1 King's Stool Chart

(https://www.kcl.ac.uk/lsm/Schools/life-course-sciences/departments/nutritional-sciences/projects/stoolchart/kings-stool-chart-spanish.pdfより引用)

参考文献

1) Sucu Dag G et al：Assessment of the Turkish version of the King's Stool Chart for evaluating stool output and diarrhea among patients receiving enteral nutrition. Gastroenterology Nursing 38：218-225，2015
2) 小林修三，土井研人 編：救急・ICUの体液管理に強くなる．羊土社，2015

23 吐血・下血

渡邉 利泰, 瓜田 純久

吐血・下血とは？

- 吐血・下血とは，消化管出血に伴う症状です．肉眼的に確認できる血液成分の嘔吐を吐血，便として排出されるものを下血といいます．黒色のタール便と鮮血に近い血便を含め下血を区別することもありますが，ここでは「下血」とまとめて説明します．

吐血・下血のメカニズム

- 吐血（図1）とは，Treiz靱帯より口側の消化管に出血源がある場合に起きます．上部消化管出血によって胃内に血液が溜まると，ヘモグロビンが胃酸の還元作用で塩酸ヘマチンとなり，黒色調に変化します．これを嘔吐した場合，コーヒー残渣様になります．この色調変化は，胃内の停滞時間や出血量によるため，通常の場合はコーヒー残渣様になりますが，食道静脈瘤や消化性潰瘍大量出血の場合は，鮮紅色の血液を吐出することもあります．

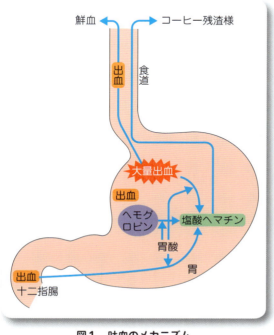

図1 吐血のメカニズム

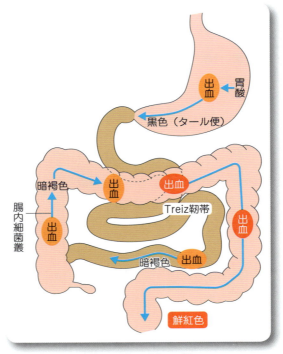

図2　下血のメカニズム
小腸から右半結腸は腸内細菌叢によりポルフィリン色素が暗褐色になる．
横行結腸以下では鮮紅色になる．

- 下血（図2）とは，出血部位（出血量）によって黒色のタール便と鮮血に近い血便に区別されます．タール便は上部消化管からの50mL以上の出血が胃酸の影響を受けたものです．大腸疾患の場合，右半結腸の出血では，大腸内に長期停滞すると腸内細菌叢の影響で暗褐色を呈します．横行結腸以下の出血の場合は，肛門に近くなるほど鮮紅色の血便になります．

症候からみたトリアージ（図3）

- 大量の吐血・下血を認めた場合，出血性ショックをきたすことがあります．ショックの一般的な徴候には，顔面蒼白，チアノーゼ，虚脱，冷汗，口渇，血圧低下，脈圧低下，循環血液量の低下，尿量減少，意識混濁などがあります（表1）．
- ショック状態の場合は超緊急事態のため静脈路を確保し，輸液の開始，輸血準備など緊急処置が必要です．
- 血液検査で貧血の確認は可能ですが，出血直後ではHbやHtの変動を示すことは少ないです．そのため意識レベル，顔色，貧血・黄疸の有無，血圧・脈拍・呼吸状態などの視診およびバイタルサインから出血量を推定します．
- 吐血時は，吐物による気道閉塞に対処できるようにしておく必要があります．

MEMO
出血直後は採血結果に反映されません．出血は表1のように身体所見や症状から推定します．

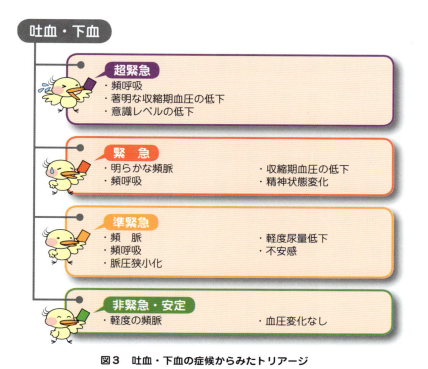

図3　吐血・下血の症候からみたトリアージ

表1　循環血液量に対する出血量と身体所見（文献1より引用）

	循環血液量に対する出血量	身体所見，症状
class I	<15%	軽度の頻脈，血圧変化なし
class II	15〜30%	頻脈，頻呼吸，脈圧狭小化，軽度の尿量低下，不安感
class III	30〜40%	明らかな頻脈，頻呼吸，収縮期血圧の低下，精神状態変化
class IV	40%<	頻呼吸，著明な収縮期血圧の低下，意識レベル低下

問診のポイント（図4）

- 吐血・下血の原因疾患は多岐にわたるため，**問診は重要**です．
- **吐血**の場合，多くは**緊急性**のある疾患です．**大量の吐血・下血**に伴うショック状態では，超緊急で処置が必要です．
- **下血**は，**大量の血便やタール便**（上部消化管からの50mL以上の出血がないと認められない）を認めた場合は，緊急処置が必要です．
- **吐血の性状**（色調，出血量，回数など）を確認後，**発症までの自覚症状**や**病悩期間，既往歴，生活歴**（飲酒，喫煙，同性愛者，有機野菜，生鮮食料品の摂取），**服用歴**（NSAIDs，抗凝固薬，抗血小板薬，抗菌薬など），**海外渡航歴**の有無などを確認することで，出血部位および疾患を推定するこ

超緊急
・大量吐血・下血
・出血性ショック状態

緊　急
・吐血
・下血（大量の血便またはタール便）
・前ショック状態

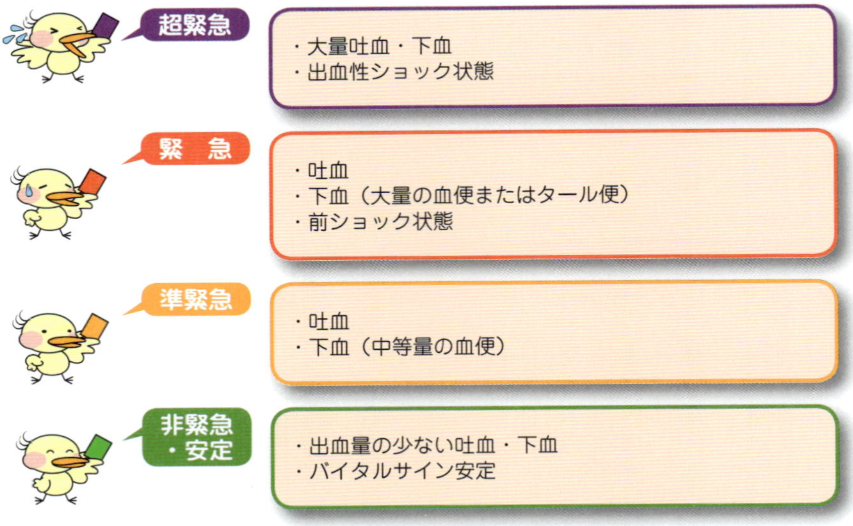

準緊急
・吐血
・下血（中等量の血便）

非緊急・安定
・出血量の少ない吐血・下血
・バイタルサイン安定

図4　問診のポイント

とができます．
- **吐血**の性状がコーヒー残渣様で，消化性潰瘍の既往やステロイド，非ステロイド性抗炎症薬（NSAIDs），抗凝固薬，抗血小板薬などの処方の有無，空腹時の心窩部〜右季肋部痛を認めていた場合は，出血性潰瘍の可能性が高いです．性状が鮮紅色で飲酒後の繰り返す嘔吐後の吐血であればMallory–Weiss症候群，肝硬変患者では胃・食道静脈瘤破裂などの可能性が高いです．鮮紅色の吐血の場合，喀血との鑑別も必要となるため，呼吸器症状（咳嗽など）や血液への泡沫の混入の有無を確認しましょう．
- **下血**の場合も吐血と同様で，性状（色調，出血量，回数など）を確認し，およその出血部位を確認します．タール便の場合は出血部位は上部消化管を，暗褐色の場合は小腸（右半結腸も長期停留すると暗褐色になります），横行結腸以深では鮮紅色〜新鮮血ならば結腸〜肛門からの出血と考えます．

フィジカルアセスメントのポイント

- 出血性ショックは超緊急で危険な状態です．
- 出血性ショックの状態は，①顔面蒼白，多呼吸，乏尿，②脈拍120回/分以上，③チアノーゼや蒼白などの皮膚所見，④不安，不穏，攻撃的な態度や無反応，昏睡など意識レベルの低下，⑤収縮期血圧90mmHg以下，⑥capillary–refiling time（爪床または小指球を圧迫し，細管流速度2秒以上）です．
- 口臭（アンモニア臭），皮膚や眼球結膜の黄染，腹水，酒皶，クモ状血管腫，女性化乳房，腹壁静脈怒張などの身体所見は肝硬変症を示唆する所見であり，食道胃静脈瘤破裂による吐血を疑います（**図5**）．
- 胃・十二指腸潰瘍の場合，腹膜刺激症状の有無を確認し穿孔を確認します．

用語解説

酒皶（しゅさ）
鼻の頭や額や頬の毛細血管が拡張して皮膚が赤くなるもの．

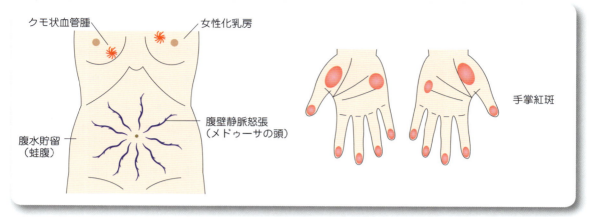

図5　フィジカルアセスメントのポイント
食道・胃静脈瘤破裂の患者は，肝硬変を認める．
肝硬変にはこれらの身体所見がある．

- 胃がんの場合，腹部腫瘤，左鎖骨上リンパ節腫大（Virchow転移），直腸指診（Schnitzler転移）などを認めることがあります．
- 下血の場合は，肛門部の指診および直腸指診を行います．
- 皮下出血斑や紫斑，リンパ節腫大を認める場合，血液疾患や全身血管病変の存在を考えます．

考えられる疾患

- 吐血をきたす疾患は，上部消化管疾患以外にも，隣接臓器の疾患や血液疾患，全身疾患など多岐にわたります（図6）．
- 上部消化管疾患の主な原因疾患は，胃・十二指腸潰瘍，食道・胃静脈瘤破裂，急性胃粘膜病変（acute gastric mucosal lesion：AGML），Mallory-Weise症候群，胃がんです．
- NSAIDs服用中や消化性潰瘍の既往がある場合，胃・十二指腸潰瘍からの出血を考えます．ヘリコバクターピロリ感染やストレスも潰瘍の原因です．
- 肝硬変のある患者では，食道・胃静脈瘤破裂による吐血を疑います．多量の鮮血でショックに陥りやすく，緊急内視鏡処置が必要となります．
- 飲酒後に繰り返す激しい嘔吐の後の吐血は，Mallory-Weise症候群を疑います．ほとんどの症例は保存的治療で自然止血します．
- 急性胃粘膜病変は様々な原因が考えられ，薬物（NSAIDs，副腎皮質ホルモン製剤，抗生剤，抗凝固薬，抗血小板薬，抗がん剤）の摂取，アルコール，刺激性食品などの物理的要因，精神的ストレスや脳外科手術や火傷などの身体ストレス，ヘリコバクターピロリ初感染，アニサキスなどの感染症などがあります．
- 下血をきたす疾患も多彩であり，原因としては上部消化管出血が75〜90％と高く，下部消化管出血の割合は10〜25％程度です．

用語解説

Mallory-Weise症候群

腹腔内圧の上昇（大量飲酒後の嘔吐や，妊婦の激しい嘔吐など）で，食道胃接合部付近に裂創を生じ，出血したために吐血をきたす疾患です．

超緊急
・食道・胃静脈瘤破裂　　　・直腸静脈瘤
・胃・十二指腸潰瘍

緊　急
・Mallory-Weise症候群　　　・出血性直腸潰瘍
・AGML
・結腸憩室出血

準緊急
・食道がん　　　　　　　　・大腸ポリープ
・胃がん　　　　　　　　　・薬剤性腸炎
・大腸がん　　　　　　　　・虚血性腸炎
・炎症性腸疾患（潰瘍性大腸炎，クローン病）

非緊急・安定
・逆流性食道炎　　　　　　・裂　肛
・急性腸炎　　　　　　　　・痔　核

図6　吐血・下血から考えられる疾患

- **結腸憩室症**は突然出血し，腹痛を伴わないことが多いです．NSAIDs服用者で出血が起こりやすいといわれています．70〜80％は自然に止血しますが，20〜38％は再発を繰り返します．
- **虚血性腸炎**は，急激な腹痛とそれに続く下痢，血便が認められ左側結腸に好発します．高齢女性に好発しますが，若年でも感染に伴う脱水と強い蠕動の誘発によって発症することがあります．
- 抗生物質を内服後数日してから生じる腹痛，下痢と血便を認めた場合は，**出血性大腸炎**や**偽膜性腸炎**を疑います．
- **大腸がん，ポリープ**などの腫瘍性病変や**裂肛**や**痔核**なども下血の原因疾患です．

必要な検査

- **血液検査**では貧血の有無，血液型を確認します．**血中尿素窒素（BUN）**の上昇は消化管内出血を示唆します．同時に**肝機能，腎機能，電解質，炎症反応**などから，原因疾患につながる情報を得ることができます．
- **腹部CT検査**では大腸がん，大腸憩室，虚血性腸炎など，下血の原因疾患の診断や消化管穿孔の合併の有無を確認できます．また，消化管内容物のCT値から出血部位が明らかになる場合があります．
- **内視鏡検査は，バイタルサインが安定してから**施行すべきですが，補液や輸血でもバイタルサインの改善なく新鮮血が持続的に排泄される場合には，緊急内視鏡による止血術が必要です．
- 内視鏡検査で出血部位が同定できない場合，**血管造影**を行います．急性出血の場合や0.5mL/分以上の出血時は造影剤の血管外漏出像を確認でき，

同時に塞栓術を施行できます．
- 小腸出血の場合は診断が困難で，開腹手術で確定診断に至っていましたが，カプセル内視鏡，ダブルバルーン内視鏡によって，小腸病変の診断および治療が可能になりました．

この症状にこの初期対応

- 消化管出血では，循環動態の安定が最も重要です．ショックの場合には急速輸液を行い，バイタルサインを観察します．循環動態が安定すると，自然止血する可能性が高くなります．
- バイタルサインが安定した時点で，出血源検索のために問診，画像診断，緊急内視鏡検査を施行します．
- バイタルサインが安定しない場合でも，新鮮血が持続的に排泄される場合は，緊急内視鏡による止血処置や輸血が必要になります．
- 出血源が同定できない場合は，IVRや緊急手術の適応です．
- 食道静脈瘤による出血では緊急内視鏡を施行しますが，全身状態が不安定な場合や止血困難な場合はSengstaken-Blakemore tubeを挿入し，一次止血をはかります．それでも止血できない場合は，バソプレシンを投与します．
- 消化性潰瘍の場合，内視鏡診断前にプロトンポンプ阻害薬またはH₂受容体拮抗薬の静脈投与を行います．
- 結腸憩室出血ではほとんどが自然止血しますが，出血量が多い場合は緊急内視鏡を施行します．内視鏡先端にフードを装着し出血源を検索しますが，同定できない場合は高濃度バリウム充填法を行います．ケースによっては，経カテーテル的治療や外科治療を要することがあります．

参考文献

1) American College of Surgeon : Advanced Trauma Life Support Course Manual. Am College of Surgeons, pp103-122, 1997（消化器内視鏡ガイドライン 第3版．医学書院，2006）

用語解説

IVR

X線透視像，血管造影像，超音波やCT像をみながらカテーテルと呼ばれる細い管や針を用いてつまった血管を拡げたり，出血した血管を詰めて止血をしたりする手技のことです．

用語解説

Sengstaken-Blakemore tube

食道静脈瘤破裂時の応急処置で使います．チューブにバルーンがついていて，このバルーンを膨らませて食道壁を圧迫し出血している食道静脈瘤を圧迫止血します．

MEMO

バソプレシンはVaso（血管）をpressin（圧迫する）の意味で，血管収縮作用を有します．内臓血管を収縮させることにより門脈圧も降下することにより門脈圧亢進症の一つである食道静脈瘤にも有用です．ただし最近は内視鏡的止血術が確立されその有用性は低下しました．

MEMO

バイタルサインが不安定な場合は，注意が必要です．急速輸液や輸血で対応し緊急止血処置を行いましょう．

吐血・下血に対する観察とケアのポイント

平井　千尋

観察のポイント

▶ **緊急度のアセスメント①バイタルサイン**
- ショック状態か確認します（218頁参照）．初診の患者であれば普段の血圧を聞くことが重要となります．出血により循環血液量が減少すると，それに伴い前負荷，心拍出量が減少し血圧が低下しますが，初期の段階では交感神経が刺激されてカテコラミンが分泌されるため，心拍数と心筋収縮力は増加し，末梢血管が収縮することで収縮期血圧は維持されます．
- 217頁の表1のように出血量を推定できますが，緊急の場合，shock index＝心拍数（回/分）/収縮期血圧（mmHg）により簡単に予測できます．これが1.0なら1L（23％），1.5なら1.5L（33％）出血したことになります．

▶ **緊急度のアセスメント②ショック徴候の5P**
　　・蒼白（Pallor）
　　・虚脱（Prostration）
　　・冷汗（Perspiration）
　　・脈拍触知不可（Pulselessness）
　　・呼吸不全（Pulmonary insufficiency）
- 血圧維持のため，ショックの初期では交感神経の亢進により発汗量が増え，冷汗が出現します．また末梢血管の収縮により皮膚の血液量が減少し，冷たく，蒼白になります．
- 毛細血管再充満時間（capillary refilling time）の遅延もこの機序によりみられます．

▶ **出血の性状，量の確認**
- 吐血・下血の量，回数を確認します．色調によりおおよその出血部位が判断（215頁参照）できます．

▶ **その他の確認情報**
- 消化器疾患の既往，薬剤使用状況（抗凝固薬，血小板薬など），食事摂取状況を把握します．

ケアのポイント

▶ **標準予防策**
- 血液汚染の危険があるためガウン・ゴーグル・マスク・手袋などを装着します．

▶ショック，出血への対応

- **モニタリング，バイタルサイン**のチェック
- **気道確保の準備**：意識障害や吐血による窒息防止のために準備しておきます．
- **酸素投与**
- **輸液ルートの確保**：大量輸液や輸血をするため，太いルートを2本確保します．
- **輸血の準備**：採血時に血液型も提出し，緊急輸血に備えます．
- **止血処置の準備**：止血処置のため，緊急で内視鏡や血管内カテーテル治療をできるように準備をします．
- **保温**：大量の輸液や輸血，処置により低体温になると，凝固機能が低下するので全身の保温に努めます．
- **体位の調整**：ショック時は安静を保ちます．吐血での誤嚥予防には側臥位にします．
- **吸引の準備（吐血の場合）**

▶その他

- 吐血後は口腔内の吸引を行い，吐血物による汚染による臭気や不快感から再吐血をひき起こすこともあるため，含嗽します．
- 下血の場合，排泄時の移動や排便時にショック状態となることもあるため，安静度の確認と排泄時の観察が必要です．安静の場合は排便介助を行い，羞恥心に配慮します．
- 便色，腫瘤，裂傷，痔の確認で直腸指診や肛門鏡検査を行う場合は介助をします．
- 症状や緊急処置により患者・家族の精神的負担は大きいため，精神的なケアを行います．

参考文献

1) 山下雅知：吐血，下血．"救急診療指針 改訂第4版"日本救急医学会 監修．へるす出版，pp323-325，2011
2) 正岡建洋：吐血・下血．"内科救急診療指針2016"日本内科学会認定制度審議会救急委員会 編．総合医学社，pp89-93，2016
3) 天羽敬祐：ショック．"ICU重症患者の看護と治療 第4版"天羽敬祐 編．金芳堂，京都，pp132-134，1999

24 腹部膨満

松下 達彦

腹部膨満とは？

- 腹部膨満とは文字どおり，**腹部が見た目，膨満していること**です．どこからを膨満というかという**定義はありません**．当然肥満の人も含まれます．ただ，見た目腹部がふくれている患者の中に，何らかの医療的処置が必要な人がいることは確かです．
- それは，緊急を要するものから，そうでないものまで多彩であり，だからこそ，**診る人のチカラが必要**なのです．

腹部膨満の鑑別とメカニズム

- 腹部膨満の原因を考える時，まず，そのメカニズムを考えることから始めます．
- 私はいつも **6F** と唱えながら診察することにしています．すなわち，**Fluid**〔液体（腹水，血液）〕，**Fetus**〔胎児（妊娠）〕，**Feces**〔便（便秘）〕，**Fatal**〔致死的（がん）〕，**Fat**〔脂肪（肥満）〕，**Flatus**（腸管ガス）です．

症候からみたトリアージ（図1，2）

- 重症度を決めるパラメーターで，まず最初に考えるのが，**バイタルサイン**と**意識状態**と**症状の強さ**です．また，原因を推測することでも，その進展を予想します．
- 上記パラメーターでの緊急度を見積もりながら腹部膨満の原因を考えることにより，よりトリアージの精度を高めることができます．

> **MEMO**
> **呼吸数の重要性**
> 呼吸数は酸素の状態のみを表すのではありません．身体が重篤な状態の時に起こるアシドーシスを補正するために過剰な呼吸をすることがあります．

腹部膨満

超緊急
ショック状態，冷汗を伴うほどの痛み，昏睡，板状硬の腹部
　腹部膨満があるなしにかかわらず，すぐに処置が必要になる可能性のある病態を考えます．ショックは基本的に致死的な原因によって起こっていると考えます．腹部からのショックは大動脈瘤からの出血や腸管破裂からの敗血症，絞扼性の腸閉塞などを考えます．

緊急
言っていることがおかしい，何度も嘔吐している，高血圧，心房細動を伴う，頻呼吸（Kussmal 呼吸もしくはRR 30回以上），外傷後，手術後
　意識状態の変化は腹部膨満と連想すれば肝硬変からの肝性昏睡を考えます．高血圧や心房細動は血管の病変，大動脈瘤，大動脈解離，SMT（superior mesenteric artery thrombosis），SMA（上腸間膜動脈塞栓症）などを連想させます．

準緊急
最近の便秘，便の狭小化，妊娠の可能性，3ヵ月以上かけて大きくなってきた，右下腹部の痛み，手術歴あり，精神疾患あり，肝硬変のある人の発熱
　最近の便秘や狭小化は，体重減少とともに大腸がんのキーワードと考える．

非緊急・安定
30歳以下の以前からの便秘，変化のない肥満
　長い間変化のないものは緊急性が低い場合が多いです．ただし，甲状腺機能低下症や家族性地中海熱など治療が必要なものも含まれます．肥満が中心性であり，高血圧，満月様顔貌，バッファローハンプなどが観察されればCushing病を疑い，治療が必要です．

図1　腹部膨満の症候からみたトリアージ

超緊急
- 腹腔内出血（腹部大動脈瘤破裂・肝がん破裂）
- 上腸間膜動脈塞栓症
- 消化管穿孔
- 絞扼性イレウス
- 脾破裂
- 急性心筋梗塞

緊急
- 肝性脳症＋腹水
- 腸閉塞
- ネフローゼ症候群
- がん性腹膜炎
- 卵巣出血
- 卵巣茎捻転
- SBP（腹水）

非緊急・安定
- 便秘　・腹水
- 妊娠　・卵巣腫瘍

図2　鑑別からみたトリアージ

用語解説

SBP（spontaneous bacterial peritonitis：特発性細菌性腹膜炎）

肝硬変があり腹水がある人は免疫機能が脆弱化しているため最近が腹水内に入り込み腹膜炎を起こします．どこから入ったかわからないという意味で特発性という言葉が使われています．

問診のポイント

▶ 最も緊急を要するもの
- 腹部膨満をきたすもので最も早いトリアージを必要とするものは，出血です．
- 腹腔内で出血しているかどうかをフィジカルアセスメントのみで推測するのは不可能で，むしろ患者背景と症状とバイタルサインから疑い，検査・治療を同時に進めます．
- 腹腔内での出血の原因として，肝臓がん，外傷，女性器からの出血が原因であることが多く，腹部大動脈瘤破裂では後腹膜に血液が流れるので，腹部膨満が現れるのは出血がかなり進行してからになります．往々にして，後腹膜の出血は，症状が現れにくく，発見が遅れる傾向にあります．例えば，鼠径（大腿静脈）から中心静脈ラインを挿入していた後のバイタル変化や腰痛には，後腹膜の出血を想起する必要があります．
- 救急外来で最も重大な見落としやすい2大疾患は，上腸間膜動脈塞栓症と腹部大動脈瘤破裂です．
- 心房細動→冷や汗をかくほどの痛み，突然の発症は塞栓症を疑います．
- 腰痛や腹痛を訴える高齢高血圧患者は腹部大動脈瘤の破裂を疑います．これらは医療者が疑わないと診断できず，また，診断が遅れると不幸な転帰を迎えうるので，日頃から疑う癖をよくつけておくべきです．
- 次に緊急性のある腹部膨満は，小腸の閉塞が挙げられます．手術歴がある，何度も腸閉塞を起こしている，腹痛の後少し排便があった後，ガスすら出ず，何度も嘔吐している，などは腸閉塞を疑います．
- 腸閉塞の中でも絞扼性かどうかは治療の根本を変える大切な判断となります．絞扼性の腸閉塞は血流が途絶え，腸の壊死が始まっているもので手術の適応となる可能性のある状態です．

▶ 肝硬変
- B型やC型肝炎のある人が，意識障害，見当識障害があったり，羽ばたき振戦がある場合は，肝硬変による肝性脳症を疑います．腹水があるということは，肝硬変が末期状態にあると考えてよいと思います．
- また，発熱と腹水の増加があればSBPを疑います．

▶ がん
- 高齢者が突然便秘になったという病歴があれば，大腸のがんによる閉塞を疑います．便の狭小化や体重減少もがんを疑わせる病歴です．腹腔内のがんの播種は腹水を伴います．肝がんをもともともっている人は，時に破裂してショックで来院します．

▶ 腹水
- 腹水の原因は血液中のアルブミンの低下，門脈圧，静脈圧，炎症や感染が考えられます．
- 低アルブミン血症の原因は消化管からの吸収不足，尿からの漏れ，肝臓の産生低下が考えられます．よって摂取不足や胃がんのある人，ネフローゼ症候群，肝硬変の人は低アルブミン血症を伴い，腹水→腹部膨満の原因と

MEMO

「突然」という言葉は曖昧であり私たちはあえて，秒単位での発症sudden onsetとして，それより緩徐に発症をacute onsetといって区別しています．突然の発症は血管の病変を疑うとても大切な病歴です．「その時何をしていましたか？」という質問を行うと効果的にオンセットを把握できる場合があります．

MEMO

sudden onsetで考える病変は「破れる」「つまる」「さける」「ねじれる」と覚えます．「破れる」典型は消化管穿孔と大動脈瘤からの出血，「詰まる」は消化管では腸間膜動脈の塞栓，また肺動脈塞栓もよく起こります．「さける」は大動脈解離が代表です．「ねじれる」はS状結腸捻転などを考えます．急を急ぐ疾患が多く含まれるので早くもれなく想起できるように準備しておきましょう．

MEMO

イレウスという疾患名は定義が曖昧で閉塞も麻痺性の場合もイレウスと表現していましたが，近年はなるべく腸閉塞にはイレウスという言葉を使わないようになってきています．

- なります．
- 門脈圧の上昇の代表は肝硬変です．バッド・キアリー症候群やBanti症候群も稀ですが起こりえます．
- 静脈圧の原因は心不全，特に右心不全が考えられます．
- いずれも下肢の浮腫を伴うことが多いです．
- そのほかにもネフローゼは眼瞼の浮腫が目立つ，下肢の浮腫を伴うが，呼吸苦はそれほどでもない，尿が泡立つことがあった，などのエピソードから疑います．
- 以前から肝硬変で通院しており，定期的に腹水穿刺をしている人や，以前からの肥満で特に変わっていない人は，トリアージとしては最も安定していますが，そのことに安心せず，何らかの変化，例えば立ちくらみ→（肝がんから）出血していないか，体重は変わっていないが顔はやせてきた→がんが進んで腹水が増えたために体重が相殺された，などの考慮も必要です．

用語解説
PSAGN（溶連菌感染後糸球体腎炎）
小学校高学年あたりの年齢によく起こります．溶連菌感染後の免疫の賦活化によって起こる急性の糸球体腎炎です．溶連菌感染時の抗生剤投与では予防できないといわれています．

フィジカルアセスメントのポイント

- 腹部膨満の方を診た時は，一度真横から見てみてください（**図3**）．そして，臍の方向に注目すると，腹部全体が腫脹している場合には，臍は足側を向いていることに気づきます．頭側を向いている時は，膀胱か女性の骨盤内臓器，特に卵巣の腫脹を考えます．
- 顔は苦悶表情で，膝を立ててじっとして寝ている人では，腹膜炎を疑います．膝を立てることで腹膜の張りを緩和させたり，腹部の筋肉に力を入れないことで，腹膜炎による痛みを回避しようとするからです．
- 腹水が身体所見から同定できるためには最低1,500mLの腹水が貯留していることが必要ですが，超音波を使えば，もっと少量でも同定が可能です．
- 手掌紅斑やくも状血管腫，脾腫などは肝硬変を疑うポイントです．
- 羽ばたき振戦がある場合は，肝硬変による肝性脳症を疑います．肝性脳症に特異的ではなく，尿毒症やCO_2ナルコーシスでもみられます．

MEMO
身体所見にしても症状にしても時に時間の軸をとってみることが大切です．

MEMO
すごく痛そうだけどじっとしている人を見た時は，まず汎発性腹膜炎を疑います．

用語解説
羽ばたき振戦
坐位で腕を地面と平行にまっすぐに伸ばしてもらい掌のみを天井に向けてもらうと，手関節より末梢のみがピクピクと羽ばたくように動きます．

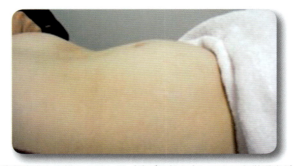

図3　腹部膨満を真横から見た図（臍が頭部を向いており卵巣腫瘍だった）

- メドゥーサの頭を腹壁にみることは稀ですが，より肝硬変を疑わせる所見であり，腹壁静脈の方向が頭部から下肢に平行に上向きに走っていれば，バッド・キアリ症候群を疑います．
- また，四肢や顔面がやせ細っていれば栄養失調を考え，その多くは消化管のがんであり，腹膜への播種も考えられます．注意深く観察すれば臍にシスターメアリージョセフの小結節を診ることがあり，これも腹腔内のがんを疑わせるといわれています．
- 呼吸苦があって，起坐呼吸や労作性呼吸困難があれば心不全を疑いますが，特に右心不全では腹水貯留の傾向が強いです．
- 腸閉塞の場合は，ほつれた腸を戻そうと腸が活発に動いており，腸音は亢進していることが多いです．その反面，何らかの理由で，腸の動きが止まってしまうことで腹部が張ってしまうことがありますが，その最も重篤な原因が先ほど述べた腸管の破裂であり，準ずるものとしては敗血症，特に尿路感染を考えます．いずれにしても腹腔内もしくは後腹膜に強い炎症が起こっている時には腸の動きは止まり，偽性（麻痺性）の腸閉塞を起こし，腸内に炎症があるか，機械的な閉塞をきたしている時には腸の動きはむしろ亢進します．
- 腹部の表面に腸の蠕動が見えたら，腸閉塞は確定的といわれています．
- また，臍や鼠径にヘルニアがあれば，手術歴がなくてもヘルニアによる腸閉塞を疑います．腸閉塞を疑った時にヘルニアを探します．逆に腹水が大量にあると臍ヘルニアや鼠径ヘルニアを二次的に起こすこともあります．
- 肥満度の高い人が妊娠に気づいていないこともあり，X線や投薬の前に発見する必要があります．

> **用語解説**
>
> シスター（メアリー）ジョセフの小結節(Sister Mary Joseph nodule)
>
> 腹腔腫瘍の転移により臍に出現する結節であり，発見者はミネソタ州のメイヨー・クリニックの前身のSt.Mary病院の看護師．

必要な検査

▶ 腹部単純X線写真

- 臥位と立位の両方で撮影されることが多いです．今や，腹部エコーや腹部CTに診断の座を明け渡すことが多いのですが，設備のない施設では処り所になり，経験の多い医師ほど深くまで読み込むことができる傾向にあります．

▶ 腹部エコー

- 合併症がなく，得られる情報が多いのが特徴です．欠点としては，術者の主観的な部分が多いことと，患者の個や状態によって情報量が変わることです．腹水穿刺をする場合はエコーがその指標となります．

▶ 腹部CT

- 決定的，そして客観的な診断を下すのは今やCTであることが多いです．造影を併用することによって飛躍的に情報は増えるのですが，造影剤による合併症に注意が必要となります．腸閉塞，腹水，腹腔内出血，上腸間膜動脈塞栓，虫垂炎，胆嚢炎，胆嚢結石，総胆管結石，膵臓がんなど，子宮筋腫，卵巣嚢腫など，多くの疾患を診断することができます．

> **MEMO**
> **造影CTと合併症**
>
> ビグアナイト系の糖尿病の薬を飲んでいる人，気管支喘息，腎不全，
>
> ヨードやヨード造影剤にアレルギーのある人，重症筋無力症，重篤な甲状腺疾患
>
> などの人には注意が必要です．
> （□内は禁忌）

この症状にこの初期対応

- まずは重症度，緊急度の把握が最も大切であり，その後のケアを大きく左右します．それぞれの状態に応じて柔軟に対応することが望まれます．
- ケアの途中で新たな情報が発見されることがあります．家族や本人の言葉からの情報（自覚症状，既往歴，食事内容など），バイタルサインなどの変化，身体の下側に新たな皮下出血の発見など，重要なものならばただちに医師へ伝言をするべきです．
- 鎮痛薬使用後や侵襲的な検査時には状態の変化が起こりやすく，また観察も散漫になることが多いので特に注意してください．また，患者のそばを離れるならばモニター装着，ナースコールを握らせる，家族などに付き添いを依頼する，などを考慮してください．

▶ 苦痛の除去

- **痛み**：診断がつかなければ，安易に鎮痛薬は使えません．逆に，診断がついて鎮痛薬の指示が出たら速やかに投与して苦痛緩和するというのが，これまでの常識でしたが，昨今は早めに鎮痛をしたとしても，診断率が下がらないという報告もあります．臨機応変に対応します．
- **嘔吐**：意識レベルの悪い場合は，誤嚥の危険性があります．口元が下向きになるくらいの深い側臥位で誤嚥を防ぎます．
- **腹の苦しさ**：体位は患者の希望に合わせます．膝を曲げたほうが楽なことが多いです．側臥位は好む場合と好まない場合があります．
- **呼吸苦**：腹部膨満が強ければ，仰臥位では横隔膜が上へ押されて呼吸苦を生じます．ファウラー位を好む場合が多く，深呼吸できないため浅く早い呼吸になります．
- **消化管の減圧**：経鼻または経口胃管，またはイレウス管による減圧が行われる場合があります．減圧によって腹部膨満は改善しますが，チューブの留置が新たな苦痛となる可能性があるので注意が必要です（MEMO「鼻腔の壊死」参照）．
- **腹水穿刺**：留置針を挿入して時間をかけて排液します．実施中は体位を大きく変えると排液しなくなることもあり，液の性状，特に出血も含めて，頻回に観察することが要求されます．
- **排便**：指示があれば浣腸（血圧低下の危険あり）を行います．立位での浣腸液注入では直腸穿孔や出血の可能性があります．腹部のマッサージで腸の動きを促すことも有効な場合があります．

> **MEMO**
> **鼻腔の壊死**
> チューブが強く鼻腔を圧迫すると，出血したり組織が壊死することがあります．チューブの挿入により，E-C junctionの逆流防止機能が落ち，誤嚥を助長することがあります．またチューブが胃に接触することで胃潰瘍をつくり，最悪の場合，消化管穿孔を起こすことがあります．

> **MEMO**
> 浣腸は，特にがんの可能性がある患者には危険な手技と考えます．圧力で腸が破裂する可能性があります．

> **MEMO**
> **摘便**
> 老人の粘膜は弱く，摘便時に直腸粘膜を傷つけ，大出血することがあります．

参考文献

1) 松村理司 監訳：Dr.ウィリス ベッドサイド診断─病歴と身体診察でここまでわかる！ 医学書院，2008
2) 竹本 毅 訳：JAMA版 論理的診察の技術─エビデンスに基づく診断のノウハウ─．日経BP社，2010
3) 松下達彦：腹水のフィジカル診断：腹水？ 腹満？ 身体所見の活用場所．レジデント 3（4）：46，2010
4) 徳田安春：Dr.徳田の診断推論講座．日本医事新報社，pp137-142，2015

腹部膨満に対する観察とケアのポイント

中島　久雄

観察のポイント

▶観察のポイント

- 目の前の患者の腹部膨満は，緊急性があるものなのか，そうではないのか？　バイタルサインがその問いの答えとなります．緊急性があると判断した場合，A（Airway：気道）B（Breath：呼吸）C（Circulation：循環）の確保に努めます．また，腹部膨満が突然発症したのか，ゆっくり進行しているものなのかも，緊急性を判断する指標です．緊急性が否定された時点で，その後は225頁の6Fを念頭に観察していきます．
- 腹部膨満は何らか原因により起こるため随伴症状を伴うことが多く，原因や誘因を推測することができます．また，発熱などの随伴症状により腹部膨満の背後に感染を疑う場合，qSOFA（73頁参照）をスコアリングすることで，敗血症の合併を予想し早期の治療介入を可能とします．
- 精神疾患や認知症の既往歴，アルコール摂取下での外傷などの場合，腹部膨満に対する症状の訴えが乏しく患者の状態観察にbias（先入観や偏り）が入るため，そのことを念頭に緊急性を判断することが重要です．

▶腹部膨満の随伴症状と要因

- 門脈圧亢進症状（肝・脾腫大，腹壁静脈怒張，肝性脳症）や黄疸，肝性口臭（fetor hepaticus）などの肝疾患を示唆する徴候．
- 頸動脈怒張や心雑音，下肢の浮腫や陰嚢浮腫など心疾患を示唆する徴候．
- 発熱，腹痛，圧痛，反跳痛，筋性防御などの腹腔内の炎症を示唆する徴候．
- 腰痛，側腹部の皮下出血斑などの後腹膜からの出血を示唆する徴候．
- 食欲不振，悪心・嘔吐，るいそう，体重減少，便が細いなど悪性腫瘍を示唆する徴候．

▶脾臓の叩打法・打診法（図1）

- 仰臥位でTraube三角（左第6肋骨と左前腋窩線と左肋骨弓下縁で構成される三角形）後縁背側に手掌を置き，反対の手拳の小指側でやさしく叩打します．叩打痛で炎症が疑われます．Traube三角の打診は正中より左側背部方向に向かって行い，通常，胃や腸内ガスの貯留により鼓音（高音）が聴取されますが，脾腫大があると濁音（低音）が聴取されます．

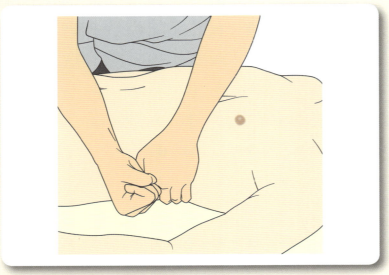

図1　脾臓の叩打法・打診法

ケアのポイント

▶ 緊急度を意識する
- 急性発症の腹部膨満患者がショックを呈している場合，前述の通り腹腔内出血が原因であることが考えられます．細胞外液の急速投与や輸血の緊急投与が必要となります．輸血に関して，迅速な対応と致命的なトラブルを避けるためにも，自施設の緊急輸血手順を日頃から認識しておきましょう．また，同時にCT室や手術室，集中治療室の手配も進めておきます．

▶ 症状軽減のためのケア
- NRS（Numerical Rating Scale）による自覚的な痛みの評価を継時的に行い，その都度医師に鎮痛薬投与は可能な状態か確認します．
- 体位に対しても患者の希望を確認し，体位変化により症状緩和に至ったのか観察していきます．セミファウラー位により呼吸困難感の軽減，膝下に枕を入れ屈曲させることにより腹壁の緊張緩和が期待できます．

▶ 抗菌薬
- 腹部膨満の原因としてイレウスと診断された場合や腹膜炎の合併が示唆される場合，グラム陰性桿菌や嫌気性菌に対して第二世代セフェム系抗菌薬（セフメタゾールなど）の早期投与が有効となります．医師に血液培養採取や抗菌薬投与の必要性を確認し，血液培養採取後に速やかに抗菌薬投与が行えるようにする必要があります．

▶ 腹水穿刺
- 腹水穿刺を行う場合，1～2L程度の排液量が目安とされます．大量排液により循環不全や腎障害，低ナトリウム血症，肝性脳症を誘発することがあり，バイタルサインの変化に加え，性状・排液量の観察に注意が必要です．これらの合併症予防のため，アルブミンの投与が有効とされてしま

す．また，処置中しばらくの間，動くことができないため説明により患者の協力を得ることが必要です．

参考文献

1) 松下達彦：下痢，便秘そして腹満．レジデントノート 19（2）：218-234，2017
2) 小池和彦，山本博徳，瀬戸泰之 編：消化器疾患最新治療 2017-2018．南江堂，pp354-357，2017
3) 小俣政男 編：消化器内科レジデントマニュアル．医学書院，pp123-126，2014
4) 古谷伸之 編：診療と手技がみえる vol.1 第2版．メディックメディア，pp126-146，2017
5) 野口美和子 編：消化・吸収機能障害/栄養代謝障害（新体系看護学全書別巻―機能障害からみた成人看護学②）．メヂカルフレンド社，pp77-80，2012
6) 安宅一晃，藤谷茂樹 監訳：敗血症および敗血症性ショックの管理に関する国際ガイドライン（2016年版）
http://www.survivingsepsis.org/SiteCollectionDocuments/Surviving-Sepsis-Campaign-Guidelines-Translation-Japanese-2018.pdf

25 黄疸

吉田 暁

黄疸とは？

- 黄疸とは，血液中のビリルビン（胆汁色素）が異常に増加して，皮膚や粘膜，その他の組織が黄染した状態のことです．

黄疸のメカニズム（図1）

- まず，ビリルビンの体内における流れを説明します．ビリルビンの多くは，老化赤血球の破壊に由来します．赤血球の寿命は約120日といわれ，古くなると脾臓や肝臓などで破壊されます．破壊により間接（非抱合）ビリルビンとなり，肝臓でグルクロン酸抱合を受けて直接（抱合）ビリルビンとなります．直接ビリルビンは水溶性であり，胆汁として腸管に排泄さ

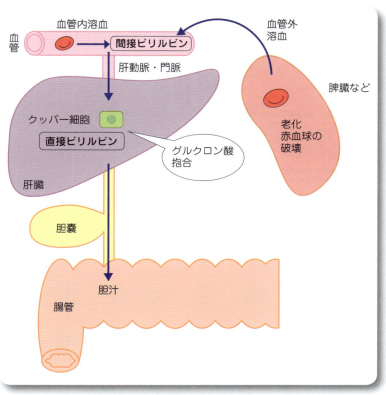

図1　ビリルビン代謝（文献1を参照して作成）

- れます．
- ビリルビンそのものの産生増加，肝臓での肝細胞への取り込み障害，グルクロン酸抱合の障害，あるいは胆道系の炎症や悪性腫瘍による胆汁の排泄障害などによりビリルビンが上昇し，黄疸が起こります．

症候からみたトリアージ（図2）

- 救急診療においては，緊急性の高い病態を確実に診断し，適切・迅速な対応をすることが求められます．緊急ドレナージが必要となりうる急性閉塞性化膿性胆管炎，致死率が高い劇症肝炎といった疾患を念頭におく必要があります．
- バイタルサインには特に注意が必要です．ショック状態は超緊急事態であり，ただちに医師に報告し，蘇生処置を開始します．
- 意識障害や随伴症状（発熱，腹痛，嘔吐，下血，強い倦怠感など）を認める場合は緊急事態です．ただちに医師に報告し，迅速に診断し治療を行います．

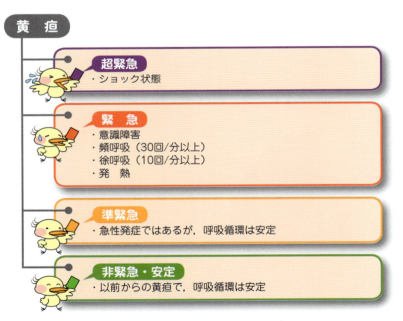

図2　黄疸の症候からみたトリアージ

問診のポイント（図3）

- 発症が急性かどうか，意識レベルはどうか，ショック状態を疑わせるような症状・徴候がないかどうか，チェックします．
- 随伴症状としては，発熱，腹痛，嘔吐，下血，強い倦怠感，感冒症状などの有無を確認します．

超緊急 ・問診をとれないほど状態が悪い

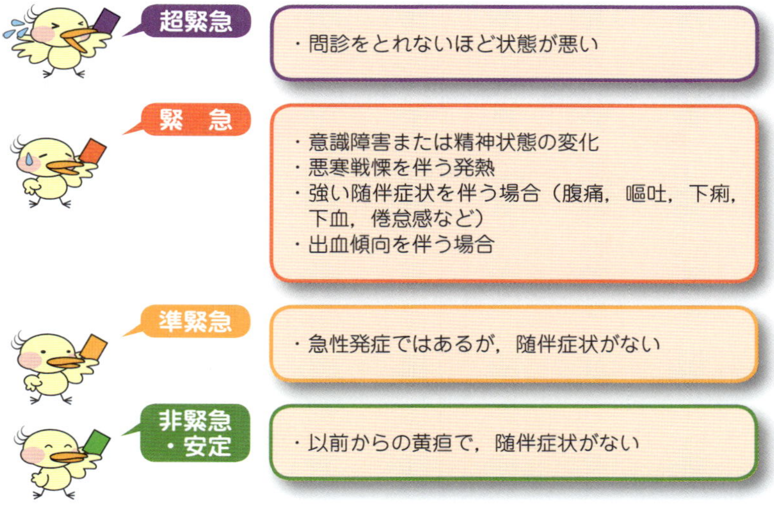

 緊　急
・意識障害または精神状態の変化
・悪寒戦慄を伴う発熱
・強い随伴症状を伴う場合（腹痛，嘔吐，下痢，下血，倦怠感など）
・出血傾向を伴う場合

 準緊急 ・急性発症ではあるが，随伴症状がない

 非緊急・安定 ・以前からの黄疸で，随伴症状がない

図3　問診からみたトリアージ

- 既往歴としては，**肝疾患**（ウイルス肝炎や自己免疫性肝炎など），**消化器疾患**（胆石症など），**手術歴**，**輸血歴**を確認します．
- 生活歴としては，**飲酒状況**（量を少なめに報告されることが多いので注意が必要）や**薬剤服用歴**（アセトアミノフェン中毒など），**海外渡航**（マラリア，A型肝炎，アメーバ赤痢）の有無を確認します．

フィジカルアセスメントのポイント

- **視診で皮膚の黄染の有無**を確認します．**眼球結膜**は黄染（**図4**）を早期から確認しやすく，**総ビリルビン値が3mg/dL程度を超える**と，視診で確認できるといわれています（MEMO「高カロチン血症」参照）．
- 腹部の診察は，腹痛の有無・性状，圧痛の有無・部位，反跳痛や筋性防御などの**腹膜刺激症状**の有無，**肝臓や脾臓の腫大**の有無を念頭において行います．

> **MEMO**
> **高カロチン血症**
> みかんや人参などを大量摂取した際に起こる皮膚の黄染は，高カロチン血症によるものです．手掌や足底，鼻唇溝に観察でき，結膜には認められないのが特徴で，病的意義はなく，黄疸とは異なります．

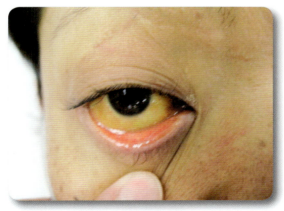

図4　眼球結膜の黄染

237

- クモ状血管腫，手掌紅斑，女性化乳房，腹壁静脈怒張（メドゥーサの頭），浮腫などの所見を認める場合は，肝硬変が背景にある可能性が示唆されます．
- 肝性脳症では，羽ばたき振戦，肝性口臭，意識障害（傾眠傾向や錯乱）がみられます．
- 急性閉塞性化膿性胆管炎の症状としては，発熱・腹痛・黄疸がシャルコーの三徴として有名です．しかし三徴すべてを満たす例は，50～70％程度といわれます．これらにショック・意識障害が加わったものをレイノルズの五徴といいます．

> **用語解説**
> **肝性口臭**
> 呼気への硫化ジメチルの集積によって起こり，腐った卵やニンニクのような口臭となります．

考えられる疾患（図5）

- まずは緊急性の高い疾患を疑う，あるいは除外する必要があります．具体的には，急性閉塞性化膿性胆管炎，劇症肝炎，敗血症を念頭におきます．
- 黄疸の原因疾患は，成人では肝・胆道・膵臓の悪性腫瘍が約30％，胆石・胆管炎が約20％とされています．これらは，いわゆる閉塞性黄疸で，閉塞機転の解除により劇的な改善が見込める点で，他の黄疸とは少し性質が異なります．
- 閉塞性黄疸以外では，急性肝炎が約15％，胆汁うっ滞・肝硬変がそれぞれ約5％とされています．小児では溶血性貧血の割合が高く，青年では急性肝炎，高齢者では肝硬変，肝がん，閉塞性黄疸が多いとされます[2]．
- 発熱を認める場合は，胆管炎，急性肝炎，敗血症などを鑑別に挙げます．
- 敗血症に伴う黄疸は，胆道系以外の感染源によることもあるため，注意が

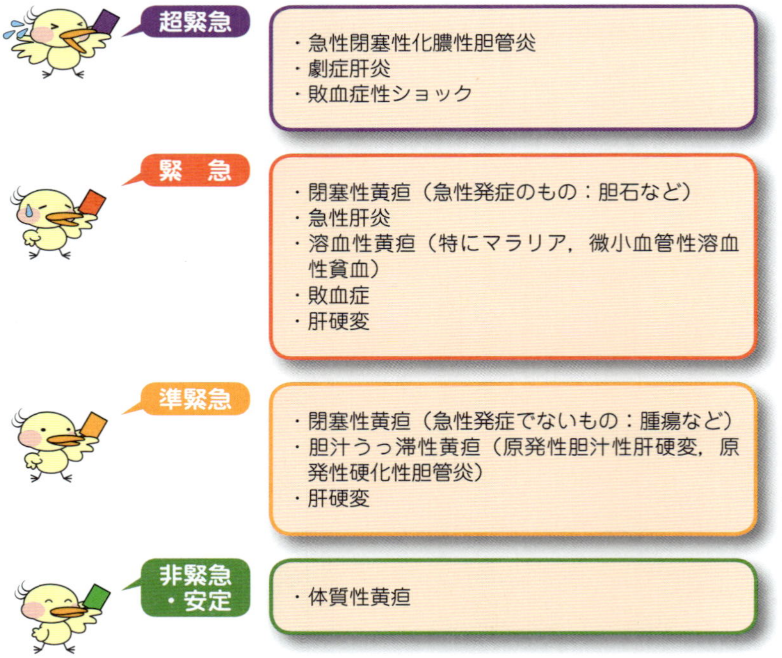

超緊急
・急性閉塞性化膿性胆管炎
・劇症肝炎
・敗血症性ショック

緊急
・閉塞性黄疸（急性発症のもの：胆石など）
・急性肝炎
・溶血性黄疸（特にマラリア，微小血管性溶血性貧血）
・敗血症
・肝硬変

準緊急
・閉塞性黄疸（急性発症でないもの：腫瘍など）
・胆汁うっ滞性黄疸（原発性胆汁性肝硬変，原発性硬化性胆管炎）
・肝硬変

非緊急・安定
・体質性黄疸

図5 考えられる主な疾患

必要です[3]．その場合，詳細な問診，全身の身体診察から感染源を考える必要があります．
- 出血傾向を認める場合は，肝不全やDICを合併している可能性があります．
- 急性胆管炎，劇症肝炎の診断基準を表1，2に示します．

表1 急性胆管炎の診断基準

A：全身の炎症所見
　A-1．発熱（悪寒戦慄を伴うこともある）
　A-2．血液検査：炎症反応所見
B：胆汁うっ滞所見
　B-1．黄疸
　B-2．血液所見：肝機能検査異常
C：胆管病変の画像所見
　C-1．胆管拡張
　C-2．胆管炎の成因：胆管狭窄，胆管結石，ステントなど
確　診：Aのいずれか＋Bのいずれか＋Cのいずれかを認めるもの
疑　診：Aのいずれか＋BもしくはCのいずれかを認めるもの

（文献4を参照して作成）

表2 劇症肝炎の診断基準

初発症状発現から8週以内にプロトロンビン時間が40％以下に低下し，昏睡Ⅱ度以上の肝性脳症を呈する肝炎

必要な検査

- 血液検査では，まず血算（白血球分画，赤血球，血小板）により炎症や貧血の有無を確認します．生化学・血清検査（GOT，GPT，直接/間接ビリルビン，ALP，LDH，γ-GTP，アミラーゼ，リパーゼ，CRP）で，閉塞による肝胆道系酵素の上昇や炎症反応の有無を確認します．溶血性であれば，直接ビリルビンより間接ビリルビンの割合が多くなります．凝固系（PT，APTT，FDP，フィブリノーゲン，D-ダイマー，AT-Ⅲ）ではDIC徴候の有無を確認します．肝性脳症を疑う場合は，アンモニアを確認します．肝炎ウイルスマーカーや腫瘍マーカーは必要に応じて検討します．敗血症を疑う場合は，抗菌薬投与前に必ず血液培養2セットを採取するようにします．
- 画像検査では，腹部超音波検査とCTが有用です．超音波検査はベッドサイドでもすぐ行うことができ，閉塞性黄疸かどうかの判断が可能です．胆道系の拡張，胆石，腹水，可能であればイレウスの有無も検索します．CTは，胆道系疾患の原因検索のために極めて有用です．胆道系の拡張，胆石，肝臓や脾臓の形態，悪性腫瘍の進展度など，超音波検査以上に詳細な評価が可能であり，必須の検査です．

MEMO
GOT・GPT：肝障害の指標
直接/間接ビリルビン・ALP・LDH・γ-GTP：胆道閉塞の可能性
アミラーゼ・リパーゼ：膵炎合併の指標
CRP：炎症の指標

MEMO
血液培養2セット
理由は1セットよりも2セットのほうが，細菌が検出される確率が高いということが一番です．血液培養は必ず2セット採取するという施設が年々増えています．

- その他，磁気共鳴胆管膵管造影（MRCP）や内視鏡的逆行性胆管膵管造影（ERCP）といった検査も，胆管の閉塞部位や原因の精査には有用です．

この症状にこの初期対応

- ショックの状態であれば，速やかに静脈路確保を行い，適切な輸液を行います．血管内volumeが減少している場合は，細胞外液（生理食塩水やラクトリンゲル液など）の大量輸液が必要となります．
- SpO_2が低い場合は，酸素投与を行います．高流量酸素を投与してもSpO_2が低い場合，頻呼吸もしくは徐呼吸で換気が不十分な場合，あるいは意識障害により気道確保困難である場合は，バッグ・マスクでの補助換気，気管挿管を考慮します．
- 閉塞性黄疸に対しては，胆管ドレナージの検討が必要です．特に急性閉塞性化膿性胆管炎のように胆道感染を伴う場合は，抗菌薬投与とともに緊急ドレナージが必要です．ドレナージのタイミングを逃すと，DICや多臓器不全といった重篤な状態となる危険があります[5]．胆道ドレナージのルートとしては，内視鏡的経乳頭的なルート（EBD）と経皮的なルート（PTBD）があります[6]．
- 劇症肝炎は，適切な呼吸循環管理が必要となります．人工肝補助療法としての血漿交換や炎症性サイトカイン抑制や肝細胞膜の安定化のために，プロスタグランジンやステロイドの投与が行われます．内科的治療によっても改善が見込めない場合は，肝移植の適応を検討する必要があります[7]．

参考文献

1) 福本陽平 監修：病気がみえる Vol.1 消化器．メディックメディア，p142，2010
2) 清澤研道：黄疸．"内科診断学 第2版" 福井次矢 他 編．医学書院，pp254-260，2008
3) 東 光久：黄疸．レジデントノート 13（2）：39-49，2011
4) 急性胆道炎・胆嚢炎ガイドライン改訂出版委員会 編：急性胆管炎・急性胆嚢炎診療ガイドライン2013．医学図書出版，pp57-86，2013
5) 中津敏明，内田尚仁，栗山茂樹：救急外来に発熱，黄疸の患者が来たら何をする？ Medical Practice 22（2）：178-183，2005
6) 村上晶彦：急性胆道炎に対するドレナージ．外科治療 93（6）：664-677，2005
7) 大里浩樹：第V部 症候・症状からみた救急対応 19．黄疸．綜合臨牀 53：352-356，2004

用語解説

MRCP
（magnetic resonance cholangiopancreatography）：MRIを使って，造影剤を使用せずに，膵胆管像を描出する方法です．非侵襲的にこれらの閉塞の有無が確認できます．

用語解説

ERCP
（endoscopic retrograde cholangiopancreatography）：上部内視鏡を行い，十二指腸乳頭部より管を入れ，造影剤を注入することにより，膵胆管像を描出する方法です．そのまま，内視鏡的治療を行うことも可能です．

用語解説

PTBD
（percutaneous transhepatic bile drainage）：超音波で確認しながら，体表から肝臓を通り胆管に管を入れる方法です．これにより黄疸の原因となっている胆汁を体外に排出することができます．

用語解説

EBD
（endoscopic bile drainage）：内視鏡的に胆管に侵入し，チューブやステントなどを挿入することにより，胆汁をドレナージする方法です．

黄疸に対する観察とケアのポイント

中島 久雄

観察のポイント

▶ 眼球結膜の黄染の有無

● 皮膚の黄染があり「だるい」「疲れやすい」などの訴えがある場合，黄疸を疑います．観察ポイントとして眼球結膜（白目）の黄染の有無を確認します．手掌や足底のみの黄染では黄疸と判断できません．屋外労働者などで眼球結膜が眼裂寄りで黄色に着色していることがありますが，部分的であることから黄疸と区別することができます．そのほか，黄疸の存在を示唆する随伴症状として，皮膚掻痒感，褐色尿（ビリルビン尿：紅茶や薄いコーラのような色，図1），灰白色便排泄などがあります．

正常	淡黄色	濃黄色	淡赤色	赤色	褐色	淡緑色	混濁色
	萎縮腎 糖尿病 尿崩症	発熱 脱水症	薬剤性 尿路感染	尿路感染症 横紋筋融解症 尿路腫瘍 尿路結石	胆道閉塞 肝障害	緑膿菌感染， 腸閉塞 薬剤性	嚢胞腎，ネフローゼ症候群，フィラリア症 尿路感染症

図1　尿の色

▶ 緊急性の高い黄疸かどうか

● 眼球結膜の黄染が確認された場合，緊急処置が必要な黄疸どうか観察します．日単位や週単位の急性発症で，発熱（悪寒戦慄）・右季肋部自発痛や叩打痛，強い圧痛（Murphy徴候）などの随伴症状を呈すれば，急性胆嚢炎や胆管炎が示唆されます．それに加え意識障害や循環不全を伴う場合は，緊急処置を必要とする感染を合併した閉塞性黄疸（急性閉塞性化膿性胆管炎：AOSC）として緊急対応（大量細胞外液投与，昇圧薬投与，抗菌薬投与，緊急胆道ドレナージ）を要します．

▶ 肝臓の叩打法（Murphy徴候，図2，図3）

● 患者の右側に位置し，左手を背側（左第11/12肋骨付近）に添え肝臓を保持します．右手を右鎖骨中線上肋骨弓下に置き，深呼吸をしてもらいます．呼気時に右第2/3指を深く押し込み，その際強い痛みのため呼吸が一時止まる徴候があれば，胆嚢炎や胆管炎が疑われます．

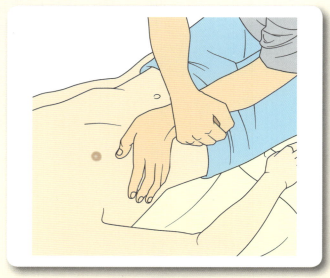

図2 肝臓の叩打法

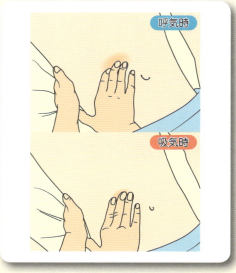

図3 Murphy徴候の確認方法

ケアのポイント

▶ 緊急度の有無
- 感染を合併した閉塞性黄疸（AOSC）が示唆される場合，緊急ドレナージは患者予後に直結するため，腹部超音波検査の準備とともに，血液培養採取と早期のβ-ラクタマーゼ阻害薬配合ペニシリン系抗菌薬（スルバクタム・アンピシリンなど）投与，緊急胆道ドレナージの手配を進めます．また，意識障害や羽ばたき振戦（代謝性脳症にみられる不随意運動：asterixis）や肝性口臭（fetor hepaticus）などの随伴症状を呈する場合，劇症肝炎の可能性が高く，早急な集中治療管理による血漿交換や血液濾過透析を実施する必要があるため，受け入れ態勢の確認を行います．

▶ 出血傾向
- 肝障害が背景にある場合，凝固因子の生成障害により易出血状態となります．出血斑や粘膜障害，掻爬痕の有無を観察し，貧血に陥っていないか，酸素化（酸素運搬能）は十分なのかを意識します．侵襲的処置実施後は継時的に止血確認や頻脈・血圧低下・末梢冷感などの出血による循環血液量減少性ショックの徴候がないかを確認します．また，肝障害により倦怠感が強く労作困難であることや掻痒感に伴う不眠などが予想されるため，打撲や転倒・転落をしないような環境整備とアセスメントが重要となります．

▶ ドレーン管理
- 閉塞性黄疸に対して，胆道ドレナージが施行されます．胆汁を体外に排出させる役割を担うためドレーン管理が重要となります．
- 排液量，色，性状に加え，確実に固定されているか，チューブの屈曲や捻転はないかを観察し，排液バッグは挿入部位よりが低い位置で管理するようにします．

▶便秘
●閉塞性黄疸では，腸管への胆汁分泌が減少することで脂肪の消化が滞り便秘に陥りやすくなります．便の色とともに排便状況も聴取します．摘便や浣腸の実施は出血や腸管損傷のリスクが高いため医師の指示のもと慎重に実施します．

参考文献

1) 東　光久：黄疸．レジデントノート 19（2）：51-60，2017
2) 松村理司　監修：診療エッセンシャルズ新訂版．日経メディカル開発，pp95-102，2016
3) 小俣政男　編：消化器内科レジデントマニュアル．医学書院，pp119-122，2014
4) 古谷伸之　編：診療と手技がみえる vol.1 第2版．メディックメディア，pp48-51，2017
5) 小田正枝，山口哲朗　編：症状（8）黄疸が出た．症状別観察ポイントとケア．照林社，pp83-90，2016
6) 井廻道夫，菅原スミ　編：消化器（新体系看護学全書—成人看護学⑤）．メヂカルフレンド社，pp383-386，2012
7) 高田鉄也：検査技師による検査技師のための技術教本　一般検査技術教本．日本臨床衛生検査技師会，pp12-45，2012
8) 医療情報科学研究所　編：病気が見える Vol.8 腎・泌尿器．メディックメディア，pp16-23，2017

26 血尿・排尿困難

猪原 拓

血尿・排尿困難とは？

- 血尿とは，尿に赤血球が混入した状態のことで，腎・泌尿器系疾患の診断・治療のための重要な症候です．
- また排尿困難とは，排尿をしたくても出すことができない尿排出障害を表す自覚症状のことで，明確な定義はありません．

血尿・排尿困難のメカニズム

- 血尿のメカニズムとして，溶血や横紋筋融解症を原因とするヘモグロビン尿やミオグロビン尿，腎臓に原因がある内科的な血尿（糸球体性血尿）と，尿路や膀胱などの泌尿器科の血尿（非糸球体性血尿）に分けられます（図1）．ヘモグロビン尿は，溶血によって赤血球中に含まれている色素で

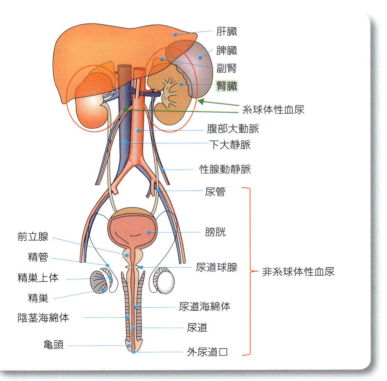

図1 泌尿器系を中心とした解剖

表1 排尿障害の原因

下部尿路閉塞
　前立腺疾患：肥大，がん，炎症など
　尿道疾患：狭窄，炎症，外傷，結石など
　膀胱疾患：腫瘍，結核，頸部硬化症など
排尿筋機能低下
　末梢神経障害：術後，糖尿病など
　下位脊髄障害：腫瘍，奇形など
　中枢神経障害：薬物，心理的要因など
その他
　加齢，薬物など

あるヘモグロビンが放出されることで起こり，ミオグロビン尿は激しい運動や横紋筋融解症が起こることで筋肉の損傷が起こり，筋肉の中に含まれているミオグロビンが血中に放出されることで起こります．

- ところでヘモグロビン尿とミオグロビン尿は厳密的には赤色尿ではありますが，血尿ではありません．一方，糸球体性血尿は，様々な原因により血液を濾過する糸球体が障害を受け，血液を十分に濾過できなくなって赤血球まで尿として出してしまうことに起因します．非糸球体性血尿は尿管や膀胱に悪性腫瘍ができて出血したり，結石ができて傷をつけ出血したりすることによって生じます．
- 排尿困難の原因としては，下部尿路の器質的疾患による閉塞や排尿筋の機能的な障害によることが多いです．原因を**表1**に示します．下部尿路の器質的疾患としては，前立腺肥大が圧倒的に多いですが，悪性腫瘍の除外が必ず必要です．また排尿筋の機能的な障害に関しては，糖尿病をはじめとした末梢神経障害，その他に薬物などの影響も挙げられます．

症候からみたトリアージ（図2）

- 血尿・排尿困難から直接的に命にかかわることは少ないですが，バイタルサインが不安定な場合，貧血の徴候がある場合には，緊急の対応が必要です．
- 膀胱内凝結塊が著明な場合，疼痛が著明な場合，血液検査にて腎不全徴候や凝固異常が認められる場合にも，早急な対応が必要となります．
- さらに発熱があり尿路感染症が疑われる場合には，敗血症に移行することがあるため，早期の対応が必要となります．
- また，数日間の経過で，蛋白尿，浮腫，高血圧が進行する場合には急速進行性腎炎症候群の可能性があり，早期に腎不全に進行する可能性があるため，早急な対応が必要となります．

用語解説

膀胱内凝結塊
膀胱内に出血した血液が凝集し，塊となって沈殿している状態．

26 血尿・排尿困難

```
血尿・排尿困難
├─ 超緊急
│   ・バイタルサインが不安定
├─ 緊　急
│   ・貧血徴候あり
│   ・疼痛著明
│   ・腎不全の進行を伴うもの
│   ・凝固異常を合併するもの
│   ・膀胱内凝結塊が著明な場合
│   ・発熱があり尿路感染症が疑われる場合
├─ 準緊急
│   ・浮腫・蛋白尿・高血圧を合併する場合
└─ 非緊急・安定
    ・健診で発見された無症候性の血尿
```

図2　血尿・排尿困難の症候からみたトリアージ

問診のポイント

- 発症は**急性**で**進行性**か，普段から**間欠的血尿**があるのか，**意識レベル**はどうか，**ショック**を起こしていないかをまず確認します．
- 血尿・排尿障害がどういう経過で生じたかの**出現時期**，および**随伴症状**の有無を確認します．
- ミオグロビン尿を意識して，**激しい運動，長時間の寝たきり状態の有無，新しく始まった薬剤**の有無も確認します．
- 尿路感染症を意識して，**排尿時痛，発熱，腰部痛，嘔気・嘔吐**の有無を確認します．
- 糸球体性血尿を意識して先行する**感冒様症状，最近の尿量低下，体重の増加，浮腫**の出現の有無を確認します．
- もちろん，**現在服用中の薬と既往歴，アレルギーの有無**も確認します．特に抗血小板薬，抗凝固薬などの抗血栓薬の内服の有無は慎重に確認する必要があります．
- 排尿障害に関しては，**普段の排尿回数を日中と夜間に分けて聴きます**．就寝時の多尿は慢性腎不全，心不全，加齢などが原因となることが多いです．また，**1回の排尿量**を確認し，膀胱刺激症状か多尿かを鑑別します．
- さらに，排尿障害を「尿が出にくい」という現象，つまり尿の勢いが弱い，途中で途切れる，いきみが必要といった「**排出障害**」とよばれる症状か，あるいは「尿が漏れる，頻尿」という現象，つまり急にトイレに行きたくなり我慢ができない，すぐに排尿したくなるといった「**蓄尿障害**」と

> **MEMO**
> 膀胱刺激症状では少量の排尿が頻回に認められます．

呼ばれる症状の，どちらにあてはまるかを確認することも大切です．

フィジカルアセスメントのポイント

- 尿路感染症は容易に敗血症に至ることがあるため，意識障害を含めたバイタルサインを把握し，ショックを起こしていないことを確認することがまず大切です．
- 血尿の程度を客観的に評価するために，血尿比色法（図3）を用いて把握します．

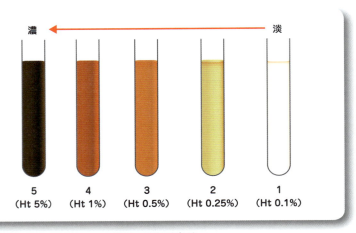

図3　血尿比色法

- 尿量は非常に重要なので，ここ最近数日間の経過を含めた尿量の変化，体重の推移を確認します．また浮腫の評価としては，前脛骨部浮腫の確認が大切です．
- 排尿障害に関しては，下腹部膨満の有無を確認し，どの程度残尿があるかを確認することが大切です．

MEMO
前脛骨部を指で押し圧痕が残るかどうかで確認します（図4）．

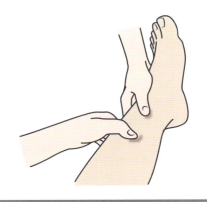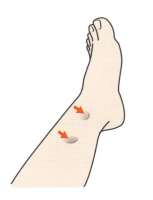

図4　浮腫

考えられる疾患（図5）

- 排尿困難を呈する疾患の一覧に関しては，すでに表1に示しました．
- 血尿を呈した際に考えられる主な疾患を以下に示します．
- 発熱，腰背部痛を伴い，頻尿や排尿時痛を伴う場合には，膀胱炎や腎盂腎炎に代表される尿路感染症を考えます．尿路感染症，特に腎盂腎炎は放っておくと高率に敗血症に至るため，早期の治療介入が必要です．
- ほかに，腰背部の激痛を伴う場合には尿路結石を疑います．尿路結石は繰り返すことが多いため，これまで同様の症状がなかったか，尿路結石を指摘されたことがないかも参考になります．
- 急速進行性腎炎症候群は，肉眼的血尿，蛋白尿，貧血，急速に進行する腎不全を特徴とする病態で，数週間の経過で腎不全に至ってしまうこともあり，早期の診断，治療介入が必要となります．
- ヘモグロビン尿やミオグロビン尿は，厳密には血尿ではありません．ヘモグロビン尿は体内の赤血球が溶血することで生じるため，貧血症状や血液検査が参考になります．ミオグロビン尿は横紋筋融解症が原因となりますが，激しい運動の後や，crush syndrome，同じ姿勢で長時間倒れていた場合，特定の薬剤の副作用（有名なものでは高脂血症治療薬のスタチン系薬剤）として生じます．
- 先行する風邪の症状の後に血尿を生じた場合には，IgA腎症や溶連菌感染後糸球体腎炎を考えます．
- 比較的高齢者の肉眼的血尿をみた場合には，まず悪性腫瘍を考えることが大切です．

用語解説
crush syndrome（挫滅症候群）
長時間，重いものの下敷きになっていたなどの圧迫でその解放後に起こる様々な症候．

MEMO
病棟で比較的多い血尿の原因として，膀胱留置カテーテル挿入時の尿道損傷があります．

緊急
- 急速進行性腎炎症候群
- 尿路感染症
- 尿路結石
- 腎梗塞
- 出血性膀胱炎
- 外傷
- ミオグロビン尿
- ヘモグロビン尿

準緊急
- 糸球体腎炎（溶連菌感染後糸球体腎炎，IgA腎症，膜性増殖性糸球体腎炎，SLE，Henoch-Schönlein紫斑病など）
- 悪性腫瘍（尿路，腎臓，前立腺）
- 尿道損傷
- 動静脈瘻
- Nutcracker現象

非緊急・安定
- 前立腺肥大症
- 先天性腎動静脈奇形
- 無症候性一過性血尿

図5　血尿・排尿困難から考えられる疾患

必要な検査

- 排尿困難を呈する患者が腹部膨満を訴えている場合には，<u>残尿測定</u>を行い，どの程度膀胱内に尿が溜まっているかを評価することが必要となります．
- <u>尿検査</u>は試験紙法で潜血，蛋白，尿糖などの有無をみる「<u>尿定性検査</u>」，尿を遠心して沈んだ有形成分を顕微鏡で観察する「<u>尿沈渣検査</u>」に大別されます．
- <u>尿定性試験</u>は10項目程度測定できる試験紙に尿を滴下し，試験紙の化学反応による色調変化によって尿中に排泄される糖や蛋白の量，あるいは潜血の有無などを短時間に調べることのできる検査です．色調の変化を目で見て判断する方法と，測定機械にて読み取る方法とがあります．
- <u>尿沈渣検査</u>は，尿を遠心分離器にかけ，沈殿した赤血球や白血球，上皮細胞，円柱などの固形成分の種類および量を顕微鏡にて調べる検査です．尿定性検査で潜血（+）を示すものの，尿沈渣検査で赤血球を認めない場合には，先ほど挙げたヘモグロビン尿あるいはミオグロビン尿の可能性が高くなります．
- <u>尿細胞診</u>は，尿中に悪性細胞が含まれているかどうかを検査します．1回の検査では陽性にならないことがあるため，繰り返し複数回にわたって検査を行うことが大切です．
- <u>血液検査</u>で，腎機能低下を起こしていないかを確認します．また，凝固系異常が血尿の背景因子となっている可能性もあるため，凝固系の確認も行います．
- <u>超音波検査</u>を行い，尿路の異常の有無を確認します．また超音波検査では，結石の有無，腫瘍性病変の有無，水腎症の有無も確認します．
- 患者の苦痛を伴いますが，膀胱がんの診断，上部尿路の血尿の診断には<u>膀胱鏡検査</u>が非常に有用です．軟性膀胱鏡により，男性患者でも比較的苦痛なく施行でき，膀胱内も死角なく観察でき，成人の無症候性血尿に対しては必須の検査となっています．
- 尿路造影は，上部尿路（膀胱より上）疾患（特に悪性腫瘍）の同定および確定に有用な検査です．以前は静脈性尿路造影が主流でしたが，現在はCT尿路造影でほぼ必要な情報が得られるため，そちらが主流となっています．ヨード系造影剤アレルギーや腎機能低下症例では逆行性尿路造影が用いられることもあります．

> **用語解説**
> **残尿測定**
> 排尿直後に膀胱内にどれくらい尿が残っているかを調べる検査．

> **MEMO**
> 血液検査では，「Cr」「BUN」が上昇する，あるいは「GFR」が低下します．

この症状にこの初期対応

- 排尿障害によって膀胱に尿が充満し，水腎症をきたすような場合には，<u>導尿，あるいは膀胱留置カテーテルを留置</u>する必要があります．
- 尿路感染症に対しては，敗血症への移行を抑えるため，各種培養検査を施行後に速やかに<u>抗生物質を投与</u>することが大切です．
- 尿路結石による痛みはかなり強く，<u>鎮痛薬</u>を要することがほとんどです．

大きさによっては自然に排出されますが，**体外衝撃波結石破砕術（ESWL）**や**経尿道的尿管砕石術（TUL）**で，自然に排出される大きさまで細かく粉砕することもあります．
- 急速進行性腎炎症候群や糸球体腎炎に対しては，腎生検を含めて早期に診断をし，**ステロイド**の適応になるかどうかを判断することが大切です．
- ヘモグロビン尿に対する治療はもちろん**原疾患の治療以外になく**，ミオグロビン尿に対する治療はまずは腎不全を増悪させないように**補液**をしっかりと行うことが大切です．
- 血尿を呈する患者に膀胱留置カテーテルが留置されている場合，カテーテルが詰まらないように**定期的に膀胱洗浄**を行うことがあります．

参考文献

1) 深川雅史：レジデントのための腎臓病診療マニュアル 第2版．医学書院，2012
2) 血尿診断ガイドライン編集委員会 編：血尿診断ガイドライン2013．ライフサイエンス出版，2013

血尿・排尿困難に対する観察とケアのポイント

外間美和子（ほかま みわこ）

観察のポイント

- 血尿では，尿量，性状，回数，尿比重，尿潜血反応，血尿スケール（248頁の図3参照）を用いて色調の変化，蛋白尿の有無，凝血塊の有無と程度，臭気などを観察します．
- 頻尿（畜尿障害，排出障害）では，排尿日誌などを活用し，尿量（1日の尿量，1回の尿量），排尿回数，排尿時刻，尿の性状などの観察，さらに排尿後の残尿感の有無について観察します．
- 残尿（排出障害）・尿閉では，排尿状態（1回尿量と残尿量，尿回数，尿意の有無，尿勢，排尿にかかる時間，尿の性状，自排尿の有無と量など）について観察します．
- 血尿が持続すると循環血液量が減少し出血性ショックや尿路感染などから敗血症性ショックに移行する可能性があるため，異常の早期発見・早期対応ができるようバイタルサイン（体温，血圧，脈拍，呼吸状態，意識レベルなど）の変化を観察します．
- 血尿では，水分出納バランス管理，検査データ（血清ヘモグロビン値，ヘマトクリット値）を把握します．
- 随伴症状である疼痛（腰背部痛，腹痛）や排尿異常（排尿困難，尿閉など），発熱，貧血症状（疲労感，めまい，動悸，息切れ，チアノーゼなど）の有無，下腿浮腫の有無などを観察します．
- 頻尿（畜尿障害，排出障害）では，飲水量，輸液量など水分出納バランス管理および検査データを把握します．
- 全身状態（口渇の有無，粘膜や皮膚の乾燥，倦怠感，脱力感の有無，痙攣の有無，体重変化など），ホルモンバランス，薬剤使用の影響，ストレスの有無，排便の状況などについて観察します．
- 残尿（排出障害）・尿閉では，残尿感，尿意切迫感，頻尿，尿失禁の有無，下腹部の不快感，随伴症状（発熱，背部・臀部の疼痛など）の有無，感染徴候の有無を観察します．
- 検査データ（残尿測定，尿流量測定，血液検査データ，検尿など）を把握します．
- 原因，誘因の特定や全身状態の把握につながる場合もあるため，既往歴（249頁の図5参照）の有無を確認します．

ケアのポイント

- 腎出血，肉眼的血尿の持続・増強時は出血部位の安静を促します．
- 腎臓は血流が豊富な臓器であり，出血性ショックやその危険がある場合は，厳重な安静と保温に留意します．
- 凝血塊による尿閉を予防する目的で，指示により適度な水分摂取を促します．
- 輸液，止血薬などの薬剤投与，貧血進行があれば輸血を行います．
- 膀胱留置カテーテル挿入中は，凝血塊による尿閉（膀胱タンポナーデ）を予防する目的で，適宜ミルキングや膀胱洗浄・持続膀胱洗浄を行うこともあります．
- 尿路感染症を予防する目的で，陰部の清潔を保てるよう援助します．
- 安静時の体位調整，安楽な体位が保持できるよう援助します．
- 苦痛がある場合は，鎮痛薬の使用などを検討します．
- 排便時の怒責（いきみ）による出血を予防するため，排便コントロールを行います．
- ふらつきなどがある場合は，転倒・転落の危険がないよう援助します．
- 排尿困難がある場合は，必要に応じて膀胱留置カテーテル挿入や導尿について検討します．
- トイレに近い病室の配慮や，ベッドサイドにポータブルトイレや尿器を設置します．

参考文献

1) 井上智子，稲瀬直彦 編：緊急度・重症度からみた症状別看護過程＋病態関連図．医学書院，pp840-935，2014
2) 大東貴志，神尾弘美，河邉博史 他：成人看護学8 第14版（系統看護学講座専門分野Ⅱ）．医学書院，pp207-223，2015
3) 医療情報科学研究所 編：病気がみえる vol.8 腎・泌尿器 第2版．メディックメディア，2014
4) 後藤百万 監修：今日からケアが変わる排尿管理技術Q＆A127（泌尿器ケア2010年冬季増刊）．メディカ出版，大阪，p27，pp38-69，p130，2010
5) 血尿診断ガイドライン編集委員会 編：血尿診断ガイドライン2013
https://www.jsn.or.jp/guideline/pdf/hugl2013.pdf

27 不正出血

石井 史子

不正出血とは？

- 不正出血とは，女性の生理的出血以外の性器出血をいいます．
- 女性の生理的出血とは，通常は月経を指します．
- 月経は，「通常，約1ヵ月の間隔で起こり，排卵後に生じ，数日で自然に止まる子宮内膜からの出血」と定義されています．

不正出血のメカニズム

- 性器出血の原因臓器には，外陰・腟・子宮頸部・子宮体部・卵管・卵巣があります（図1）．いずれの部位から出血しても性器出血としての症状が現れますが，多くを占めるのは子宮からの出血です．卵管・卵巣からの出血は，解剖学的に性器出血としてよりは，腹腔内出血としての症状が現れやすくなります．
- 不正出血を理解するためには，正常な月経のメカニズムを知る必要があります（図2）．月経が起こるためには，視床下部ホルモンと下垂体が正常に分泌し，卵巣が反応して排卵を起こし，同時に子宮内膜が反応することが必要です．卵胞期に卵巣ホルモン（エストロゲン）の作用によって子宮内膜は増殖し，排卵後黄体ホルモン（プロゲステロン）の作用により，子宮内膜は粘液を分泌して受精卵の着床に備えますが，妊娠が成立しないと2週間程度で子宮内膜が脱落して月経となります．
- メカニズムの違いにより，機能性出血と器質性出血に大別されます．

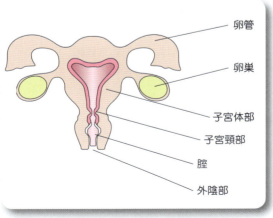

図1　女性生殖器正面から見た（冠状断）模式図

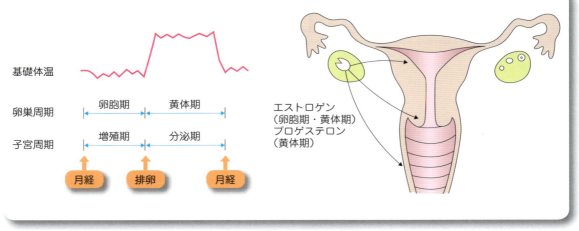

図2　性周期とホルモンの作用

- **器質性出血**は**腫瘍や炎症，外傷**などにより，子宮・腟・会陰部からの出血が起こるものです．
- **機能性出血**は，「器質的な疾患がない状態で起こる不正出血の総称で，妊娠性出血や他の部位からの出血および子宮内からの器質性出血を否定できる出血である」と定義されています．機能性出血には，視床下部−下垂体−卵巣系にわたる内分泌系の失調により，子宮内膜組織が異常に反応して起こる**子宮内膜からの出血（狭義の機能性出血）**と，**全身性疾患**に伴うものがあります．

症候からみたトリアージ（図3）

- 初期診療としては，**外傷初期診療ガイドラインJATEC**の，生命維持のための生理機能に基づいた**ABCDEアプローチ**（**表1**）を行うのが基本です[1]．ABCDEのいずれかに異常があったら，まずその異常に対しての処置を行います．
- 不正出血の症状から見たトリアージ（**図3**）は出血性ショックの重症度で判断します．その重症度の指標の一つとして，**ショックインデックス**（shock index：SI）があります．ショックインデックスは，心拍数を収縮期血圧で割ったものです．妊婦ではSI：1は約1.5L，SI：1.5は約2.5Lの出血量であることが推測されます[2]．

表1　JATEC の ABCDE アプローチ

A：Airway	気道
B：Breathing	呼吸
C：Circulation	循環
D：Dysfunction of CNS	中枢神経障害
E：Exposure & Environment	脱衣と体温管理

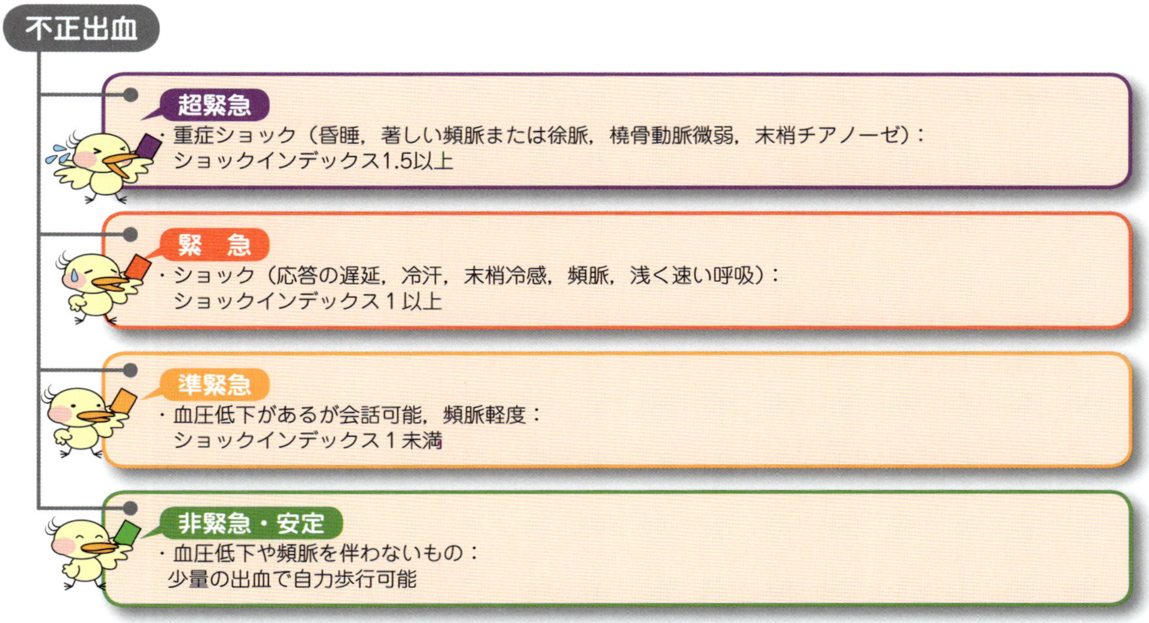

不正出血

超緊急
・重症ショック（昏睡，著しい頻脈または徐脈，橈骨動脈微弱，末梢チアノーゼ）：
　ショックインデックス1.5以上

緊　急
・ショック（応答の遅延，冷汗，末梢冷感，頻脈，浅く速い呼吸）：
　ショックインデックス1以上

準緊急
・血圧低下があるが会話可能，頻脈軽度：
　ショックインデックス1未満

非緊急・安定
・血圧低下や頻脈を伴わないもの：
　少量の出血で自力歩行可能

図3　不正出血の症状からみたトリアージ

問診のポイント

- バイタルサインの異常があれば，まずその対応を行います．
- バイタルサインが異常なければ，年齢を考慮しながら頻度の高い疾患を想定して問診を進めますが，妊娠の有無が最も重要となります．妊娠かそうでないかを知るために，まずは「最終月経と月経周期」を聴きますが，偽月経を月経と認識している場合があるので注意が必要です．
- 産婦人科的問診は非常にデリケートなので，トラブルを避けるためにも問診を行う前の配慮が必要です．
  - 個室のような声が聞こえない環境
  - 個室の場合は1対1にならないようにする
  - 同伴者（親・パートナーなど）と一緒に行うかどうかの判断
- 産婦人科的問診の項目を示します．
  - 最終月経はいつか，それはいつもと同じ月経（痛みや量）であったか
  - 月経周期は：月経が規則的か否か
  - 妊娠の可能性があるか
  - 帯下の状況
  - 性器出血の量，色，月経との関連性，初めての不正出血か
  - 量の評価は難しいが，いつもの月経と比べて明らかに多いかどうか，拇指頭大以上の凝血塊がみられるかどうか
  - 性交との関連
  - 腹痛の有無：腹痛があれば腹腔内出血の有無も念頭におく
  - 既往歴として，妊娠出産歴・婦人科受診歴なども同時に聴く
  - 暴力や性犯罪関連の外傷も疑っておく

- 問診で妊娠の情報収集ができない理由として，以下のことが挙げられます．
▶ **本人が妊娠していないと思い込んでいる場合**
  - 妊娠初期のため
  - 妊娠後期であっても本人が気づいていない場合もある
  - 妊娠に伴う性器出血を月経と間違って判断している
  - （医学的には不確実な）避妊をしているため，妊娠したはずはないと思っている
  - 閉経が起こってもおかしくない年齢での思い込み
  - 自己妊娠反応検査偽陰性
    ＊妊娠反応陰性がイコール「妊娠していない」ではないことの認識
  - 自己妊娠判定の操作ミスによる偽陰性
  - 妊娠反応陽性になる以前に検査を行っている，など

▶ **本人は疑っているが伝えられない場合**
  - コミュニケーションが成立しない
  - 若い女性では気づいていても言えない（言いたくない）ことがある

- 一般的なSAMPLEに従った病歴聴取も同時に行います．
  - **S**ymptom：症候，腹痛の程度，部位など
  - **A**llergy：アレルギー
  - **M**edication：内服薬の有無
  - **P**ast history：既往歴，外傷，手術歴，産婦人科疾患受診歴，最終月経など
  - **L**ast meal：最後の食事はいつ？　何を？
  - **E**vent：どのような状況下に発症したか？　いつからか？

フィジカルアセスメントのポイント

- 第一印象でABCDE（気道・呼吸・循環・意識・体温）の評価を行います[3]．第一印象でまず会話できるか（AとD）と同時に，呼吸の観察（B）と前腕の皮膚と脈拍を触れ（CとE），ABCDEのいずれかに異常があったらABCDEを評価しながら同時に処置を行います．
- 特に不正出血では，出血性ショックの認知が最も重要となります．血圧は出血性ショックの早期には低下しないので，血圧が維持されているからといってショックを否定することはできません．ショックを認知するためのポイントを以下に述べます．
  - ● ショックの徴候
    - 皮膚所見：冷汗・冷感・顔面蒼白
    - Capillary refilling time（CRT：毛細血管再充満時間）が2秒以上
    - 脈の観察：弱くて速い
    - 意識レベル：初期でも不安，不穏，攻撃的な態度といった意識の変調を認めます．無反応や昏睡状態は心停止寸前と考えます．
- 特に女性や若年者は血圧がギリギリまで保たれていて，一気に重症ショックに至るため，頻脈や軽度低血圧にも注目します．
- 妊娠末期には仰臥位低血圧症候群にも注意が必要です．

用語解説

CRT

爪床を3〜5秒白くなるまで圧迫し，圧迫を解除して再び赤みを帯びるまでの時間で，末梢の循環不全を判断します．

用語解説

仰臥位低血圧症候群（Supine Hypotensive Syndrome：SHS）

仰臥位で下大静脈が妊娠子宮によって圧迫され，静脈還流が低下して低血圧をきたします．体位を左側臥位にすることで改善します．

- 出血の程度・量・性状なども調べる必要がありますが，性器出血だけでなく腹腔内出血も念頭におく必要があります．
- さらに女性では，解剖学的にも尿路からの出血や痔出血，直腸，大腸からの出血も不正出血と間違いやすいので，本当に性器からの出血かどうかも確認する必要があります．
- 外来から入室時に，誰かに支えられておぼつかない足取りで入ってくる，トイレで倒れた（意識がなくなった）既往歴がある，なども貧血の可能性を示唆する所見です．
- また，慢性の出血では貧血があっても自覚症状が乏しいことがあります．
- 体温も重要なバイタルサインです．特に低体温は出血傾向を助長し，代謝性アシドーシス，凝固異常とともに生命を脅かす危険因子です．
- 妊娠の場合，母体のPrimary surveyと蘇生を優先したうえで胎児の評価を行います[4]．

考えられる疾患

- 不正出血から考えられる主な疾患を表2に示します．
- 妊娠・分娩に関連する疾患では，流産を常に念頭におきます．望まない妊娠

表2　不正出血から考えられる主な疾患

①器質性出血
　外陰部：外傷・炎症・外陰腫瘍
　腟部：びらん・腟内異物・性交後裂傷
　子宮頸部：頸管ポリープ・子宮頸がん・性感染症（クラミジア・淋菌）
　子宮体部：子宮筋腫・子宮体がん
　妊娠異常：流早産・絨毛性疾患・子宮外妊娠・前置胎盤・胎盤早期剥離
　付属器：卵巣出血
②機能性出血：思春期出血，更年期出血
③全身疾患：ITP（特発性血小板減少性紫斑病），血液疾患その他出血傾向を生じる疾患

用語解説

特発性血小板減少性紫斑病（Idiopathic Thrombocytopenic Purpura：ITP）

明らかな原因が特定できない血小板が減少する疾患群で，血小板減少に伴い出血傾向が出ます．特発性はもともと原因がわからないという意味ですが，現在では自己免疫が原因とされます．

超緊急
・重症ショックを伴う疾患

緊急
・子宮外妊娠の破裂：性器出血が少量でも腹腔内出血によりショックに陥る
・胎盤早期剥離，前置胎盤，子宮破裂など

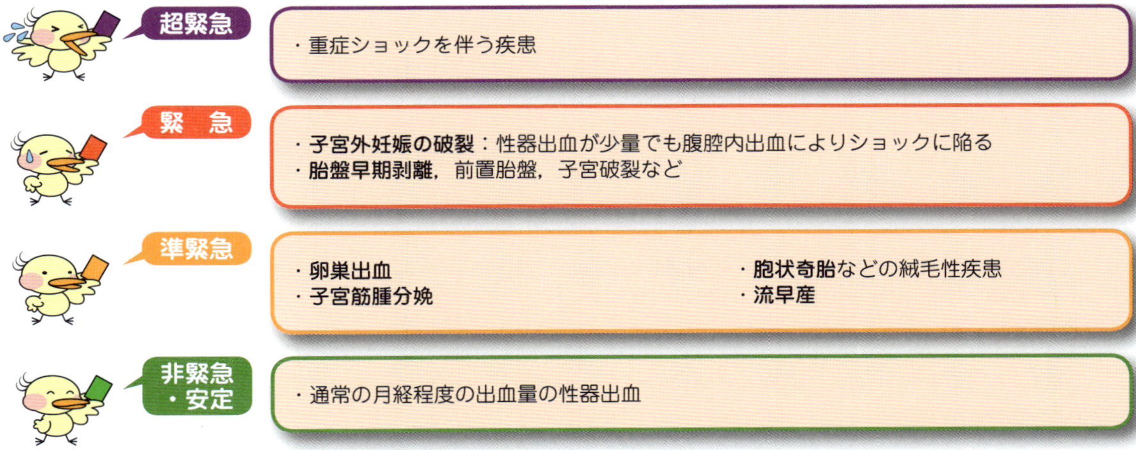

準緊急
・卵巣出血　　　　　　　・胞状奇胎などの絨毛性疾患
・子宮筋腫分娩　　　　　・流早産

非緊急・安定
・通常の月経程度の出血量の性器出血

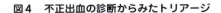
図4　不正出血の診断からみたトリアージ

- による人工妊娠中絶後の出血も稀に存在します．この場合，患者本人がはっきり既往歴を言わないことも多いため，診断が難しいことがあります．
- 妊娠に関連する以外では，筋腫分娩など婦人科腫瘍性病変，外因性，その他全身疾患に伴うものを考えます．
- 外因性では，交通事故などの鈍的外傷には多く遭遇します．妊婦の鈍的外傷において最も注意すべき産科疾患は，常位胎盤早期剥離です．そのほか子宮破裂，切迫早流産などがあります（図4）．
- 暴力や性犯罪関連の外傷も頭の隅においておく必要があります．

必要な検査

- 尿妊娠反応：排卵後14日程度経過しないと陽性にならないため，妊娠のごく初期には陰性の可能性があります．妊娠以外での妊娠反応陽性は胞状奇胎などのhCG産生腫瘍の可能性があります．
- 血液検査（末梢血，血液型，凝固系など）
- 腹部エコー：腹腔内の液体貯留の有無や臓器の形状をみます．
- 通常の身体診察・血液検査に超音波・心電図・胸部X線撮影を行い，緊急手術にも備えます．
- 特に妊婦の場合は，産科DICを起こして大出血をきたすことがあります．
- 産婦人科的診察（内診，腟鏡，経腟エコーなど）は，主に産婦人科医が行います．

この症状にこの初期対応

- 出血性ショックの場合：ただちにOMI（酸素，モニター，静脈路確保）を行い，輸液，輸血などのショック治療を行います．処置を同時進行で行う必要があるので人手も集めます．
- 意識レベルが悪い，ショックが遷延する場合は酸素を与えるだけではなく，気管挿管・人工呼吸も考慮します．
- モニターとしては心電図・SpO₂モニターに加えて，観血的動脈圧モニターも必要です．随時動脈血液ガス分析も行います．
- 輸液ルートは複数確保して，乳酸リンゲルや生食を急速投与します．輸血用の血液の確保も行います．
- 産婦人科的処置がすぐにできない時は，外陰部のガーゼ圧迫だけでも行います．
- 緊急ではない症状の場合は専門科に紹介します．

> **用語解説**
>
> **産科DIC**（disseminated intravascular coagulation syndrome：播種性血管内凝固症候群）
>
> 常位胎盤早期剥離など産科的基礎疾患が原因で発症したDICを指します．産科ショックに伴うことが多く，急激に発症，進行して重篤化しますが，一方速やかな治療に反応することが特徴です．

> **用語解説**
>
> **OMI**
>
> O₂（酸素）
> Moniter（モニター）
> Infusion（静脈路確保）

参考文献

1) 日本外傷学会，日本救急医学会：改訂第5版 外傷初期診療ガイドラインJATEC. pp1-3，2016
2) 日本産科婦人科学会，日本産婦人科医会，日本周産期・新生児医学会 他：産科危機的出血への対応指針2017
   http://www.fukushihoken.metro.tokyo.jp/iryo/k_isyoku/yuketsu-manual.files/29guideline.pdf#search=%27%E7%94%A3%E7%A7%91%E5%8D%B1%E6%A9%9F%E7%9A%84%E5%87%BA%E8%A1%80+2017%27
3) 日本外傷学会，日本救急医学会：改訂第5版 外傷初期診療ガイドラインJATEC. pp5-6，2016
4) 日本外傷学会，日本救急医学会：改訂第5版 外傷初期診療ガイドラインJATEC. p220，2016

不正出血に対する観察とケアのポイント

林　啓子

観察のポイント

▶ **五感を使った観察（視診，聴診，触診，打診，問診）**

- 観察は，患者にとって侵襲の少ない項目から行うことが基本です．例えば，いきなり腹部の触診や打診を行うと，痛みを助長してしまうことがあり，他の観察が十分に行えなくなってしまう可能性があります．

①視診
- 出血の量，性状，色調：出血量が多い場合には，出血性ショックにつながる可能性があります．色調や性状は，出血した時期が最近なのか，動脈性の出血なのかなどの見極めになります．ただし，外出血の量に惑わされてはいけません．外出血が少量だとしても，出血性ショックを起こすケース（異所性妊娠，分娩後の血腫など）は多くあります．
- 顔色やチアノーゼの有無，表情
- 呼吸・循環状態や，意識状態，痛みの程度の判断材料となります．

②聴診・触診・打診
- 出血性ショックなどで状態が悪化していく場合，バイタルサインに変化をきたします．頻呼吸や頻脈が起こり，続いて血圧の低下が起こります．呼吸の変化（特に呼吸数）の観察は，急変を回避するために重要な観察ポイントと考え，血圧や脈拍だけを測定し，呼吸の観察を軽視することのないようにしたいものです．当然，呼吸音・深さ，脈拍数，脈の強さ，血圧は，医療機器によって測定することができますが，聴診・触診による観察を実施することが重要です．CRTも末梢循環不全の徴候ですので確認していきます．
- 外出血は少量でも，異所性妊娠などでは腹腔内出血を起こしている場合があります．腹部の触診や打診によって，痛みの部位やどのような痛みなのか（反跳痛など）を観察することができます．末梢冷感，冷汗（しっとりした感じ）がないかも触診で確認します．

▶ **ABCD＋腹部という順番での観察**

- 看護経験の積み重ねによって，病態や患者の第一印象などから，ある程度的を絞った情報収集や観察ができるようになります．しかし，新人看護師などは，知識や経験が不足しており，誰しもが同じような観察ができるわけではありません．ABCD＋腹部の順で観察していく習慣をつけていくと，もれなく観察をしていくことができます．

　　①A：気道　｝呼吸：呼吸音聴取，呼吸回数
　　②B：換気

③C：循環　ショックの5P，CRT
④D：意識レベルの観察　JCS（ジャパン・コーマ・スケール），GCS（グラスゴー・コーマ・スケール）の活用
⑤腹部：視診⇒聴診⇒触診⇒打診の順で観察する．
　不正性器出血に関連した痛みでは，側腹部，鼠径部，恥骨部に感じる．

- フィジカルイグザミネーション（身体診察）からフィジカルアセスメント（情報を意図的に収集して判断する）へつなげていきましょう．

ケアのポイント

▶ **妊娠に伴う出血（前置胎盤，弛緩出血など）は見た目も重要**
- 妊娠に伴う出血は，往々にして瞬時に多量出血することがあります．出血量を正しく測定することは大切ですが，その間にショックに陥ることがあります．見た目で多いと感じた時は，速やかに医師に報告しましょう．

▶ **SBARでの報告**
- 医師や看護スタッフに状況を報告・伝達する時は，短いキーワードで状況を理解しやすいよう，SBARで報告する習慣をつけておきましょう．

▶ **診察介助は配慮が必要**
- 緊急時であるからこそ，患者の不安や羞恥心に配慮した対応や言動に心がけます．
- 診察中にショック状態になることがあります．頭部を挙上した体位（砕石位）で診察していた場合は，速やかに仰臥位の姿勢に体位変換する必要があります．

▶ **不快感の軽減**
- 少量の出血が続いている場合は，常にパッドをあてている状態であり，陰部の不快感があります．長期間に及ぶ性器出血は，感染の原因にもなります．ADLの制限がなければ，シャワー浴などで清潔を保つことを勧め，制限がある場合は，シャワートイレの使用や必要時看護者による陰部洗浄を実施します．

28 紫斑・点状出血

藤田　淳史

紫斑・点状出血とは？

- 血管外の皮下，粘膜下に赤血球が漏れ出した状態を紫斑といいます．深さや漏出の程度によって紫色とは限らず，点状・斑状の褐色のこともあれば，暗紅色を呈することもありますが，いずれも紅斑と異なり，ガラス板で圧迫しても退色しないことが特徴です．点状出血は，全身的な出血傾向を指すこともあります（紫斑病）（図1）．

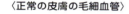
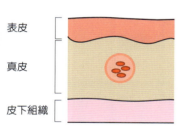
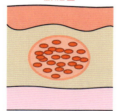
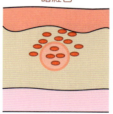
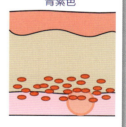

図1　紅斑・紫斑・皮下血腫の違い（模式図）

紫斑・点状出血のメカニズム

- 皮膚の毛細血管はもろく，圧力などによって破れやすいものですが，正常の状態では止血機構が働くため，赤血球は血管内にとどまっています．血管外に赤血球の漏出する原因は様々ありますが，大きく①血小板異常・凝固因子の異常による紫斑，②血管性紫斑，③毛細血管炎または原因不明による紫斑，に分けられます．
- 本来血管壁内面は血管内皮細胞で覆われており，このため，血液は凝固せずに流れていますが，ひとたび血管が損傷すると，速やかに凝固して傷口を塞ぎます．
- まず血管破綻部で血管が収縮し，血小板が粘着して凝集塊を形成することで止血が起こります（一次血栓）．続いて凝固系が作動し，血小板・フィブリンが一次血栓を補強します（二次血栓）（図2）．①のように血小板が

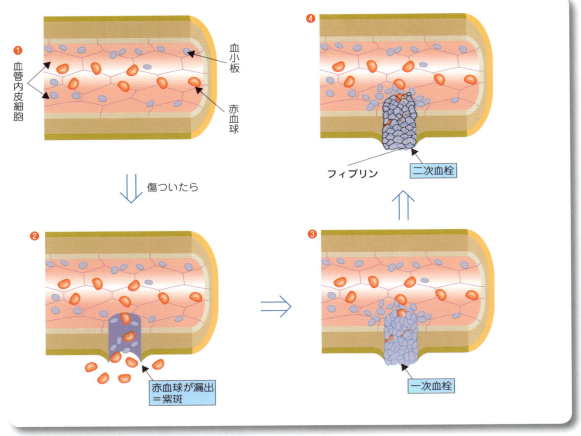

図2 正常の止血のメカニズム（文献6を参照して作成）

あまり作られなかったり，作られても消費されて数が減ったりしている場合，一次血栓ができないために，赤血球が血管破綻部から皮下や粘膜に漏出して紫斑となります．血小板の粘着する力が弱い場合にも同様です．

● 播種性血管内凝固（disseminated intravascular coagulopathy：DIC）では，血小板が減少するとともに凝固因子も消費されて減少しているため，皮膚や粘膜に点状出血を認めます．

症候からみたトリアージ

● 紫斑を伴う病態は様々であり，血管の閉塞部位，血管外の赤血球の漏出の程度によって，その臨床所見も様々です．
● 一般的なバイタルサイン（呼吸・血圧・意識状態，体温など）に基づくトリアージが基本です．そのうえで，診断に有用な所見の一つとして紫斑を見逃さないようにするべきです（図3）．

▶ 紫斑・点状出血の随伴症状

● 四肢などの変形や擦過傷，圧痛➡打撲，骨折などの外傷を疑い，X線，CTなどを確認します．子どもの場合は虐待（battered child 症候群）も

用語解説

播種性血管内凝固（DIC）

小さな血栓が全身の血管に発生して，小さな血管を詰まらせるとともに，出血の制御に必要な血小板と凝固因子を使い果たしてしまう状態．感染症などが引き金となります．凝固が過剰になると，凝固因子と血小板が使い果たされ，出血傾向となります．

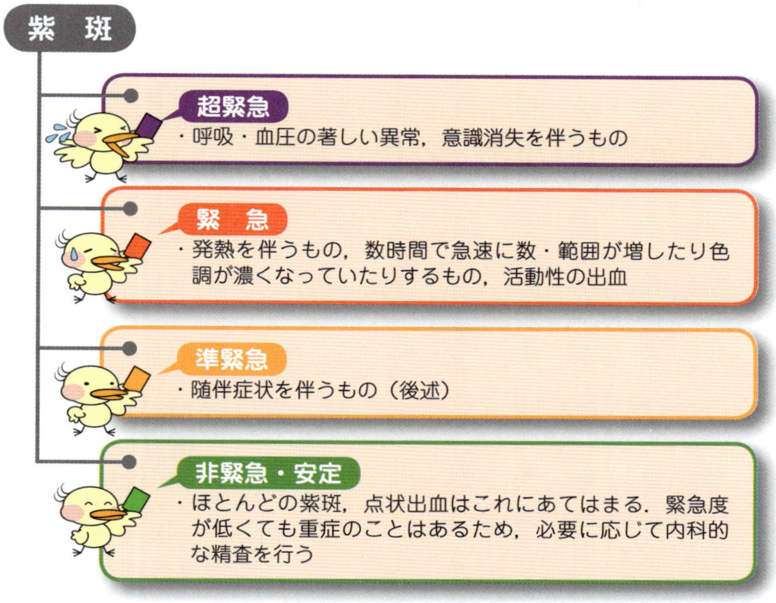

紫斑

超緊急
・呼吸・血圧の著しい異常，意識消失を伴うもの

緊急
・発熱を伴うもの，数時間で急速に数・範囲が増したり色調が濃くなっていたりするもの，活動性の出血

準緊急
・随伴症状を伴うもの（後述）

非緊急・安定
・ほとんどの紫斑，点状出血はこれにあてはまる．緊急度が低くても重症のことはあるため，必要に応じて内科的な精査を行う

図3　紫斑・点状出血の症候からみたトリアージ

考える必要があります．
- 止まらない鼻出血，粘膜出血➡内科系疾患を考え採血検査を行います（血算，凝固機能）．
- 発熱，呼吸速迫，心拍数の増加➡点状出血斑を認めれば出血傾向を伴う重症感染症も考慮します．血圧低下があれば敗血症性ショック（warm shock：四肢の冷感を伴わないショック）に注意します．
- 腹痛，関節痛→血管炎が全身の多臓器に起こる病態（アナフィラクトイド紫斑）もありえます．タール便，血尿などがないかチェックします．

問診のポイント

- 数時間前より紫斑の数や範囲，色調に変化がみられるようなら要注意です．
- 熱があるか，風邪をひいていたか，ショックを起こしていないか注意します．
- 紫斑だけでなく，月経血が止まりにくい，歯肉出血などがあるものも要注意です．
- 薬，食物のアレルギーがないかチェックします．
- 食事の内容もチェックします（海産物の生食でビブリオ菌による壊死性筋膜炎が起こることがあります）．
- 現在服薬中の薬をチェックします．抗凝固薬（ワーファリンなど）を飲んでいないか，あるいは急にやめていないか．その他の薬もアレルギーの原因として考える必要があります．
- 既往歴がないかチェックします．糖尿病，肝硬変，免疫不全状態，脾臓摘

用語解説

敗血症性ショック（warm shock）

敗血症性ショックの状態では，免疫システムが感染と闘うために作るサイトカインや，特定の細菌が作る毒素が，体中の血管を拡張させる作用があるので，結果的に血圧を下げてしまいます．すると，腎臓や脳など生命維持に欠かせない臓器への血流量も減ってしまいます．体は心拍数を増やし，心臓から送り出す血液の量を増やします．このようにして，通常のショック状態のように心拍出量が下がり末梢血管が収縮するため手足が冷たくなる病態とは一見正反対の，手足の温かいショック状態（warm shock）が起こるのです．

出後の患者は感染が重症化しやすいので注意が必要です．
- 腹痛，関節痛，血尿，タール便がないかチェックします．

フィジカルアセスメントのポイント

- 全身倦怠感など重症感がないか，バイタルをチェックしながらみることが大事です．
- 敗血症性ショックに陥っている場合は末梢血管が拡張しているため，その他の原因のショックとは異なり四肢の冷感がないことが特徴です．
- 紫斑が点状か，斑状か，皮下血腫なのか，または触知性紫斑（palpable purpura：次頁の「用語解説」参照）かを確認します．
- 熱感を伴うか，水疱がないか，握雪感（力を加えた時に皮下のガスの音と振動を感じる），悪臭がしないか，色調は鮮やかか，黒っぽいか．
- 紫斑の部分を押さえて痛みがないか，外傷・骨折がないかチェックします．
- ひどく痛がる蜂窩織炎は壊死性筋膜炎（図4）を疑いますが，さらに進行すると，濃い色調の変化を伴いながら逆に痛みを訴えなくなります．緊急のデブリドマンが必要です．
- 時間単位で変化がある場合は重症感染症などを強く疑います．
- 鼻出血，口腔粘膜・歯肉などからの出血，あるいはその既往．
- 咽頭粘膜の点状出血はフォルシュハイマー斑と呼ばれ，風疹などウイルス感染症などでよくみられます．
- 駆血帯を縛ったり，マンシェットを巻いた部分の点状出血は出血傾向を疑います．
- 乳児に巨大血管腫と紫斑があれば，カサバッハ・メリット症候群（図5）によるDICを考慮します．

> **MEMO**
> **握雪感**
> ガス壊疽や皮下気腫の際に，病変部を指で押さえたり，患肢を手で支えたりすると，皮下組織の隙間を空気が移動することによって，ちょうど新雪を握った時に手に感じるようなシュワシュワした感触．軽微な例では，その部位に聴診器を当てて圧迫するとマジックテープを引き剥がすような音（捻髪音）を聴取します．

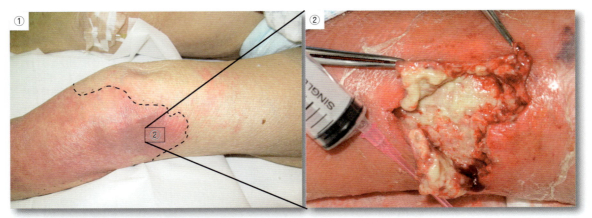

図4　左足趾間からの細菌感染症（②は①部分の拡大図）

①普通の蜂窩織炎に比べ紫色調の強い変化を伴う．炎症反応39.4と異常高値（変色した部分を黒色マジックでマークしている）．
②3日後，紫斑の部分は壊死に陥り，同部を切開すると膿の貯留と皮下組織の変性を認め，膿の培養よりG群溶連菌が検出された．ゆっくり進むタイプの壊死性筋膜炎と考えられる．

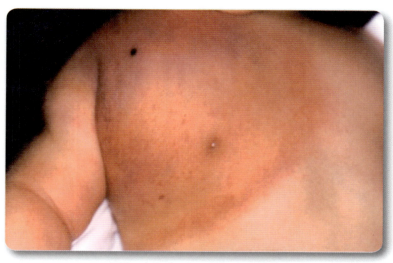

図5　カサバッハ・メリット症候群

生後3ヵ月，男児．不機嫌が続くため来院．右前胸部に膨隆する皮下の血管腫と，それを取り巻くような紫褐色斑があった．DICとなっており，駆血した部分の点状出血斑を認めた．

考えられる疾患

● 考えられる主な疾患を**図6**に示します．

・敗血症性ショック

・壊死性筋膜炎，電撃性紫斑（**図7**），ガス壊疽，その他の活動性の止血困難症，スチーブンス・ジョンソン症候群あるいはTEN型薬疹

・DIC，敗血疹，感染性心内膜炎，蜂窩織炎，一部のアナフィラクトイド紫斑（**図8**）
・その他の血管炎，外傷による紫斑（blow-out fractureなど），battered child 症候群

・血液疾患（慢性骨髄性白血病，特発性血小板減少性紫斑，血友病etc.），慢性色素性紫斑，褥瘡，壊疽，低温熱傷，紫斑型薬疹，多くの血管炎，パルボウイルスその他のウイルス感染症など

図6　紫斑・点状出血から考えられる疾患

用語解説

アナフィラクトイド紫斑（シェーンライン・ヘノッホ紫斑病）

下肢に2〜10mm程度の浸潤を触れる紫斑（触知性紫斑：palpable purpura）が出現します．原因不明のことも多いですが，細菌・ウイルス感染のほか薬剤や食物のアレルギーも原因となります．皮疹のみのこともありますが，10〜15％の症例では腹部症状を主訴に来院します．腹痛は50〜60％の症例で認められ，稀に重症の消化器症状（出血，穿孔など）を伴います．
このような紫斑とともに高熱の持続，検査値異常（CRP，白血球数，血沈の上昇）をみたら，重症感染症に伴う紫斑，血栓，塞栓症を考えます．これには敗血症性血管炎，電撃性紫斑，感染性心内膜炎，DICなどの致死的疾患が含まれます．早急な抗菌療法，抗血栓療法が必要となります．

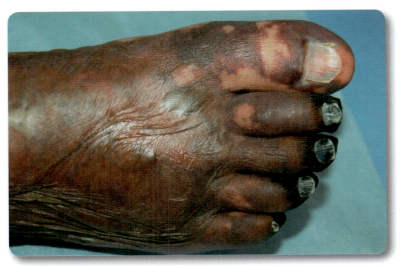

図7　電撃性紫斑
趾端は壊疽に陥っている．

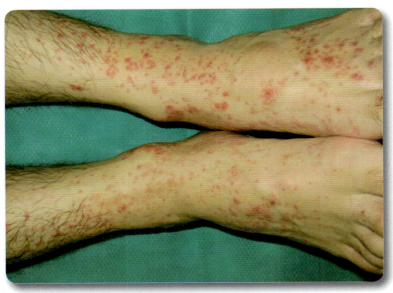

図8　25歳男性の下腿に出現した触知性紫斑
生検にてアナフィラクトイド紫斑と診断．

必要な検査

- 重症感を伴う場合はとりあえず凝固系まで採血（血沈も）．
- 検尿（蛋白尿を伴うアナフィラクトイド紫斑は予後が悪い），便潜血．
- 感染症を疑えば血液培養，ためらわず切開して，排出した膿，滲出液を培養します（米のとぎ汁状の大量の滲出液貯留があれば壊死性筋膜炎を疑い，迅速でスメアを確認！）．

- **皮膚生検**：壊死性筋膜炎を疑えば，皮表から脂肪組織まで舟形に一塊に切り取って病理組織検査を行います．
- **X線検査，CT**：外傷があれば骨折部位．ガス壊疽の鑑別にも役立ちます．

この症状にこの初期対応

- 活動性の出血があれば，**圧迫止血**をしながら準緊急に対処します．
- 蜂窩織炎など感染を疑う場合は，**患肢挙上，クーリング**が基本です．
- 色調の変化のある部分を**油性マジックでマーク**します（経時的な変化を確認します）．

参考文献

1) 山崎　修，久山陽子，岩月啓氏 他：壊死性筋膜炎：起炎菌・進行度・予後の関係について．臨床皮膚科 61：37-41，2007
2) 荒川謙三：壊死性筋膜炎と類似疾患．"最新皮膚科学体系 第2巻" 玉置邦彦 編．中山書店，pp284-287，2003
3) 斉藤隆三：紫斑．"最新皮膚科学体系 第18巻" 玉置邦彦 編．中山書店，pp198-205，2003
4) 藤田淳史，市場晋吾，氏家良人：皮疹・紅斑（成人）．救急医学 34：1529-1535，2010
5) 川名誠司：Henoch-Schonlein 紫斑病の診断と臨床症状．"皮膚科臨床アセット 5" 古江増隆 編．中山書店，pp123-128，2011
6) 循環器病情報サービス：血管・血液：[80] 血液をさらさらにする薬
www.ncvc.go.jp/cvdinfo/pamphlet/blood/pamph80.html

紫斑・点状出血に対する観察とケアのポイント

外間美和子(ほかまみわこ)

観察のポイント

- 紫斑・点状出血，出血傾向のある場合は，紫斑・点状出血の数や範囲，色調変化，他に鼻出血，歯肉出血，血痰，血尿，吐血，下血，性器出血の有無などを観察します．
- 大量出血による循環血液量減少性ショック，出血部位・体腔に漏れ出た血液（血腫，血栓など）は，細菌感染（気道感染，尿路感染など）を起こしやすく，重症化すると敗血症性ショックに移行する可能性があるため，異常の早期発見・対応ができるようバイタルサイン（体温，血圧，脈拍，呼吸状態，意識レベルなど），の変化，患者の表情や訴え，皮膚湿潤，四肢冷感の有無などを観察します．
- 大量出血や敗血症などに伴って発生した播種性血管内凝固症候群（DIC）の場合は，基礎疾患の把握，全身の出血傾向（紫斑・点状出血，注射・採血部位からの出血，下血，血尿の有無など），呼吸器症状（頻呼吸，SpO_2低下，血痰），精神・神経症状（意識障害，痙攣，瞳孔不同の有無など），バイタルサインの変化，チアノーゼの有無，皮膚の色調変化，毛細血管再充満時間（CRT）の緩慢化，乏尿・血尿の有無などを観察します．
- 検査データ（赤血球数，白血球数，血清ヘモグロビン値，ヘマトクリット値，血小板数，トロンボプラスチン，フィブリノゲン，出血時間，FDPなど）を把握します．
- 骨折（特に下腿，大腿，骨盤など）の場合は，骨髄中にある脂肪が血液中に入り，脂肪塞栓症候群を発症する可能性があるため，点状出血（皮膚・眼球結膜出血など）の有無，数，範囲，呼吸器症状（呼吸困難，咳など），脳・神経症状（不穏，意識障害など）を観察します．
- 出血傾向は，血管壁・血小板の異常，凝固・線溶系の異常のいずれか，または複合異常によってひき起こされるため，既往歴（265頁の問診のポイント参照）を確認します．

ケアのポイント

- 打撲や圧迫によるうっ血予防対策として，長時間の同一部位の圧迫を避ける，寝衣・シーツのしわ，衣服の締めつけを避ける，転落・転倒予防としてベッド柵，滑りにくい履物の使用，ベッド周囲の環境整備，毛布やスポンジなどでベッド柵を保護（打撲による外傷の予防），髭剃りは傷をつけないよう電動カミソリの使用を検討する，深爪しないように爪を切る，血

圧測定や採血，注射など駆血する場合は短時間で行うなど皮膚・粘膜への刺激を最小限にとどめます．
- 口腔内出血がある場合の口腔ケアは，柔らかい歯ブラシを使用，それでも出血する場合は，含嗽や清拭を行います．
- 血尿や下血，不正出血がある場合は，陰部の清潔を保てるよう援助します．
- 静脈採血や静脈注射時は，可能な限り細い針を使用します．また抜去後は，確実に止血するまで圧迫します．
- 指示により輸液，薬剤投与（止血薬，抗生剤など）や輸血を行います．
- 排便時の怒責（いきみ）による出血（脳出血など）を回避するため便通を調整します．
- 激しい咳は，肺出血や眼球結膜出血を起こす可能性があるため，室温調整や鎮咳薬の使用を検討します．
- 急変（大量出血，ショック，気道閉塞，意識障害など）時は，迅速に対応します．

参考文献

1) 井上智子，稲瀬直彦 編：緊急度・重症度からみた症状別看護過程＋病態関連図．医学書院，pp180-195, pp273-287, 2014
2) 飯野京子，木崎昌弘，森 文子：成人看護学4 第14版（系統看護学講座専門分野Ⅱ）．医学書院，pp141-145, 2017
3) 医療情報科学研究所 編：病気がみえる vol.5 血液 第2版．メディックメディア，2017
4) 日本救急医学会 監修：標準救急医学 第4版．医学書院，pp234-242, 2009

29 体重増加・体重減少

溝岡 雅文

体重増加・体重減少とは？

- 有意な体重減少は，栄養アセスメントでは**1週間で1～2％，1ヵ月で5％，6ヵ月で10％**と定義されています．
- 体重増加についての明確な定義はありませんが，**数週間で4～5kg増加**すれば，病的なものを疑います．
- 過体重，低体重の評価では，Body Mass Index（BMI）が判定に用いられます．**BMI＝体重（kg）/身長（m）^{2}**で計算されます．日本肥満学会では，**標準体重のBMIは22，BMI＜18.5は低体重，BMI＞25を肥満，BMI＞40は超肥満**と定義しています．

体重増加・体重減少のメカニズム

- 体重変化は，**水分代謝とエネルギー代謝の影響を受けます**（図1）．一般成人では，水分（約60％），脂肪成分（15％），臓器・筋肉などの細胞固形成分（19％），骨塩成分（6％）から構成されています．**体重に影響するのは水分（体液）と脂肪などの固形成分**です．体重変化に最も影響するのは**体液量の変化**であり，体脂肪蓄積の変化よりも**数時間～数日単位**と急速に起こります．
- 水分バランスについては，体内に入る水分量と体外に出ていく水分は通常

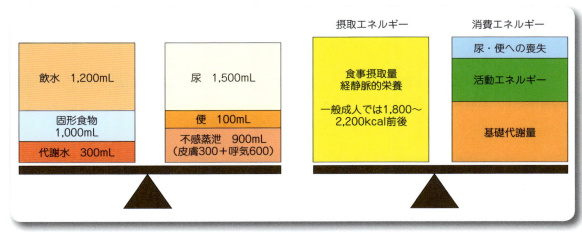

図1　体重変化

はバランスがとれています．体液量が減少した脱水の原因は，多尿などの排泄過多よりも，嘔吐，嚥下障害，口渇中枢の障害などによる飲水など経口摂取量の減少で起こります．体液量の過剰は，心不全，腎障害，肝硬変，低蛋白血症などによって尿量や膠質浸透圧が減少し，浮腫，腹水などの液体貯留をきたします．

- 脂肪蓄積による体重変化は，摂取エネルギーが消費エネルギーを上回る時に生じます．
- 水分補給下で低エネルギーの摂取状態を継続すると2週間で脂肪成分が約3％程度減少，さらに3週間となると筋肉などの蛋白成分も減少してきます．体重減少が週，月の単位で進行する場合には，体脂肪と骨・筋肉などの固形成分の減少が生じています．
- 体重減少の原因である摂取エネルギーの減少を表1に示します．臨床的には，①食欲があるのに体重が減少する，②食欲はあるが食べられない，③食欲がない，④社会経済的な問題の4つに分類されます．

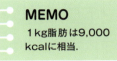

MEMO
1kg脂肪は9,000 kcalに相当．

表1 体重減少の原因である摂取エネルギーの減少

摂取エネルギーの減少	エネルギー消費の増加
食事摂取の減少 栄養素の吸収不足 栄養素の利用障害・代謝障害	代謝の亢進 尿や便へのエネルギー喪失

症候からみたトリアージ

- 体重変化を主訴とする患者で，緊急性のある病態であることは稀です．しかし，体重変化を起こしている原因疾患によっては，意識障害，呼吸不全をきたすことで超緊急，緊急事態となることがあります．
- 体重減少では，意識障害，起坐呼吸，ショック状態（血圧低下と末梢循環不全）を伴う場合には超緊急事態です（図2）．
- 体重増加は，意識障害や急速な体液貯留による浮腫，腹水による急性呼吸不全などがあれば超緊急事態です（図3）．どちらの場合も，ただちに医師に報告し，原因検索と初期対応を開始します．

体重減少

超緊急
・意識障害（高血糖性昏睡など内分泌代謝障害）　・ショック状態

緊急
・全身衰弱（歩行困難）
・黒色便・血便（消化性潰瘍，消化管悪性腫瘍）
・標準体重の60％以下
・失神（起立性低血圧，プレショック）
・黄疸（胆道系腫瘍）

準緊急
・頻回の嘔吐（感染症，代謝障害，消化管疾患，中枢性疾患）
・頻回の下痢（AIDS，コレラなど感染症，消化管疾患，WDHA症候群）
・嚥下障害（神経筋疾患，上部消化管悪性腫瘍）
・腹痛（膵臓がんなど消化器系腫瘍，消化器疾患）
・発熱（慢性感染症）
・労作時呼吸困難（慢性肺疾患，肺腫瘍，胸水貯留）

非緊急・安定
・意図した減量　　　　　　　・憂うつと気分の落ち込み
・1年で数％程度の体重減少　　（うつ病，うつ状態）
　　　　　　　　　　　　　　・もの忘れ（認知症）

> **用語解説**
>
> **WDHA症候群**
> (watery diarrhea, hypokalemia, achlorhydria syndrome：水様下痢低カリウム血症無胃酸症候群)
> 膵島細胞腫瘍からの血管作動性腸管ポリペプチド(vasoactive intestinal polypeptide：VIP)の過剰分泌により，1日数Lに及ぶ頑固な水様性下痢が認められます．

図2　体重減少の症候からみたトリアージ

体重増加

超緊急
・意識障害（代謝性脳症）　　　・起坐呼吸（肺水腫，心不全）

緊急
・全身衰弱（歩行できない）　　　　　・乏尿（尿量＜400mL/日）
・パルスオキシメータでSpO₂ 90％以下　・無尿（急性腎不全，慢性腎不全）
・頻呼吸（30回）（心不全，呼吸不全）・全身浮腫（ネフローゼ症候群，
・夜間発作性呼吸困難（心不全）　　　　低アルブミン血症，肝硬変，低栄養）

準緊急
・労作時呼吸困難（心不全，肺水腫，胸水貯留）・黄疸（肝硬変）
・数日間での急速な体重の増加　　　　　　　　・嘔吐（慢性腎不全，慢性肝疾患，甲状腺疾患）
　（心不全，腎不全，慢性肝疾患）　　　　　　・超肥満

非緊急・安定
・睡眠時無呼吸症候群　　　　　・数％程度の体重増加
・下腿浮腫

図3　体重増加の症候からみたトリアージ

問診のポイント

- 体重変化が，体重増加か体重減少かを確認します．まず，現在の体重を確認し，BMIを計算し肥満度を評価します．次に，体重変化の始まった時期と変化のペースを確認します．栄養状態の主観的包括アセスメントでは過去6ヵ月間の変化と過去2週間の変化を調べます．また，自分のベストと考える体重と，過去の最大体重，18歳前後の体重を確認すると長期間の変化がわかります．
- 特に体重減少の場合には，体重変化が意図的かどうかを確認します．
- 食欲の有無，経口摂取量，水分摂取量，排尿量の変化を確認します．高齢者や小児の時には，家族から以前と比べてどうかなどの情報を入手します．
- ADLなどの日常生活およびレジャーなどでの運動量の変化について尋ねます．
- 既往歴，治療中の疾患と健康食品を含む薬剤服用歴を確認します．糖尿病，甲状腺疾患の治療歴や，副腎皮質ステロイド薬の使用歴などは重要です．
- 喫煙，飲酒，違法薬物などの嗜好歴と，アレルギーの有無を確認します．
- 高齢者では，認知機能，うつ病，せん妄，虐待・孤独・貧困などの心理社会的要因などをスクリーニングします．
- 体重変化以外の随伴症状の有無を確認します．体重減少では特に，嘔気，嘔吐，腹痛，下痢，下血などの消化器症状を確認します．
- 全身の各臓器に関して系統的に症状を問診するために系統的レビュー（Review of systems：表2）を参考にすれば漏れが少なくなります．

> **用語解説**
> **主観的包括アセスメント**
> 栄養評価を示す多角的指標．臨床的な問診（体重と経口摂取量の変化，消化器症状やADLなど）と簡単な身体検査（体型，浮腫，腹水，褥瘡）などの項目を参考に総合的に評価されます．

> **用語解説**
> **ADL（Activities of Daily Living：日常生活動作）**
> 着替え，食事，移動・歩行，排泄，入浴などの衛生など日常生活を営むうえで，普通に行っている行為のことです．

フィジカルアセスメントのポイント

- 診察では，全身状態とバイタルサインを確認します．視診では，全身の衰弱度，呼吸促迫，顔色・表情，チアノーゼ，運動能力などを，バイタルサインでは血圧，脈拍，呼吸数，経皮酸素分圧，意識状態，排尿状況・尿量などを確認します．
- 身長と体重測定ができれば実測します．患者の申告体重との差やBMIを計算します．
- 脱水による体重減少では，軽症であれば口腔粘膜乾燥，口渇，頻脈，中等症であれば腋窩の発汗低下，皮膚緊張減少や傾眠傾向，重症であれば意識障害やショックを認めます．
- 高齢者では，口腔内の齲歯，義歯および衛生状況などを確認します．
- 悪性腫瘍のスクリーニングのために，全身くまなく診察することが大切です．貧血，黄疸，甲状腺腫大，主要なリンパ節群，腫瘤性病変などをチェックします．
- 体重増加では，浮腫の有無と局在を確認します．浮腫の局在と圧痕の有無は，浮腫の原因疾患を診断するために重要な情報で，体液量貯留による浮

> **MEMO**
> **貧血，黄疸の診察**
> 貧血は，左右の下眼瞼結膜を下方に引き反転しながら，手前の縁（結膜環）の赤みをみて貧血の有無を判断します．黄疸は，眼球結膜（白目の部分）の色をみて判断します．ビリルビンが2mg/dL以上になると結膜が黄染してきます．

> **MEMO**
> **浮腫の診察**
> 前脛骨部，足背，上肢，顔などを5秒間指で押さえて，圧痕を伴う浮腫か否かを判断します．

表2　系統的レビュー　Review of Systems

一般	体重変化（○kg/増・減）○ヵ月で・食欲不振・全身倦怠感・発汗・寝汗・発熱・悪寒・戦慄・便通＝整/不整・排尿（日中○回，夜間○回）・睡眠障害（有/無）パターン（入眠障害，夜間覚醒，早朝覚醒）
皮膚	発疹・湿疹・点状出血・疼痛・掻痒・色調変化・腫瘤・リンパ節・爪変形・毛・光線過敏
頭部	外傷・めまい・湿疹・頭痛・失神・頭髪
眼	視力低下・複視・暗点・流涙・疼痛・白内障・緑内障・ドライアイ・分泌物
耳鼻咽喉	聴力低下・耳鳴・耳漏・臭覚障害・副鼻腔障害・鼻汁・鼻閉・鼻出血・歯肉出血・口腔乾燥・義歯・う歯・舌疼痛・頻回の咽頭痛・嗄声・声の変化
頸部	痛み・硬直・唾液腺腫脹・リンパ節腫大・甲状腺腫・腫瘤
乳房	腫瘤・圧痛・腫脹・乳頭分泌・自己チェックの頻度
胸部血管	胸痛・圧迫感（部位/性質/放散痛）・動悸・起坐呼吸・労作時呼吸困難・発作性夜間呼吸困難・喘鳴・咳嗽・喀痰の色（　）・血痰・気道感染・動悸（整/不整・徐脈/頻脈）・浮腫・チアノーゼ・間欠跛行
消化管	嚥下困難・心窩部痛・げっぷ・胸焼け・嘔気・嘔吐・吐血・黄疸・腹痛・鼓腸・便秘・下痢・異常便（黒色/異臭）・血便・痔・特殊な食物の摂取
泌尿生殖	排尿障害・排尿時疼痛・血尿・夜間頻尿・分泌物・結石・尿流の変化・残尿感・失禁・感染の既往・インポテンス・潰瘍・乏尿・無尿・多尿
婦人科	初潮または閉経の年齢（　）歳・整/不整・期間の異常・最近の月経（○月○日から○日間）・月経困難症・妊娠の可能性・月経困難・妊娠（　）回・出産（　）回・中絶（　）回
内分泌血液	口渇・嗄声・寒冷または温熱不耐・発汗過多・毛や皮膚の変化・貧血・出血傾向
筋骨膠原病	関節痛・筋肉痛・関節腫脹・可動域制限・背部痛・腰痛・膝関節痛・感覚低下・異常感覚・朝のこわばり・静脈瘤・変形・ばち指・レイノー現象
精神神経	失神・痙攣・振戦・感覚鈍麻・感覚障害・記憶障害・構語障害・異常感覚・歩行障害・不随意運動・不安・そう/うつ状態・自殺企図・異常知覚（幻覚/妄想）

腫は左下肢から生じます．非圧痕性の浮腫では，甲状腺機能低下症やリンパ浮腫を疑います．
- 胸水があれば患側の呼吸音の低下を，腹水があれば腹部周囲径の増加や蛙腹がみられます．
- 甲状腺腫大，頻脈，振戦，発汗過多があれば甲状腺機能亢進症を，甲状腺腫大，徐脈，皮膚乾燥，脱毛，嗄声，顔のむくみ，体重増加，便秘などがあれば甲状腺機能低下症を疑います．

考えられる疾患

▶体重減少（図4）

- 意図しない体重減少の主な原因は，悪性腫瘍，うつ病などの精神疾患，消

MEMO
甲状腺腫大の診察
頸部正中の甲状軟骨の甲状切痕（喉仏）とその下にある輪状軟骨を目安に探します．甲状軟骨の下側（輪状軟骨の周り）を取り巻くように蝶の形をした甲状腺が見えます．嚥下運動をすると確認しやすく，腫大が疑われる場合には側面から観察すると突出がよくわかります．正常の甲状腺は3～5mmと薄く，耳朶のように柔らかく触れます．

超緊急
・糖尿病性昏睡（糖尿病性ケトアシドーシス）
・甲状腺クリーゼ
・副腎クリーゼ（汎下垂体機能低下症/アジソン病）

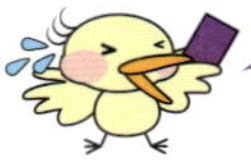

 緊　急
・電解質異常（低ナトリウム血症/高ナトリウム血症/高カルシウム血症など）
・感染症（結核，HIV，亜急性心内膜炎）
・側頭動脈炎

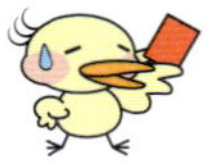

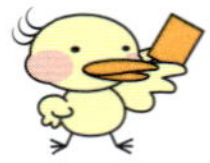

 準緊急
・内分泌疾患（糖尿病，甲状腺機能亢進症，褐色細胞腫）
・慢性消耗性疾患（COPD，関節リウマチ，心不全，腎不全）
・神経疾患（筋萎縮性側索硬化症，重症筋無力症，腫瘍随伴症候群）
・悪性腫瘍（胃がん，膵がん，肺がんなど）

 非緊急・安定
・吸収不良症候群（胃切除後症候群，慢性膵炎）
・慢性下痢（小腸疾患，クローン病，短腸症候群）
・口腔咽頭疾患（歯，味覚・臭覚障害）
・精神疾患（うつ病・認知症，アルコール依存症，摂食障害）
・社会的要因（貧困，孤独，食物入手困難）
・薬剤性（ジギタリス，テオフィリン，SSRI）

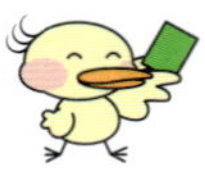

図4　体重減少で考えられる主な疾患

化管疾患などがあります．
- 10％以上の体重減少は蛋白質・エネルギー低栄養状態があることが予測され，細胞性および液性免疫機能の低下を伴います．20％以上の体重減少は重度の低栄養状態で，臓器障害をきたします．そして，体重減少の程度は疾患の重症度を反映し，死亡率を上昇させます．
- 意識障害を伴う体重減少には，糖尿病性昏睡，副腎クリーゼ，甲状腺クリーゼ，電解質異常があります．高血糖性昏睡は，発症前に口渇，多飲多尿などの高血糖症状を認めます．糖尿病の既往のある方で，急な意識障害を起こした時は低血糖性昏睡を疑います．
- 食欲不振，著明な倦怠感，腰背部痛，血圧低下などでは，副腎クリーゼを疑います．乳輪，口唇，口腔粘膜などに色素沈着を認めれば，アジソン病を疑います．
- 甲状腺クリーゼでは，甲状腺中毒症状に不穏，昏睡などの中枢神経症状，発熱（38℃以上），頻脈（130回/分以上），心不全や消化器症状を認める時に疑います．
- 発熱，倦怠感，食欲不振を伴う体重減少では，HIV，結核，亜急性心内膜炎などの慢性感染症を疑います．
- 悪性腫瘍は，意図しない体重減少の1/3程度を占め，悪性腫瘍の場合には体重減少以外にも何らかの局所症状を伴います．膵がんや胃がんでは，内臓痛や黄疸に先行して体重減少がみられることがよくあります．
- 食欲があるのに食べられない時には，口腔疾患，嚥下機能，上部消化管疾

MEMO

主要なリンパ節の診察

顎下，頸部，鎖骨上部，腋窩，鼠径部などのリンパ節を1〜3本の指腹で左右同時に触診していきます．リンパ節が触れる場合には，大きさ，形，および，圧痛と癒合（一塊になる）の有無などを確認します．リンパ節が2cm以上，硬い（消しゴム程度）場合には悪性疾患の可能性があります．

患などに注意します．嚥下障害や筋力低下，呼吸不全などを伴う場合には，筋萎縮性側索硬化症などの神経疾患を疑います．嚥下はできるけど固形物がつかえる場合には，喉頭・食道などの腫瘍性疾患を疑います．
- うつ病は，憂うつ気分や楽しみの喪失などを訴えます．過食や拒食がみられ，異常な食行動がある場合には摂食障害を疑います．
- 食欲があるのに体重減少がある場合は，コントロール不良の糖尿病，甲状腺機能亢進症を疑います．稀に褐色細胞腫，吸収不良症候群などのことがあります．
- 薬剤の副作用によって食欲不振，味覚障害，悪心，下痢などで体重減少をきたすことがあります．代表的な薬剤としては，ジゴキシン，テオフィリン，抗不整脈薬，鎮痛薬，レボドパ，選択的セロトニン再取り込み阻害薬（SSRI）などがあり，服薬を確認することが重要です．

▶ 体重増加（図5）

- 短期間に1〜2週間で急激に体重が増加し，呼吸困難，浮腫などを伴えば緊急性があります．
- 腎障害の既往があり，食欲不振，倦怠感，呼吸困難，尿量低下や口臭（尿臭），貧血，浮腫などを認めれば，尿毒症が疑われます．電解質異常（高カリウム血症）を合併することもあり，緊急透析が必要なことがあります．
- 粘液水腫性昏睡は，生命を脅かす甲状腺機能低下症の合併症です．重度で長期間甲状腺機能低下症がある方で，低体温，低換気，循環不全，電解質異常を認めれば疑います．

超緊急
・尿毒症
・粘液水腫性昏睡

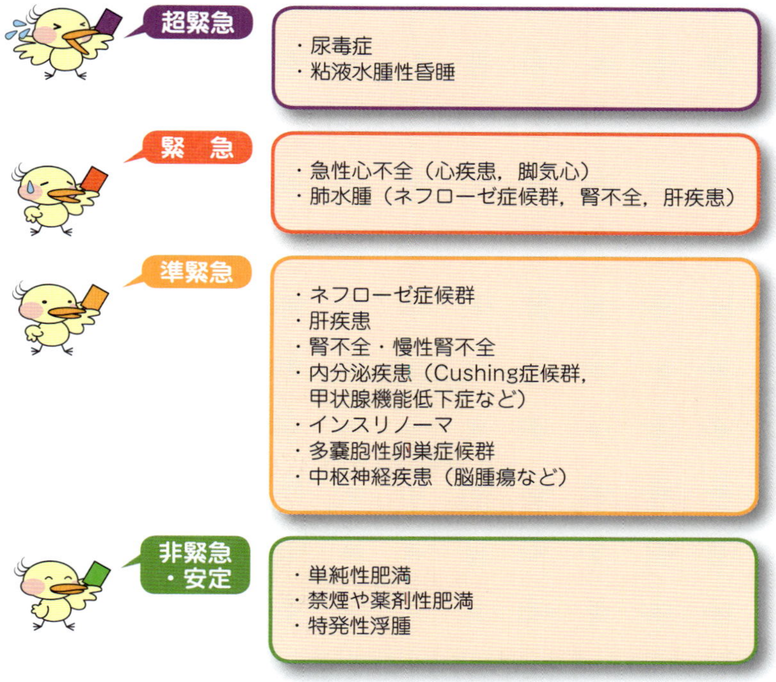

緊　急
・急性心不全（心疾患，脚気心）
・肺水腫（ネフローゼ症候群，腎不全，肝疾患）

準緊急
・ネフローゼ症候群
・肝疾患
・腎不全・慢性腎不全
・内分泌疾患（Cushing症候群，甲状腺機能低下症など）
・インスリノーマ
・多嚢胞性卵巣症候群
・中枢神経疾患（脳腫瘍など）

非緊急・安定
・単純性肥満
・禁煙や薬剤性肥満
・特発性浮腫

図5　体重増加で考えられる主な疾患

用語解説

Cushing症候群

副腎からコルチゾールが過剰分泌されるために，満月様顔貌，中心性肥満（胴体は太いが手足は細い）となり，高血圧，糖尿病などを合併します．

- 頸部の静脈怒張，浮腫，呼吸困難などを伴う体重増加は，**急性心不全**や**肺水腫**を疑います．
- **肝疾患**では，黄疸，全身のかゆみ，手掌紅斑，クモ状血管腫，女性化乳房，羽ばたき振戦などを認めます．
- **多発神経炎**（表在の知覚神経障害，腱反射消失），**浮腫，心不全**などを伴う体重増加は，ビタミンB₁欠乏による**脚気心**を疑います．
- 体重増加と中心性肥満，多毛，月経不順などがあれば，**Cushing症候群**などの副腎ステロイドの過剰状態や**多嚢胞性卵巣症候群**を疑います．
- **Whippleの三徴**があれば，**インスリノーマ**を疑います．

用語解説

Whippleの三徴

意識障害などの中枢神経症状，低血糖発作，ブドウ糖投与による回復．

必要な検査

- **パルスオキシメータ**が90％未満は低酸素血症ですので要注意です．**呼吸数**と**呼吸状態**を併せて評価します．
- **尿検査**は，腎疾患，糖尿病などのスクリーニングに有用です．
- **肝機能，腎機能，血糖，電解質**は，肝疾患，腎疾患，内分泌代謝疾患，脱水などのスクリーニングに有用です．内分泌代謝疾患では電解質や血糖の異常を伴いやすく，脱水の時にはヘマトクリット，尿素窒素，尿素窒素/クレアチニン比の上昇，濃縮尿などを認めます．
- **C-reactive protein（CRP），血沈**などは，感染症，膠原病，悪性腫瘍などで上昇します．
- **血清総蛋白，アルブミン，総コレステロール**は栄養状態の静的指標として，**プレアルブミン，レチノール結合蛋白，トランスフェリン**は血中半減期が0.5～7日と短いので，動的指標として用いられます．
- **胸部X線・心エコー**は，心筋症や弁膜症などによる心不全や肺水腫などの診断に有用です．
- **TSH, Free-T4・Free-T3**（甲状腺ホルモン），**コルチゾール**（副腎皮質ホルモン）は，甲状腺疾患および副腎疾患の診断に有用です．
- **腹部エコー検査**や**CT検査**は，胸水，腹水や肝硬変，膵がんなどの腫瘍などの診断に有用です．
- **消化管内視鏡検査**は，消化性潰瘍，炎症性腸疾患，胃がん・大腸がんなどの悪性腫瘍などの診断ができます．

用語解説

静的指標と動的指標

動的栄養指標は数日間などの短期間，リアルタイムの代謝，栄養状態の評価が可能であり，静的栄養指標は種々の因子の変動に影響されにくく，測定時付近の平均的栄養状態を反映します．

この症状にこの初期対応

- **体重変化**のある患者のケアで重要なことは，**水分とエネルギーの日々のバランスを詳細に観察**することです．1日の飲水量，摂食状況，尿量，排便回数などと，体重の推移をみることが基本です．
- 1日に必要なエネルギー量を考慮して，**病態に合わせた食事の提供や輸液療法**が必要です．
- **体重減少**では，**原疾患の治療**を優先しますが，障害部位に応じて適切な**栄養サポート**が必要です．栄養サポートチームの栄養士，医師などと相談し

ながら，易消化食，易嚥下食，補助食品を利用し，摂取エネルギー量を増やします．
- **低栄養患者**では，特に高齢者は感染症や骨折などのリスクが高くなります．口腔ケアなども行い，感染，転倒，褥瘡などの予防に努めます．
- **慢性的な半飢餓状態**の患者に積極的に栄養補給を行うことで，Refeeding症候群を発症することがあります．Refeeding症候群の予防のために，治療初期は投与カロリーを減じて開始します．
- **うつ病患者**では，安易な励ましは逆効果であり，支持的な態度で接する必要があります．自殺のリスクがあるので，自殺念慮などを確認します．
- **体重減少の原因が不明**の場合，2～4週間ごと程度に6ヵ月間程度フォローアップします．身体的な原因がある場合には，その期間内にみつかることが多いとされています．
- **体液量貯留による体重増加**では，原疾患の治療が先決です．利尿薬などの薬物治療と並行しながら，飲水量や摂取塩分量の管理や体重コントロールを行います．1日に許可される水分量，塩分などを丁寧に説明して，口渇や薄味食による苦痛を軽減させるように工夫したり，努力している患者の話を聞いて承認することは大切です．
- **脂肪蓄積による肥満症**の場合には，食事療法を基本として運動を加えることによって効率良く減量できます．運動による消費エネルギーは意外に少なく，散歩1時間で150kcal程度です．脂肪1kgは9,000kcalのエネルギー量に相当しますから，運動で減量するには大変な運動量が必要です．
- 肥満の方の食事療法は，標準体重で必要なエネルギー摂取量を計算します．また，糖尿病，高血圧症，高脂血症などのメタボリック症候群といびき，日中の傾眠などから睡眠時無呼吸症候群などのスクリーニングが必要です．

用語解説

Refeeding症候群

低栄養状態にある患者が，急激に栄養（特に糖）を摂取もしくは補充されることで，水，電解質（リン，カリウム，マグネシウムなど）の分布異常をひき起こし，その結果，心停止を含む致命的な合併症を起こす病態のこと．

MEMO
自殺念慮の確認

自殺念慮に関する一連の質問は下に進むほど，より強い希死念慮を示しています．「はい」があれば，医師に報告します．
① 死んだら楽だなと思ったりしますか？
② 死ぬ方法を考えましたか？
③ 遺書は書きましたか？
④ いつも死ぬことばかり考えていますか？
⑤ 実際に死のうとしていますか？

参考文献
1) ローレンス・ティアニー，マーク・ヘンダーソン 著／山内豊明 監訳：体重増加・体重減少．"聞く技術—答えは患者の中にある（上）"．日経BP出版センター，pp109-123，2006
2) 井藤英喜：体重異常．"内科学書 改訂第6版" 島田 馨 編．中山書店，pp337-340，2002
3) 溝岡雅文：体重減少・体重増加．"診断力を強化する！ 症候からの内科診療 レジデントノート（増刊）" 徳田安春 編．羊土社，pp251-259，2011

体重増加・体重減少に対する観察とケアのポイント

下田ゆかり

観察のポイント：体重増加

- いつから，何kgの増加なのか確認し緊急性の有無を判断します．浮腫を伴う場合には全身性なのか限局しているものなのか観察します．
- 原疾患の治療状況を知るために，検査データなどを確認し体重増加につながる浮腫が起こる状況かどうかアセスメントします．
- 浮腫の観察：浮腫のある部位はどこか観察します．体重測定を行い水分摂取量と排泄量を確認しましょう．
- 食欲の有無や倦怠感の有無を確認します．
- 内分泌疾患で浮腫が起こる際には顔面，頸部，四肢に発現しやすいです．
- 脂肪蓄積による肥満では体動時の呼吸促拍や動悸，多汗，下肢の浮腫，便秘などが起こることがあります．身長と体重から適正体重を計算し，現体重はどのくらい過体重なのかアセスメントします．体重の増加が糖尿病などの原疾患の影響がある場合には，原疾患の治療状況を確認しましょう．

ケアのポイント：体重増加

- 浮腫が起こる原疾患（慢性腎不全，心不全，甲状腺機能低下症，粘液水腫，二次性アルドステロン症，Cushing病など）の治療状況を確認し利尿薬投与などの治療を支持します．
- 体重測定　腹囲測定　水分摂取量と排泄量の確認を行います．
- 食欲の有無を確認し，全身の浮腫で食欲が減退し食事摂取量が減少していないか確認します．
- 浮腫が局所的にある時は，その部分の圧迫を避けます．胸水が溜まり呼吸することが苦しい時には起坐位にして横隔膜を下げ呼吸面積を広げるよう援助します．
- 適宜，体位変換の施行と安楽な体位をとらせるようにケアします．
- 浮腫により皮膚が脆弱になっているので，圧迫や摩擦を避けるよう配慮します．
- 保温と保清に努めます．
- 肥満の是正には適正な食事量摂取と運動療法が効果的です．生活状況を聞き取り肥満につながる生活習慣が存在するか分析しましょう．
- 患者が減量に取り組めるような動機づけとセルフケアの継続的なサポートを行います．

観察のポイント：体重減少

- 体重減少につながる原疾患の有無を確認します．継続通院が行われず原疾患の治療状況が不安定な場合，体重減少をきたすことがあります（糖尿病，甲状腺機能亢進症，電解質異常など）．
- 糖尿病の場合では，インスリン注射の自己中断や，故意にインスリン注射を省略・減量することで体重減少をきたすことがあるので注意が必要です．
- 食事摂取量を確認します．食事がとれないのか，故意にとらないのか確認しましょう．栄養失調を伴う時には蛋白質・エネルギー低栄養状態が予測されるので皮膚の状態や貧血の有無（眼瞼結膜），筋力低下の有無を確認します．

ケアのポイント：体重減少

- 「栄養状態の改善を促す」「食事摂取量の確認」「栄養失調を伴う時には摂取エネルギーを増加する」ように援助します．食事がとれない背景には心理的な要因や経済的な問題が存在することもあります．問題に気づいた場合には他職種と連携し，医療チームで適切な対応を行いましょう．
- 「全身状態の観察」「皮膚の観察」を行います．貧血や低蛋白血症が存在することもあり，褥瘡発生の予防に努めましょう．体位変換やポジショニングに留意します．体力の低下を防ぐために，エネルギー消費量を抑え，安静が保てるよう配慮します．筋力低下や貧血による転倒や転落のリスクもあり注意が必要です．

参考文献

1) 百瀬千尋：浮腫．"根拠がわかる症状別看護過程"関口恵子，北川さなえ 編．南江堂，pp147-158，2002

30 発　　熱

飯田　幸生

発熱とは？

- 発熱とは，「**深部体温が正常な日内変動を逸脱して上昇している状態**」と定義されます．
- 人間は**恒温動物**のため，体温は通常一定に保たれています．皆さんの家にあるエアコンの設定温度のようなものです．これによって，だいたい平熱に保たれています．この"**設定温度が何らかの外的要因によって上げられた**"状態を発熱といいます．

発熱のメカニズム（図1）

- 定義でも述べたとおり，身体の"設定温度"が上がることを発熱と呼びます．
- この体温調節の中心的な役割をしているのが，**視床下部にある体温調節中枢**です．
- 体温調節中枢への**何らかの刺激**によって"設定温度"が上げられます．これを**セットポイントの上昇**と呼び，その原因となる物質を**発熱物質**といい

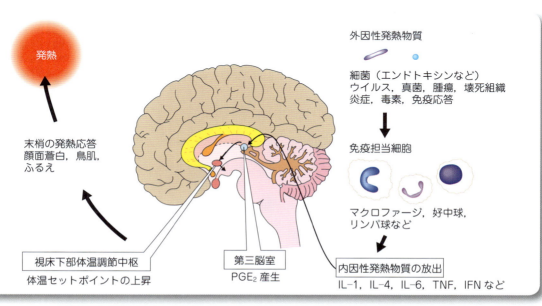

図1　化学的刺激による発熱（クリニカルスタディ 29（10）：895, 2008を参照して作成）

ます。
- 発熱のメカニズムとして、
  ① まず外から細菌（エンドトキシンなど），ウイルス，腫瘍，壊死物質（これらを外因性発熱物質といいます）が身体に侵入します。
  ② こういった外からの敵が侵入すると，免疫担当細胞により内因性発熱物質というサイトカインを産生します。
  ③ 内因性発熱物質にはインターロイキン（IL-1，IL-4，IL-6），腫瘍壊死因子（TNF），インターフェロン（IFN），マクロファージ炎症蛋白（MIP-1）などの種類があります。
  これらのサイトカインは血流に乗って脳へ運ばれます。最終的に視床下部の体温調節中枢に行きたいわけですが，その前に関所（血液脳関門）が存在します。
  ④ そこを通れないサイトカインは，第三脳室でメディエタと呼ばれるプロスタグランジンE_2（PGE_2）の産生を促し，発熱の情報を視床下部へ伝えます。

用語解説

血液脳関門（blood brain barrier：BBB）

血中から脳内へ有害な物質が移行しないようにするための機能で，アミノ酸やグルコースなどの神経活動のエネルギー源となる栄養素は脳内に選択的に輸送されますが，水溶性の高い物質あるいは蛋白質などの大きな分子はこのバリアーを通りにくい．脳に有毒な物質が移行せず必要な物質を通過させる関所として働くものの薬物が到達しにくいといったデメリットもあります．

症候からみたトリアージ（図2）

- 発熱患者のトリアージを行う看護師は，まず感染症から自分自身を守るために，必ず感染予防対策を行ってから患者と接するようにしてください．

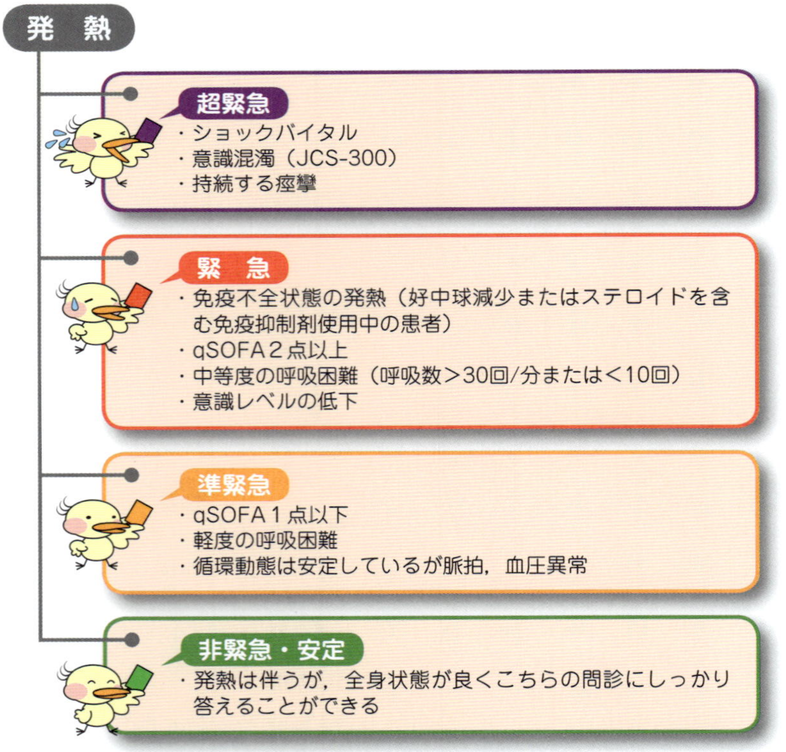

MEMO
JCS
① 昏迷・昏睡の章（3頁）を参照．

MEMO
SOFA（Sequential Organ Failure Assessment）スコアについて

敗血症などの生命を脅かす臓器障害の指標．SOFAスコアは呼吸器，凝固能，肝機能，循環機能，中枢神経系，腎機能の6項目で評価しますが，動脈血液ガスを含めた採血検査が必要になるため重症管理を行うICU病棟などで使用されます．その一方で外来や一般病棟などで使用するために簡略化されたqSOFA（quick SOFA）スコアがあります．このスコアは「意識状態の変化」「収縮期血圧100mgHg以下」「呼吸数22回/分以上」の3項目でスコア化して2点以上は重症と判定します．意識障害はGlasgow Coma Scale（GCS）15点未満です．

発熱

超緊急
- ショックバイタル
- 意識混濁（JCS-300）
- 持続する痙攣

緊急
- 免疫不全状態の発熱（好中球減少またはステロイドを含む免疫抑制剤使用中の患者）
- qSOFA 2点以上
- 中等度の呼吸困難（呼吸数＞30回/分または＜10回）
- 意識レベルの低下

準緊急
- qSOFA 1点以下
- 軽度の呼吸困難
- 循環動態は安定しているが脈拍，血圧異常

非緊急・安定
- 発熱は伴うが，全身状態が良くこちらの問診にしっかり答えることができる

図2　発熱の症候からみたトリアージ

- 二次感染の拡大を防ぐ役割もあり，咳エチケット，手洗い，待合室の隔離などを行うようにしてください．
- 発熱患者のトリアージでは，バイタルサインをしっかりとることを念頭においてください．

問診のポイント（図3）

- まず発熱の経過を聴取します．いつからか？　急性なのか慢性的に続いているのか？　1日のうちで平熱があるかなど日内変動などにも注意を払いましょう．しかし，従来行われていた熱型はあまり診断に有益ではないといわれています．
- 発熱以外の随伴症状の有無は患者のほうから申告してくる症状以外にも，こちらからclosed questionで問診するようにこころがけましょう．
- 薬剤歴は市販薬や健康食品，サプリメントなども忘れがちなので，聴くようにしましょう．薬剤熱はあらゆる薬剤で起こりうるので，発熱があって抗菌薬を使用したらその抗菌薬で薬剤熱を起こしていたという事例もよくあります．当然解熱薬を使用して一時的に熱が下がっていることもあるので，解熱薬の使用の有無，いつ使ったか問診で聞き出すようにします．
- 家族歴では，結核にかかった人や悪性腫瘍の人がいないかを聴取するようにしましょう．
- 既往歴をチェックします．感染を繰り返している場合は，免疫を低下させるような疾患が隠れていることがあります．発熱とあまり関係なさそうな手術歴なども，実は関係がある場合があるのでチェックします．
- 免疫状態を把握するために，先ほどの薬剤歴で特に免疫抑制薬やステロイドの使用の有無，さらに投与量の推移も聴取します．
- 本人への問診だけでなく，家族（付き添い）からも問診をとることが重要です．

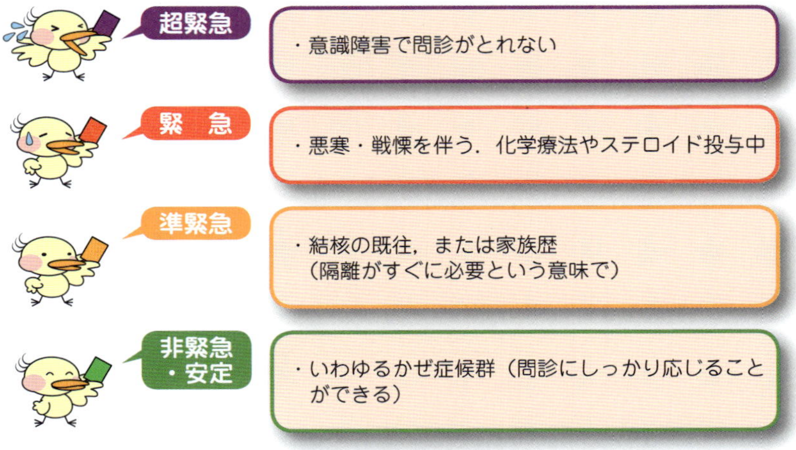

MEMO
熱型について

特徴的なものは診断に有用なことはありますが発熱期間が長い場合，解熱剤などを使用することが多いので体温を測定した際には解熱剤などの使用などコメントを加えると医師がチェックする際に有益です．

用語解説
closed question

医療面接の質問法の一つで患者から「はい」あるいは「いいえ」の答えを要求する質問型．基本的にはまず開放型（open-ended questions）で患者の自由な答えを求める質問を行い，不足した情報を closed questionsで質問するという流れで行います．

MEMO
既往歴と輸血歴

例えば，交通事故で骨折の手術をして，その時に輸血歴がある場合があります．

超緊急：・意識障害で問診がとれない

緊急：・悪寒・戦慄を伴う．化学療法やステロイド投与中

準緊急：・結核の既往，または家族歴（隔離がすぐに必要という意味で）

非緊急・安定：・いわゆるかぜ症候群（問診にしっかり応じることができる）

図3　発熱での問診

フィジカルアセスメントのポイント

- 看護師のフィジカルアセスメントは詳細な身体所見をとることではなく，緊急性の高い疾患・病態を拾い上げるトリアージが目的です．そのため，あまり時間をかけずに五感をフルに活用して行ってください．
- 特に，重症感染症の典型的な所見に注意することが重要です．「頭の先から爪先まで」しっかり全身を評価します．
- また，発熱による症状ですぐに処置が必要な所見がないかチェックします．全身の発汗はどうか？ 脱水症による倦怠感は強くないか？ 口腔内や腋窩に乾燥がないか？
- 消化器症状，頭痛，関節痛などの随伴症状は，それぞれの局所の感染以外でも認めることがあります．

> **MEMO**
> ただし高齢者などは所見に乏しいので，フィジカルアセスメントの限界も認識しておく必要があります．

考えられる疾患（図4）

- 特に注意すべき疾患についてポイントを述べます．
- 髄膜炎（特に細菌性髄膜炎）が緊急疾患であることは先に述べました．発熱に加え頭痛，意識障害などが加わる時は，常に髄膜炎を疑う習慣をつけましょう．ただし，原因が何であれ発熱に伴い頭痛をきたすので，高齢者の場合，髄膜炎に特徴的な頭痛，嘔吐，意識障害など全て揃うことはむしろ少ないので原因不明の発熱がある場合「熱が出ていてぼーっとしているだけだな」と考えず積極的に髄液検査を行うようにしたい．
- 急性喉頭蓋炎は経過とともに窒息の危険があり，見逃してはいけない疾患です．単なる咽頭炎に見えてもつばが飲み込めないぐらい強い嚥下痛などがある場合，患者から目を離さないようにしましょう．

超緊急
- 敗血症
- 中枢神経感染症（髄膜炎，脳炎，脳膿瘍）
- 急性喉頭蓋炎
- 壊死性筋膜炎
- 副腎不全，甲状腺クリーゼ

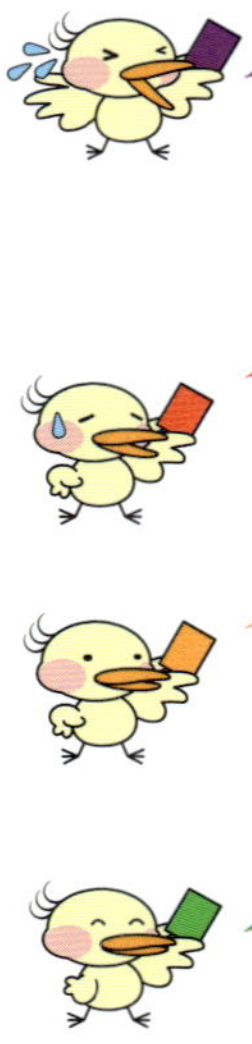

緊急
- 結核
- 感染性心内膜炎
- 骨髄炎

準緊急
- 細菌性肺炎
- 胆道感染症
- 尿路感染症
- 蜂窩織炎
- 急性副鼻腔炎
- 急性気管支炎

非緊急・安定
- かぜ症候群など非特異的ウイルス感染症

図4 発熱から考えられる疾患

- **壊死性筋膜炎**は皮膚軟部組織感染症で経過が速く，全身状態の悪化を招く緊急疾患です．**蜂窩織炎**などと誤診して悠長に対応していると，みるみる皮疹が増悪してくることがあります．発熱に**進行の速い皮疹**がある場合，見た目は軽いのに疼痛がひどい皮疹は要注意です．

必要な検査

- 看護師の皆さんは**バイタルサインを持続的にモニタリング**して，記録しておくようにしてください．
- 敗血症が進んでくるとDICや多臓器不全に移行する可能性があるので，**血液ガスや凝固検査**も含めた採血の用意と，血液培養のボトルを用意しておいてください．
- 重症感染症が疑われる発熱患者には，あらかじめ**表1**の**感染検査セット**を用意しておくと良いでしょう．

表1 重症感染症を疑った時に用意すべき検査セット

- 血液培養ボトル（2セット，合計4本）
- 喀痰培養カップ
- 尿培養カップ
- 血液検査用スピッツ
- 胸部X線検査の準備

用語解説

DIC
(disseminated intravascular coagulation)

播種性血管内凝固症候群．もともと出血すると凝固活性が上がり止血するようになりますが全身の血管内で無秩序に凝固活性が上がり血栓傾向を示す症候群．
基礎疾患に悪性腫瘍や敗血症，熱傷など重篤な疾患があることが多く，DICを起こすまでにこれらの疾患をコントロールする必要があります．ドクターが「患者がDICになった」と言っているのを聞いた時は身構えるようにしましょう．

この症状にこの初期対応

▶ 待ち時間にケア

- 持続する発熱は自分自身も経験したことがあると思いますが，**非常に不快で疲労**を伴います．外来などの待ち時間も長く感じるので，悪寒などを伴う患者には**掛け物などで保温**し，熱感の強い場合は**クーリング**するようにします．小児や高齢者では脱水を伴いやすく，**水分補給**を促します．

▶ 早急にすべきこと

- **クーリング**については，発熱の患者すべてに行うわけではありません．体温がセットポイントに達するまで，患者はむしろ悪寒を感じ布団にくるまってブルブルふるえています．この時は安易にクーリングせずに保温を行います．
- 体温が上がりきった後は，患者は暑さを感じるのでクーリングを行います．大きな血管が表面を走っている**頸部や腋窩を冷やす**のが有効です．

*

- 発熱の患者の原因として**感染症**が多いことは先に述べました．感染症患者の対応で大事なことは，感染症であることを認識し，すぐに治療を開始することです．**時間単位ではなく分単位**で治療を開始しなければなりません．

▶ 酸　素
- 感染症で特に重篤な敗血症の患者では，特に全身の組織の酸素需要が増加するために，呼吸器系の感染でなくても酸素投与を考慮します．

▶ 輸液ルート
- 敗血症をはじめ重篤感がある場合は，ショックの治療に準じて末梢ルートを準備します．場合によっては昇圧のためにカテコラミンなどの投与が必要なこともあり，2ルート用意します．

参考文献

1) Expert Nurse 24（8）増刊：57, 2008
2) 達人ナース 32（2）：35, 2011

MEMO

ルート2セット以上確保する理由

循環血液量を確保するために細胞外液を急速静注するためのルートと昇圧剤などカテコラミンを微量で滴下するためのルートを確保するため，またショックが進み末梢血管が虚脱すると血管確保が困難になるためあらかじめ確保しておきます．

発熱に対する観察とケアのポイント

前川　義和

観察のポイント

- 発熱の有無を把握するために体温の測定を行いますが，一般的には腋窩温を測定します．しかし，深部体温（血液温や直腸温，膀胱温，食道温）と腋窩温では誤差があるため，腋窩温の信頼性はあまり高いとはいえません．したがって，可能であれば深部体温で測定を行って発熱の有無を把握し，モニタリングを持続することで体温の変動を把握します．
- また，脈拍数や血圧，呼吸数もバイタルサインとして同時に測定を行いますが，発熱とともに血圧の低下がみられる際には感染症が原因となったショックの可能性があります．その場合には速やかな治療が開始となる場合があるので注意が必要です．
- その他，発熱に随伴している自覚症状の有無や発汗の有無，悪寒の有無などを観察していく必要があります．

ケアのポイント

- 深部体温の測定にはモニタリングするためのデバイスが必要ですので，測定時には準備しましょう．
- 血液温のモニタリングには肺動脈カテーテルの使用が一般的ですが，挿入には侵襲を伴うため，体温を知るためだけの目的でカテーテルを留置することはないでしょう．また，直腸温や食道温はセンサーの留置による不快感が強く，覚醒している患者には不向きです．膀胱温は温度センサー付きの膀胱留置カテーテルがありますので，患者に使用しているモニターと接続が可能であれば測定が可能です．したがって，深部体温で持続したモニタリングを行うのであれば，簡便性や患者の不快感を考慮すると膀胱温が最も有用といえます．
- 発熱に対して解熱させる手段としては，一般的にはクーリングか薬剤の投与になります．クーリングは悪寒をきたしている患者は対象にはなりません．発熱に伴う不快感の緩和をはかる目的であれば，クーリングは一定の効果が得られるかもしれませんが，解熱目的の手段として有効であるのは深い鎮静を行っている状態で体が冷やされることによる刺激が抑えられている場合など限られています．それ以外でクーリングを行うと，体が冷やされる刺激によりふるえなどが生じ，解熱の効果も得られず，さらに酸素消費量を増大させることになります．
- また，薬剤による解熱をはかる場合は，NSAIDsもしくはアセトアミノフ

ェンが一般的です．クーリングにセットポイントを低下させる効果はありませんが，薬剤の場合はセットポイントを低下させるため，熱を放散させ発汗が生じます．しかし，解熱と同時に血圧が低下することがありますので，体温のモニタリングとともに血圧の変動にも注意しましょう．
- したがって，発熱に対してクーリングを行うのか薬剤の投与を行うのかは医師に確認をしておくことが重要です．
- そして，発熱とともに血圧の低下がある場合に感染症を契機としたショックの可能性があります．その場合は補液の投与や抗菌薬の速やかな投与が必要となりますので，末梢ルートの確保，また血液，尿，痰といった各種培養が提出できる準備を併せて進めていくことが必要となります．

参考文献

1) 江口正信 編著：新訂版 根拠から学ぶ基礎看護技術．サイオ出版，pp10-32，2015
2) 日本集中治療医学会，日本救急医学会 日本版敗血症診療ガイドライン2016 作成特別委員会 編：日本版敗血症診療ガイドライン2016．pp169-170
   http://www.jaam.jp/html/info/2017/pdf/J-SSCG2016_honpen.pdf

31 低体温

福田賢一郎, 三宅 康史

低体温とは？

- 低体温症（hypothermia）とは，**深部体温（直腸温，膀胱温など）が35℃以下に低下した状態**を指します．**寒冷環境**により低体温に陥る場合と，基礎疾患によって熱産生が低下したり，体温調節機能が低下したりする場合とに分類することができます．
- 低体温症は，数は少ないものの死亡率が高く，**集中治療**が必要となることが少なくありません[1,2]．

低体温のメカニズム（図1）

- 寒冷環境に曝露されると，交感神経の興奮によってドパミン，ノルアドレナリンなどのカテコラミンが放出され，視床下部からの指令によりふるえ（シバリング）が起き，**筋肉が熱を産生します**[3]．
- 通常であれば，この状態で寒冷に対して保温などを自ら行います．
- 冬山など，**保温などが十分に行えない場合**，このシステムが破綻し，低体温に陥ります．
- **意識障害**や**麻痺**などによって動けなくなり，低体温になることも考えられ

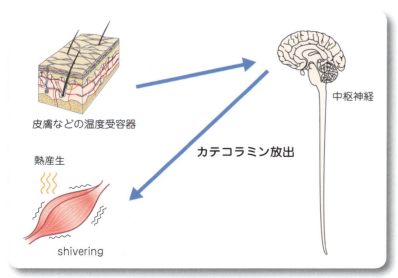

図1 低体温のメカニズム

ます.
- また，何らかの原因によって寒冷を感知できなかったり，交感神経が興奮しなかったりする場合も低体温に陥ります.

症候からみたトリアージ（図2）

- まず，バイタルサインのチェックが必要になります．深部体温はもちろんのこと，意識レベルや瞳孔所見，心拍数，血圧，呼吸数，SpO_2 などを把握し，重症度を判定する必要があります．
- また，同時にABCDのチェックを行わなければいけません．
- Aは気道のことで，舌根沈下が著しいなど気道の閉塞が認められた場合は気管挿管を行います．
- Bは呼吸のことで，呼吸数・SpO_2・呼吸パターンなどを観察し，場合によって胸部単純X線写真を撮影し，補助換気や人工呼吸を行います．
- Cは循環のことで，心拍数・血圧などを測定し，ショック徴候がないかを確認します．状態により補液や昇圧薬を投与します．
- Dは意識のことで，脳卒中・外傷などがないかをチェックします．意識障害は低体温のみでも認めますが，本当にそれだけなのかを検査する必要があります．

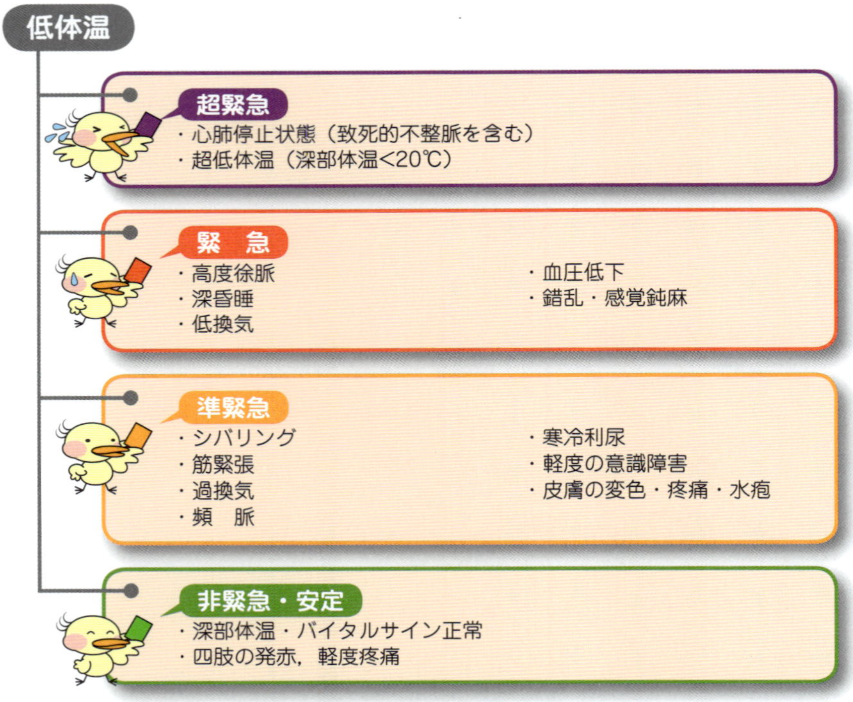

低体温

超緊急
・心肺停止状態（致死的不整脈を含む）
・超低体温（深部体温<20℃）

緊　急
・高度徐脈　　　・血圧低下
・深昏睡　　　　・錯乱・感覚鈍麻
・低換気

準緊急
・シバリング　　・寒冷利尿
・筋緊張　　　　・軽度の意識障害
・過換気　　　　・皮膚の変色・疼痛・水疱
・頻脈

非緊急・安定
・深部体温・バイタルサイン正常
・四肢の発赤，軽度疼痛

図2　低体温の症候からみたトリアージ

問診のポイント

- 低体温に至った**現病歴・既往歴**を把握することが重要です．ただし，低体温症の場合，本人から問診できることはほとんどありません．
- 現在の状態が**低体温によるもの**なのか，**何らかの疾患**により二次的に低体温になったのかを判定する必要があります．
- 低体温によるものと判断した場合は，**寒冷環境の状況や曝露時間**も知ることができる可能性があります．
- 二次的に低体温をきたすものとして最も多いのが，**意識障害**が先行し，低体温症となってしまったものです．例えば，**脳出血や低血糖，アルコールによる酩酊**などが考えられます．既往歴を聴いておくことによって，原因を探ることができるかもしれません．詳しくは後述する「考えられる疾患」で列挙します．
- また，低体温の原因として**年齢やADL**がその一因となることがあり，注意が必要です．高齢者や乳幼児は，**体温コントロール**がうまくできずに低体温症をきたすことがあります．また，**低栄養，脱水**などでもその可能性があります．

> **用語解説**
> **ADL**
> activities of daily living：日常生活動作．食事・更衣・移動・排泄・入浴・整容など生活するうえで不可欠な基本的行動のこと．

フィジカルアセスメントのポイント

- **ABCDに異常**がある場合は危険な徴候です．即座に対応する必要があります．
- 心電図で心室細動などの**不整脈**を認めた場合は，ACLSに則り治療を開始します．

> **用語解説**
> **ACLS**
> advanced cardiovascular life support：二次蘇生法．医療機関における心肺蘇生法のことでアメリカ心臓協会（AHA）が5年ごとに改訂を行っています．

考えられる疾患

- **二次的**に低体温症に至る疾患を**表1**に列挙します[4,5]．**意識障害**をきたす疾患は，すべて低体温をきたす可能性があります．

表1　二次的に低体温症に至る疾患

- 脳卒中
- 頭部外傷
- 痙攣
- Parkinson病
- 脊髄損傷
- 薬物中毒・一酸化炭素中毒
- 敗血症
- 栄養障害・低血糖
- 糖尿病
- 下垂体機能低下，甲状腺機能低下，副腎機能低下などのホルモン疾患
- 尿毒症
- 虚血性心疾患

必要な検査

- 腋窩温だけでは，低体温症の判断はできません．**直腸温や膀胱温などの深部体温**を測定する必要があります．
- また，低体温症では**不整脈**の出現に注意することが必要です．そのため，**12誘導心電図**と**経時的な心電図のモニタリング**が必要です．32℃以下の低体温症では，**Osborn波**（**図3**）が出現します．これは，左心室の再分極の遅れによってQRSとSTの間に上向きに出現する**ノッチ**を指します[6]．
- **血液検査**では，標準的な血算・生化・凝固に加え，状況に応じてアルコール血中濃度・プロカルシトニン・HbA1c・各種ホルモン検査・栄養マーカーなどを測定する必要があります．
- **尿検査**では尿比重，白血球反応，尿潜血，尿糖，尿蛋白などの標準的な項目に加え，薬物使用の有無（Triage®など）も必要に応じて調べます．
- **画像検査**では脳卒中（頭部CT），外傷の有無（単純X線やCT），肺炎（単純X線やCT），腎盂腎炎（超音波やCT）の有無などを調べます．

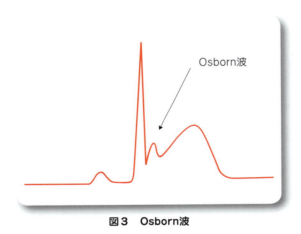

図3　Osborn波

この症状にこの初期対応

- 低体温症の治療は，**復温**が鍵といっても過言ではありません．合併症の出現を抑え，出現時の対応をいかにするかが肝心です．
- 低体温症の患者が搬送されてくるとわかったら，**室温を高くし**，**加温した輸液**を用意します．また，ブランケットや電気毛布などの被覆器具も用意します．
- 不整脈の可能性もあるため，**心電図モニター**は必ず用意しなければなりません．また，不整脈に対応できるように，**除細動器**を手の届くところに確保したいところです．
- 深部体温測定のための**器具（膀胱温センサーや直腸温センサーなど）** も用意しなければなりません．
- 復温方法については，まず**濡れた衣服を脱**がすことから始まります．その際，全身を観察し，**凍傷**の有無を確認します．

- 34℃以上の軽度低体温の場合には，室温を高く保ち，ブランケットなどを用い，受動的に温めます．34℃未満の場合は，電気毛布などで体幹全体を温め，加温した輸液を投与します．また，太い血管が体表を通る前頸部，腋窩，鼠径部を温めます．経鼻胃管より温水を反復投与し，腹腔内を加温することも有効です[7]．
- 30℃以下の重度低体温の場合は，PCPS（心肺補助装置）やCHDF（持続血液濾過透析）などを考慮します[8]．
- 復温時に注意しなければいけないこととして，体表面のみを加温すると，末梢血管が拡張し，循環血液量が減少することでショックを起こしやすいことです．さらに，アフタードロップといって，末梢血管内にあった冷たい血液が中枢側に流れ込むため，かえって深部体温が低下することがあります．
- また，復温時に体表のみを急激に温めると，凍傷になる可能性があります．これは，低体温により血管が収縮しているところに，物理的に温かいものが接することにより，組織の障害が起きることによります．
- 復温中は高カリウム血症，高血糖，感染症に注意が必要です．

> **用語解説**
> **PCPS**
> percutaneous cardiopulmonary support：急性期の心肺機能の補助に用いる人工心肺装置．一般的には大腿動静脈で送脱血を行います．心臓のポンプ機能と肺の酸素化能のサポートとなります．

> **用語解説**
> **CHDF**
> 持続血液濾過透析：そもそもは急性腎障害で用いる援徐式の透析．冷えた血液で温めて体内に戻すこともできます．また，復温中の高カリウム血症にも対処ができます．

参考文献

1) Vassal T, Benoit-Gonin B, Carrat F et al：Severe accidental hypothermia treated in an ICU: prognosis and outcome. Chest 120：1998-2003, 2001
2) Elbaz G et al：Hypothermia in a desert climate：severity score and mortality prediction. Am J Emerg Med 26：683-688, 2008
3) 三宅康史：高体温・低体温．救急医学 34：919-924, 2010
4) 加藤博孝：低体温症・凍傷．救急医学 34：848-850, 2010
5) Mallet ML：Pathophysiology of accidental hypothermia. Q J Med 95：775-785, 2002
6) Kempainen RR, Brunette DD：The evaluation and management of accidental hypothermia. Respiratory Care 49（2）：192-205, 2004
7) 三宅康史：低体温．エマージェンシー・ケア2010夏季増刊，メディカ出版，大阪，pp198-206, 2010
8) Sultan N, Theakston KD, Butler R et al：Treatment of severe accidental hypothermia with intermittent hemodialysis. CJEM 11（2）：174-177, 2009

低体温に対する観察とケアのポイント

前川　義和

観察のポイント

- 低体温の有無を把握するためには，発熱の項で述べたように体温の測定を行いますが，深部体温によるモニタリングが必要となるため，直腸温や膀胱温によるモニタリングを行うことが一般的でしょう．
- また，低体温でも30℃を下回る場合には心室細動といった致死的な不整脈が出現することがありますので，心電図モニターを装着し，持続したモニタリングを行います．そして，低体温症は血糖値，血清カリウム値，凝固機能にも影響を与えます．採血データの値にも注意が必要です．

ケアのポイント

- 深部体温をモニタリングするためのデバイスをまず準備し，不整脈の有無を把握するために心電図モニターの準備も行いましょう．
- 低体温症に対しては，まずは復温をはかることが重要です．
- 復温の方法については低体温の程度によりますが，重度の場合には体外循環を用いることもあります．PCPSを導入する場合には臨床工学技士など関連部署への連絡を行い，CHDFを行う場合にはバスキュラーアクセスを挿入する準備が必要となります．
- また，体外循環を使用せずに復温を行う場合には，室温などの環境調整や加温した輸液の準備，電気毛布や手術室で使用されるような温風式の体温管理システムが施設にある場合にはその準備を行います．
- 30℃以下の低体温症の際には上述のように致死的な不整脈の出現する可能性もあり，処置をきっかけに出現することもありえます．したがって処置やケアを行う時には愛護的に行うことが重要です．また，そのような不整脈の出現時には速やかに除細動を行えるよう除細動器の準備を行います．そして，末梢ルートの確保の時には，加温した輸液を大量に投与する場合に備えて，可能な限り太い留置針でルート確保すべきです．
- 復温時の合併症としては，after drop（アフタードロップ）の他に，復温に伴い末梢血管が拡張し，低血圧となるrewarming shock（リウォーミングショック）と呼ばれる合併症が出現することがありますので，体温以外にも血圧の変動がないかの確認もしていく必要があります．
- また，感染症による体温変化は発熱が多いですが，低体温の原因となることもあります．感染症に起因した低体温は死亡率が高いともいわれています．感染症の治療は発熱の項でも述べた通り，速やかな治療が必要となり

ますので,その治療の準備も並行して行う必要があります.

参考文献

1) 江口正信 編著:新訂版 根拠から学ぶ基礎看護技術.サイオ出版,pp10-32,2015
2) 日本集中治療医学会,日本救急医学会 日本版敗血症診療ガイドライン2016 作成特別委員会 編:日本版敗血症診療ガイドライン2016.pp169-170
　http://www.jaam.jp/html/info/2017/pdf/J-SSCG2016_honpen.pdf

32 貧血

岩田　充永

貧血とは？

- 血液中のヘモグロビン（Hb）が減少している状態のことです．臨床的にはHb12g/dL未満を貧血の目安とします．

貧血のメカニズム

- 貧血の原因としては，骨髄での造血障害による赤血球の産生障害，Hbの合成障害によるHbが少ない赤血球の産生，溶血による赤血球の破壊亢進，失血（出血）の4つのメカニズムが考えられます（図1）．

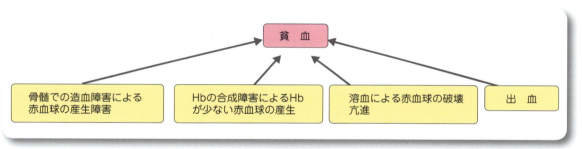

図1　貧血の原因

症候からみたトリアージ

- 患者の訴える症状から貧血を疑った場合には，バイタルサイン，結膜周囲と手掌の溝の蒼白の有無，随伴症状の有無の3点をすばやく確認します．
- 貧血を示唆する症候を表1に示します．
- バイタルサインを確認する（図2）：可能であれば，仰臥位でバイタルサインをまず測定します．仰臥位でのバイタルサイン（特に血圧，心拍数）に異常があれば緊急性の高い病態が疑われるため，ただちに処置を開始しなければいけません．仰臥位での血圧，心拍数が正常な場合は，立位での血圧，心拍数の変化を確認するべきです．立位によってふらつきなどの症状が出現する，収縮期血圧が20mmHg 低下する，あるいは，心拍数が20回/分以上上昇する場合も急性の出血による貧血が強く疑われるため，迅速な処置が必要となります．

表1 貧血を示唆する症候

① 失神・立ちくらみ
　急性の出血の可能性がある．消化管出血や子宮外妊娠を検索する必要がある．
② 心窩部痛
　胃潰瘍や十二指腸潰瘍などの消化管出血を検索する必要がある．
③ 発熱
　4日以上続く38℃以上の高熱と貧血を認める場合は，急性骨髄性白血病を検索する必要がある．
④ 出血斑
　発熱に加えて出血斑を伴う貧血を認める場合は，急性前骨髄球性白血病を検索する必要がある．
⑤ 腰痛
　高齢者では，腰痛を伴う貧血を認めた場合は，多発性骨髄腫を検索する必要がある．
⑥ 体重減少
　体重減少を伴う貧血では，悪性腫瘍（特に胃がんや大腸がん）を検索する必要がある．

貧血

超緊急
- バイタルサイン異常を伴うもの（意識レベル低下，血圧低下など）
- 明らかな出血性ショック（顕性ショック）
- 蒼白，低血圧，頻脈，冷汗，冷感，乏尿を伴う状態（子宮外妊娠などの不顕性出血など）
- 血圧90mmHg未満または平常時より40mmHg以下の血圧低下
- 狭心症症状や心不全などの臓器不全を伴うもの

緊急
- 明らかな出血によるプレショック状態（血圧90〜100mmHgまたは平常時より血圧が低下）
- 蒼白，頻脈，冷汗，冷感を伴う状態（子宮外妊娠などの不顕性出血など）
- 不整脈を伴うもの

準緊急
- 消化器がんなどによる慢性貧血
- バイタルサインの変化がない血液疾患（白血病，再生不良性貧血など）

非緊急・安定
- 血液疾患による軽い貧血
- 腎性貧血
- その他の軽い貧血

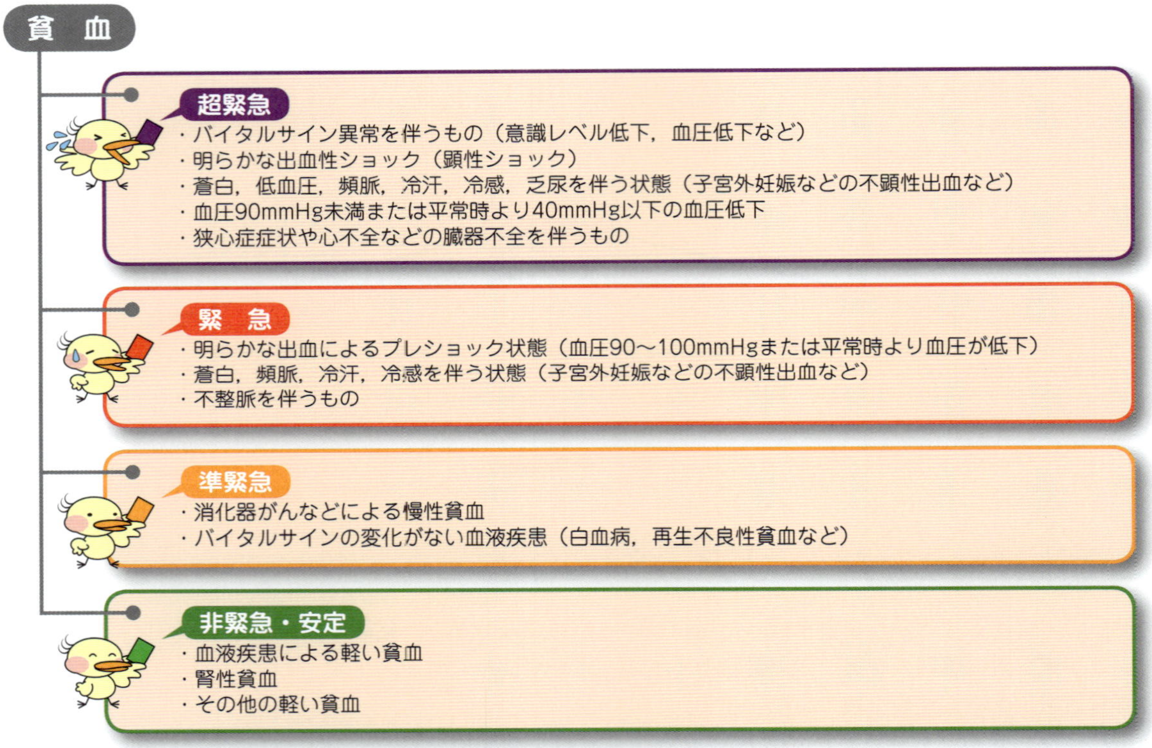

図2 貧血の症候からみたトリアージ

問診のポイント

▶ **患者の訴える「貧血気味!?」に要注意**

● 貧血は血液検査をして初めて判明することであり，当然のことですが，外来を受診する患者のほとんどは，自分のヘモグロビンの値がどれくらいであるかなどは理解していません．「ふらつく」あるいは「気が遠くなりそ

うな感じ」「一瞬意識を失った」という症状を，患者は「貧血気味である」と表現することがあります．しかし，これは医学的な貧血を意味するものではありません．
- 「貧血」という訴えで受診した患者のトリアージでは，具体的に「貧血」とはどのような症状を示しているのかを明らかにし，「めまい」「倦怠感」「失神」など，正しい医学的な症状名に自分で変換できることが，正しいアセスメントへの第一歩となり非常に重要です．

▶ 貧血をきたした患者の症状を理解する
- 貧血の症状は，進行のスピードでかなり個人差があります．慢性的に貧血が進行した場合は，血液検査では高度な貧血を認めるにもかかわらず，本人は何の自覚症状もないという場合も少なくありません．しかし，「健診や人間ドックで貧血を指摘された」という場合を除いて，無症状の貧血では病院を受診しませんね．
- 救急外来などでトリアージを行う看護師は，貧血をきたした患者が「どのような症状」を訴えて受診することが多いのかを理解しておく必要があります．比較的急速に貧血が進行した場合には，起立性失神や全身倦怠感，顔色不良といった主訴で受診することが多く，これらの症状に出合ったら，「この患者は急速に進行した貧血の可能性がある」と思いつけるセンスが大切です．

MEMO
- 若い女性などで認められる鉄欠乏性貧血では，無症状ということが多くあります．

用語解説
起立性失神
立ち上がって数分以内に血圧低下をきたして起こる失神．

フィジカルアセスメントのポイント

▶ 結膜辺縁や手掌の溝の蒼白を確認する
- バイタルサイン（体位による変化も含めて）に異常を認めない場合は，身体観察で眼瞼結膜（図3）や手掌の溝の蒼白を確認しましょう．

▶ 随伴する症状を確認する
- 緊急治療の必要がある，あるいは重篤な原因による貧血を見落とさないためには，貧血に随伴する症状を確認することが大切です．特に，産科領域

MEMO
- 過去の研究において，身体の各部位の中でも特に結膜辺縁と手掌の溝の蒼白が認められれば，貧血の可能性が非常に高くなることが報告されています．

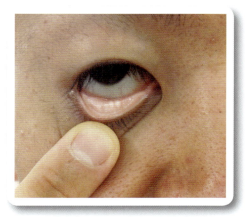

図3 眼瞼結膜を見て，貧血の程度を判断できるようになりましょう

や青壮年の**外傷**などによる**内出血**に伴う重症貧血では，**ショック指数**（**表2**）を計算することでプレショック状態を早期発見できます．

表2　ショック指数からみた出血量（70kgの成人）

ショック指数	出血量の概数
0.5	0L
1.0	1.0L
1.5	1.5L
2.0	2.0L

注意1：ショック指数は，ショック指数＝脈拍数/血圧で求める．
注意2：50kgの人の出血量は，表の出血量の概数に5/7倍する．

考えられる疾患

- トリアージで貧血が疑われた場合，血液検査を行い，ヘモグロビンを測定する．（貧血の確認）ことと急性出血の確認（**消化管出血**や**子宮外妊娠**などの検索）を行います．
- 急性出血による貧血の場合には，緊急に輸血治療が必要になることもあります．緊急治療の対象である**急性出血**の可能性が否定された場合は，血液検査データを解析することで，貧血の原因検索を行っていきます．以下に，血液検査データの解析の流れを簡単に説明します．

▶ **貧血を評価する時に必要な検査項目を知っておく**

- **ヘモグロビン（Hb）** の値が基準値よりも低い場合に，貧血と診断します．貧血診断で最初に注目するべき数値は，**平均赤血球容積**で，次に**網状赤血球**です．ほかにもいろいろな値が検査値で示されていますが，大まかにはこの2つが診断の手がかりになります．

▶ **MCV値で貧血を3つに分類する（表3）**

- MCVの値によって，**小球性貧血（80以下）・正球性貧血（81〜100）・大球性貧血（101以上）** の3つに貧血を分類します．表3に，それぞれのタイプの貧血の原因となる疾患を示します．すべての原因を暗記しておくのは大変ですから，それぞれ代表格だけを暗記しておいて，残りは教科書で確認するという姿勢で十分と思われます．
- 小球性貧血では**鉄欠乏性貧血**と**二次性貧血**，正球性貧血では**出血性貧血**と**二次性貧血**，大球性貧血では胃切除後の**巨赤芽球性貧血**（ビタミンB_{12}欠乏による）がそれぞれ代表格となります．

用語解説

平均赤血球容積（MCV）
ヘマトクリット値/赤血球数×10で計算される数値で，赤血球の1個あたりの容積の平均値を示し，赤血球の大きさの判断に有用です．

用語解説

網状赤血球（Ret）
成熟した赤血球の前の未熟な状態のもので，血液検査で測定することで骨髄における赤血球の産生状態がわかります．

表3　MCVによる貧血の分類

小球性貧血（MCV 80以下）	正球性貧血（MCV 81〜100）	大球性貧血（MCV 101以上）
①鉄欠乏性貧血 ②二次性貧血 　悪性腫瘍，感染症，肝疾患 　膠原病，内分泌疾患，腎疾患 　低栄養など ③鉄芽球性貧血 ④サラセミア	①出血性貧血 ②溶血性貧血 ③再生不良性貧血 ④二次性貧血 ⑤白血病 ⑥骨髄異形成症候群	①巨赤芽球性貧血 　ビタミンB_{12}欠乏，葉酸欠乏 ②肝疾患 ③甲状腺機能低下症 ④白血病 ⑤骨髄異形成症候群

必要な検査

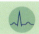

▶ **網状赤血球が増加しているか低下しているかを判断する**

- 網状赤血球が増加している（10万/μL以上）か減少しているかも，貧血の原因診断の大きな手がかりとなります（表4）．網状赤血球が増加している場合は，急性出血か溶血のいずれかが原因と考えられます．

表4　網状赤血球による貧血の鑑別

増　加	減　少
・急性出血 ・溶血性貧血	・再生不良性貧血 ・鉄欠乏性貧血 ・巨赤芽球性貧血（ビタミンB_{12}欠乏，葉酸欠乏） ・二次性貧血（腎不全，甲状腺機能低下症，慢性炎症）

この症状にこの初期対応

- 患者の訴える「貧血気味」の**症状を正確に理解**すること，**バイタルサイン**（意識レベル，血圧，心拍数，呼吸数，体温，尿量）をチェックし，緊急度を判断します．
- 急性貧血による症状を理解することが重要です．すなわち，貧血を疑った場合の確認項目として，**バイタルサイン**，**結膜周囲・手掌の溝の蒼白**，**随伴症状**をチェックします．
- 緊急性の高い急性出血を見逃さないことです．必要なケースでは**輸血**を検討します．

貧血に対する観察とケアのポイント

永田　明恵

観察のポイント

▶ 訴えの"内容"

- 「貧血気味」と訴えて受診された患者の訴えの"内容"を正確に情報収集することが重要です．貧血は診断名ではなく，血液中のヘモグロビン（Hb）が減少しているという病態を示します．Hbの減少により身体が酸素欠乏状態になることで症状が現れるのです．しかし酸素欠乏状態の要因が，起立性低血圧のようにHbが減少していない場合もあり，「ふらつく」「気が遠くなりそうな感じ」「一瞬意識を失った」という症状が必ずしも貧血とは限りません．患者の症状はどのような状況で起こったのか，いつからか，頻度は，その他に気になっていることはないかなど，詳細に訴えの"内容"を確認する必要があります．

▶ バイタルサイン，眼瞼結膜・手掌の溝の蒼白

- バイタルサインを測定することで緊急性を判断します．そして貧血の有無を判断するうえで重要な眼瞼結膜・手掌の溝の蒼白の有無を確認しましょう．この時，患者の顔色や毛髪，爪床，皮膚の色調（出血傾向）なども同時に観察するなど，患者が発している情報をくまなく観察する姿勢が大切です．

▶ 貧血の種類による特徴的症状

- 貧血はHbの減少により診断され，MCVの値によって3つに分類されたのち，フェリチンやRet，ビタミンB_{12}の値により様々な種類に分類されます．症状としては，頭痛・めまい・眼瞼結膜蒼白・易疲労感などの共通したものに加え，種類によって特徴的な身体所見を認めます．鉄欠乏性貧血では舌炎や口角炎・嚥下障害，再生不良性貧血では易感染性や出血傾向に注意するなど，貧血の種類によって現れる特徴的な症状を把握しておくことが重要です．

ケアのポイント

- 貧血の診断が確定した場合，大きな治療目的はHbの増加を目指すことです．そのために必要な治療（内服，注射，輸血など）が安全に遂行できるようにケアに携わる必要があります．貧血により現れる症状・苦痛の軽減に努め，転倒などの二次的障害が起きないよう注意し，症状の程度や新たな出現がないかなど，細やかに観察します．
- 貧血の主な治療である食事療法・安静療法・薬物療法のいずれにおいても，

患者自身のアドヒアランス向上が重要となります．患者のもつ治癒力を支えられるよう，かかわることがケアのポイントとなります．

参考文献

1) 北村　聖：貧血．"診療群別臨床検査のガイドライン"日本臨床検査医学会ガイドライン作成委員会 編．pp150-155, 2003
2) 鈴木隆浩：赤血球の異常．"病気がみえるVol. 5血液"医療情報科学研究所 編．メディックメディア，pp34-51, 2017

33 全身倦怠感

田中 知行

全身倦怠感とは？

- 全身倦怠感とは，多くの病人がもつ**健康感の喪失**に関連した症候です．定義は困難ですが，日常的活動において身体的，精神的に**だるい**と感じる自覚症状です．**消耗感，活力不足，易疲労感，気力・集中力の欠如**といった感覚で，その訴えは漠然とした表現となりがちです．

全身倦怠感のメカニズム

- 健常者でも過度に労働すれば疲労感，倦怠感は感じますが，休息をとれば自然と回復します．これらは生理的なものと考えられます．しかし，休んでも回復しない場合や，疲労を感じるほどの労働をしていないのに回復しない疲労感，倦怠感は病的なものと考えられます．
- 長く持続する疲労感は，心的疲労（**倦怠**：活力・気力の低下）と身体的疲労（**無力状態**：能力の低下）の相対関係で成立します．
- 身体的疲労は一般に，心的疲労を伴い（能力の低下が活力・気力を低下させる）ますが，心的疲労は主観的で，身体的疲労を伴うことは少ないという特徴があります．
- 全身倦怠感の原因は，
  ① 生理・機能的要因：働きすぎ，睡眠不足，妊娠などに対する生理的反応
  ② 精神・心理的要因：うつ病，不安，ストレスなど
  ③ 器質（病）的要因：感染症，内分泌疾患，心疾患，貧血，薬物副作用
  などに分類されます（図1）．
- このうち，精神・心理的要因が40〜80％を占め，**器質（病）的要因**（急性感染症）が20〜30％と続きます．原因の確定しない症例も10〜20％程度存在

> **MEMO**
> 外来・急患で全身倦怠感を訴える患者は非常に多く，多様である！
> 全身倦怠感は，一度は誰もが感じたことがある症候で，様々な疾患の初発症状となり，およそすべての疾患が鑑別対象になりえます．患者のケアには，隠れた患者背景や特異的症状を見出すことが重要です．病歴・主要症候・臨床検査から総合的にアプローチしましょう．

図1 全身倦怠感のメカニズム

> **用語解説**
> **器質的疾患**
> 体の各組織で病理的・解剖学的な異常が生じたことによって起こる疾患の総称．検査によって病態が確認できます．対義語は機能的疾患．

- 器質(病)的要因による全身倦怠感は，身体活動によって出現したり悪化したりすることが多く，休息によって改善がみられますが，器質(病)的要因によらないものは，身体活動によって増悪せず休息によっても改善しません．

症候からみたトリアージ

- 全身倦怠感は，患者が直接訴える病的感覚なので，重篤な呼吸困難，昏睡状態やショック状態は，全身倦怠感の範疇を超えた病態と考え，ただちに医師に報告します．
- 原因鑑別上の特異性が乏しいことも多いですが，緊急・準緊急対応群を見極めることが重要です（**図2**）．
- 対応を必要とする症候は，
  ①急性発症
  ②日常業務（仕事・通学・家事）に支障をきたす
  ③ただちに改善すべき随伴症状がある
  ④体重減少を伴う
  ⑤うつ症状
  などの症候です．
- 全身倦怠感自体は応急処置の対象とはなりませんが，発熱，脱水，電解質異常，低血糖，貧血，下血などの随伴症状は早急に対処しなくてはなりま

> **MEMO**
> **トリアージのポイント（バイタルサインと外観・雰囲気と問診）**
> ①バイタルサイン（脈拍・心拍数・呼吸数・血圧・体温・意識レベル）のチェック：異常があれば緊急の対応が必要．
> ②患者の外観・雰囲気の観察：バイタルサインに異常がなければ，精神・心理的要因も念頭に入れます．ただし先入観で見るのは禁物．
> ③十分な問診：現病歴が疾患鑑別への重要な手がかり．

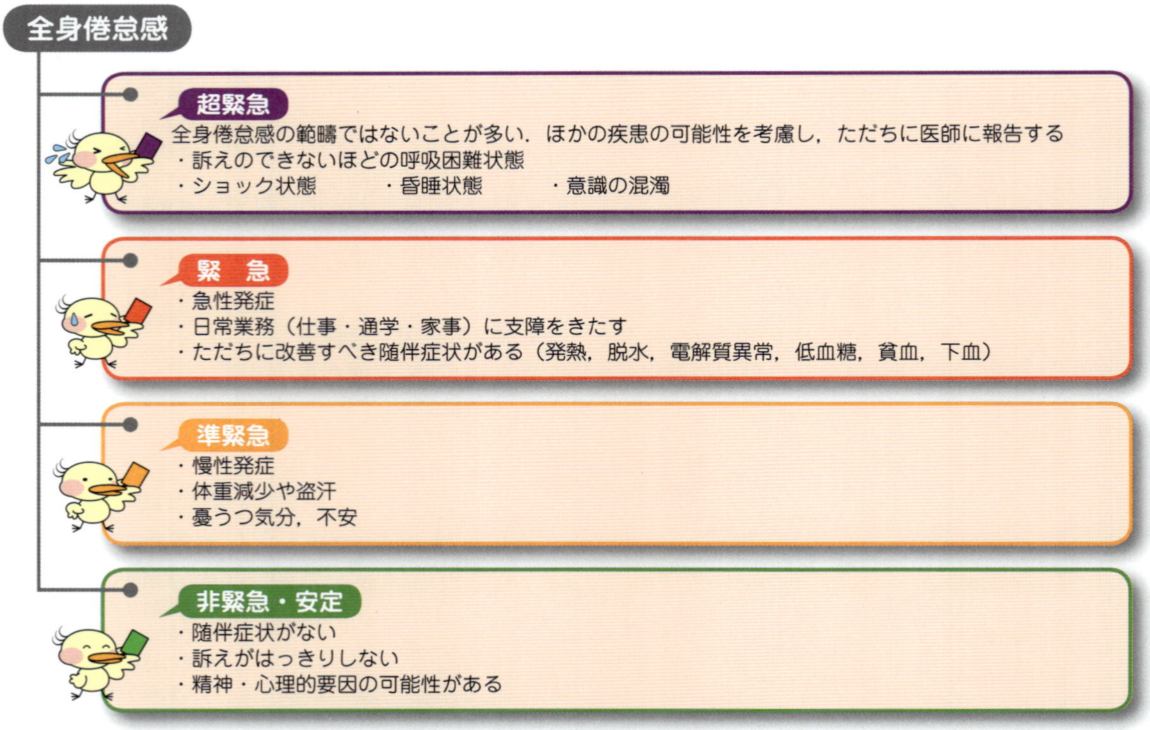

全身倦怠感

超緊急
全身倦怠感の範疇ではないことが多い．ほかの疾患の可能性を考慮し，ただちに医師に報告する
・訴えのできないほどの呼吸困難状態
・ショック状態　・昏睡状態　・意識の混濁

緊　急
・急性発症
・日常業務（仕事・通学・家事）に支障をきたす
・ただちに改善すべき随伴症状がある（発熱，脱水，電解質異常，低血糖，貧血，下血）

準緊急
・慢性発症
・体重減少や盗汗
・憂うつ気分，不安

非緊急・安定
・随伴症状がない
・訴えがはっきりしない
・精神・心理的要因の可能性がある

図2　全身倦怠感の症候からみたトリアージ

せん．
- 随伴症状や原因が明らかでない場合は，経過観察のたびに身体所見を観察します．
- 精神・心理的要因による全身倦怠感は，検査所見上の異常を示さないのが普通で，自宅で体温・体重を計測してもらい変化の有無を確認し，問診の中から睡眠障害や不安や心配ごとを示唆するヒントを探します．

問診のポイント

- 診断に際しては，現病歴が最も重要な手がかりとなります．
- 問診から罹患期間（急性・亜急性・慢性）と，経過（発作性・反復性，進行性・持続性），随伴症状（少数・多発，特異的・非特異的）を把握します．以上の情報を参考に，まず精神・心理的全身倦怠感を鑑別することが重要です（表1）．
- 発症の様式と経過：過労，仕事，心的ストレス，妊娠，海外旅行などに関連する発症時期の有無，時間帯，周期性，躁うつの有無を聴取します．
- 患者の環境の変化，心配事の有無を聴きます．
- 倦怠感の性質：休息・気分転換による変化の有無を確認します．
- 多臓器にわたる訴え（頭痛，腹痛，手のしびれなど）は機能的あるいは精神的なものを考えます．
- 「だるい」に続く随伴症状を聴き出し，症状に応じた検査と初期治療を考えていきます．
- 急性・亜急性であれば，発熱・黄疸の有無，血圧・脈拍・呼吸の状態，脱水を生じる下痢・嘔吐・大量発汗の有無を把握します．
- 筋力低下は，初期には全身倦怠感と表現されることが多く，注意を要しま

> **MEMO**
> 「だるい」に続く随伴症状
> ①発熱（風邪・インフルエンザ・肺結核・関節リウマチ・白血病など）
> ②むくみ（腎炎・腎不全・ネフローゼ症候群・心不全・甲状腺機能低下症・ビタミンB_1欠乏症など）
> ③めまい（貧血・更年期障害）
> ④体重減少（糖尿病・悪性腫瘍），体重増加（Cushing症候群）
> ⑤黄疸（肝炎・肝硬変・総胆管結石など）
> ⑥不眠，意欲の低下（Basedow病・Addison病・うつ病・心身症など）の有無を聴き出しましょう．

表1　初期鑑別の手がかりとなる特徴〔器質（病）的要因と精神・心理的要因の鑑別〕

	器質（病）的要因	精神・心理的要因
罹患期間	急性	慢性
主な障害	活動能力	活動意欲
日内変動	夕方から夜に増悪	午前中に増悪
経過	進行性・持続性	変動あり（発作性・反復性）
心理的ストレスとの関係	関係なし	あることが多い
運動の影響	悪化	改善
随伴症状	少数かつ特徴的	多発かつ非特異的，またはなし
外見	様々	不安様，うつ様
家族関係	支持的	ストレス的
睡眠・休息の効果	改善	無関係または増悪

（文献1を参照して作成）

す．
- さらに薬物歴，既往症，治療歴（特にうつ病など），飲酒歴，感染症患者との接触の有無，職業歴（鉛，有機溶媒などの曝露）などを把握することが重要です．
- 一般に，急性の場合は感染症が多く，慢性の場合は心因性（不安やうつ状態）が最も多いとされています．

> **MEMO**
> **フィジカルアセスメントは四感が重要**
> フィジカルアセスメントは疾患を絞り込む重要な手段．積極的に四感（見る・聞く・嗅ぐ・触れる）を働かせましょう！ 特に意識レベル，呼吸，腹部所見は必ず医師と確認しましょう．所見は通常と異なる状態を観察し，具体的な記載を心がけましょう．

フィジカルアセスメントのポイント

- 患者が自発的に訴えない随伴症状を見落とさないために，Review of systemsを活用し，省略することなく系統的に全身を観察します（**表2**）．
- 特に以下の所見，徴候を見逃さないことが重要です．
  ① 患者の外観：平板な表情，意識状態の変化，興奮，身だしなみの特異性（精神疾患への手がかりになる）．
  ② 表在リンパ節の腫大：慢性感染症，悪性疾患を示唆
  ③ 蒼白，頻脈，収縮期雑音：貧血を示唆

表2 Review of systems 主要項目

General（全身状態）	倦怠・食欲・睡眠・発熱・体重減少・浮腫
Dermatological（皮膚症状）	搔痒感・発疹・潮紅・黄疸・色素沈着・点状出血・出血傾向
Head（頭部）	頭痛・めまい・外傷
Eyes（目）	輪郭のぼけ，かすみ・暗点・閃光・過敏性・分泌物
Ears（耳）	耳鳴り・耳閉感・耳漏
Nose（鼻）	鼻漏・後鼻漏・閉塞感・出血・痛み
Mouth & Throat（口腔・咽頭）	歯肉炎・歯肉出血・嚥下障害・嚥下痛
Neck（頸部）	腺の腫脹（耳下腺／顎下腺）・リンパ節腫脹・甲状腺腫
Cardiovascular（心血管）	狭心痛・しめつけ感・起坐呼吸・呼吸苦・運動不耐性・気を失いそうな感じ
Respiratory（呼吸）	咳・痰・喀血・喘鳴・呼吸・運動不耐性・胸膜痛
Breast（胸部・乳腺）	痛み・しこり／腫瘍・分泌物・乳汁分泌
Gastrointestinal（胃腸管系）	食思不振・腹痛・吐血・下血・消化不良・げっぷ・膨満・下痢・便秘・しぶり腹
Renal & Urological（腎・泌尿器系）	血尿・尿回数・尿意切迫感・失禁・尿流量・排尿困難・排尿痛・残尿感
Endocrine（内分泌系）	暑さ寒さに耐えられない・気分変動・多飲・多食・発汗
Musculoskeletal / Extermities（筋骨系／体肢・手足）	筋肉痛・関節痛・変形・筋肉量・筋トーヌス・筋力・静脈瘤・静脈炎・（間欠性）跛行・こむら返り・筋痙攣・リンパ節腫脹（腋窩／鼠径部）
Reproductive（生殖系）	びらん・痛み・搔痒感・分泌物・ヘルニア・性機能障害
Female reproduce（女性生殖系）	初経年齢・妊娠出産回数・月経困難・不正出血
Neurological（神経学的）	集中力欠如・脱力・麻痺，運動障害・知覚障害・失調・不随意運動
Behavioral（行動・行為・態度）	うつ・自殺願望・不安・不眠・睡眠のパターン・妄想・幻覚

④甲状腺腫大・結節，眼球突出，深部腱反射の亢進：甲状腺疾患を示唆
　⑤呼吸音・心音の異常，心拡大，静脈圧の上昇：心不全，慢性呼吸器疾患を示唆
　⑥筋肉量の変化，筋トーヌス，筋力の異常：神経筋疾患を示唆
●状況によっては眼底検査，乳房診察，直腸診，女性の内診なども含める必要が生じます．神経所見も必要になります．

考えられる疾患

●全身倦怠感は様々な疾患の初期症状であることが多く，倦怠感が前面に出たために，特異的症状が隠されることがある点に注意が必要です．
●およそすべての疾患が対象となってしまい，全身倦怠感のみから確定診断に至ることは困難ですが，その性質や随伴所見（症状）からある程度の予測が可能となります（図3）．
　①倦怠感の日変化，周期性の有無：うつ病
　②患者の外観，表情，興奮，身だしなみの特異性：精神疾患への手がかり
　③生理，妊娠，更年期など：特殊な機能的状態
　④貧血症状，易出血性，易感染性，リンパ節腫大，肝脾腫：血液疾患
　⑤心拍数異常，血圧異常，色素沈着，体重変化，発汗異常，寒暖に対する過敏反応，体毛異常，浮腫，眼症状，頸部腫大，口渇，多飲，多尿：内分泌・代謝疾患
　⑥黄疸，手掌紅斑，肝脾腫，浮腫：肝疾患
　⑦多関節痛，手足の腫脹，皮膚硬化，口腔乾燥症状，筋痛，呼吸器症状：膠原病
　⑧体重減少，発熱，下痢，リンパ腫，カポジ肉腫，易感染性：AIDS
　⑨筋肉量の低下，筋トーヌス・筋力の異常：神経筋疾患を示唆
　⑩貧血，表在リンパ節腫大，体重減少：慢性感染症，悪性疾患

必要な検査

●一般に，検査は盲目的に行っても診断・予後に関与しないということを，医療関係従事者は銘記すべきです．
●特に全身倦怠感の場合，初期時の検査は，器質（病）的疾患を疑わない限り行ってもあまり意味がありません．
●検査は，疾患の疑いのレベル別に分けて行うのが有用です（表3）．

▶ レベル1の検査

　比較的頻度が高い感染症，甲状腺疾患，糖尿病，心肺疾患をスクリーニングする検査．
　一般血液検査（血算，電解質，生化学，血沈，CRP，血糖，TSH），EKG，検尿，胸・腹部単純X線検査，状況で妊娠反応．
　病歴から精神・心理的要因の可能性が高いと判断される場合でも，全身状態をチェックする意味で施行は許されます．

MEMO

ほとんどの内分泌疾患が全身倦怠感を訴える．しかも随伴症状は多様である！

甲状腺機能低下症（むくみ：粘液水腫）
甲状腺機能亢進症（動悸，頻脈，基礎代謝亢進：Basedow病）
副腎機能低下症（低血圧，色素沈着，体重減少，腋毛・陰毛の消失：Addison病）
下垂体機能低下症（生理不順，無月経，性欲低下，寒冷に敏感，るいそう，多尿）

MEMO

レベル3の特殊検査

副腎機能不全（ホルモンの検査：コルチゾルおよびACTHの血漿濃度，ACTH刺激試験）
多発性硬化症（髄液検査：髄液中の免疫グロブリン増加，頭部MRI：脳室周囲に病変の発見）
重症筋無力症：両側顔瞼下垂（筋電図，Tensilon試験）

用語解説

ACTH刺激試験

合成ACTHを静注または筋注投与し，その刺激による副腎のコルチゾール分泌能力を調べます．

用語解説

Tensilon試験

コリンエステラーゼ阻害剤のテンシロンを静注すると，重症筋無力症では劇的に症状が改善します．

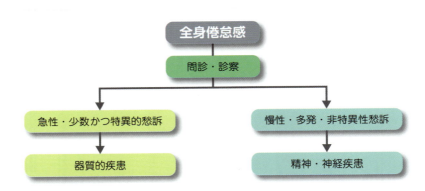

緊急

随伴症状	検査所見	疾患	初期治療
意識障害	電解質異常	高・低Na, K血症	電解質補正，原因精査
脱水	血糖値・尿糖異常	膵腫瘍（内分泌腫瘍，悪性腫瘍），膵炎	血糖改善，補液
	低血糖・低血圧・電解質異常	急性副腎不全	ステロイド

準緊急

随伴症状	検査所見	疾患	初期治療
体重減少	貧血（小球性）	消化管疾患，悪性腫瘍	補液，PPI，輸血
皮膚蒼白・頻脈	貧血（大球性）	悪性貧血，胃切除症候群	ビタミンB₁₂投与
皮膚黄染	肝胆道系酵素異常	肝炎，肝不全，肝腫瘍（悪性腫瘍）	肝庇護，利尿薬
	膵酵素異常，CRP上昇	膵腫瘍，膵炎，胆道疾患	絶食，補液，薬物療法
眼球突出 甲状腺腫大	TSH異常	甲状腺機能亢進症・低下症	薬物治療
浮腫	肝胆道系酵素異常	肝炎，肝不全	肝庇護，利尿薬，補液
腹水 静脈怒張	低栄養 脾腫	悪性腫瘍（がん性腹膜炎） 肝硬変	利尿薬，補液（栄養療法）
腹痛	小腸ガス・鏡面形成	悪性腫瘍	絶食，補液
血便	血沈・CRP上昇	腸炎，クローン病，UC	補液，栄養療法
発熱	細菌・結核・寄生虫	腸結核 細菌性腸炎	抗結核化学療法 絶食，補液，薬物療法
表在リンパ節腫大	胸部異常陰影	結核	抗結核化学療法
微熱	血沈・CRP上昇	結核，悪性腫瘍	補液，薬物治療
盗汗	腫瘍マーカー	亜急性細菌炎，心内膜炎	抗菌薬
呼吸音・心音異常	心拡大	慢性心不全	利尿薬，血管拡張薬
月経異常	皮膚色素沈着・低血圧	副腎皮質機能低下症（Addison病）	ステロイド

図3　考えられる疾患（随伴症状・検査所見・初期治療）

表3 診断に必要な検査

検　査	関与する疾患
レベル1	
一般血液検査	
血算	血液疾患（貧血・白血病・リンパ腫）
生化学検査	肝胆道膵疾患，腎疾患，心疾患，電解質異常疾患
血糖	内分泌疾患
赤沈・CRP	感染症疾患，炎症性腸疾患
内分泌検査	甲状腺疾患，下垂体疾患，内分泌疾患
腫瘍マーカー	悪性疾患
糞便検査	消化管悪性腫瘍，急性腸炎，炎症性腸疾患，寄生虫症
尿検査	腎尿路疾患，糖尿病
妊娠反応	妊娠
胸部単純X線検査	呼吸器疾患，循環器疾患，心肥大
腹部単純X線検査	腹水，消化管疾患
EKG	心不全，虚血性心疾患，不整脈
レベル2	
抗核抗体，各種ホルモン検査，HIV・梅毒血清反応検査，PPD	膠原病，感染症
超音波検査	甲状腺疾患，肝胆道膵疾患，腎疾患，心疾患
CT，MRI	腹水，甲状腺疾患，肝胆道膵疾患，腎疾患，心疾患，悪性腫瘍
レベル3	
消化管造影検査	消化管良性・悪性腫瘍
膵胆道造影検査	膵胆道疾患
血管造影検査	肝胆道膵疾患，腎疾患，悪性腫瘍
内視鏡検査	上下部消化管疾患，悪性腫瘍
シンチグラム	悪性腫瘍，肝胆道疾患，甲状腺疾患
腹水一般検査，培養，細胞診	悪性腫瘍，肝疾患

▶ **レベル2の検査**

　やや特殊な疾患に関する検査．病歴，身体所見，レベル1の検査異常から存在が疑われる場合に追加します．

　抗核抗体，HIV，各種ホルモン検査，PPD（ツベルクリン反応），梅毒血清反応，超音波検査，CT，MRI検査など．

▶ **レベル3の検査**

　副腎機能不全，多発性硬化症，重症筋無力症など稀な身体疾患の検査．各種造影検査，内視鏡検査など．

この症状にこの初期対応

- 対症療法を行い，患者の倦怠感を改善しつつ，精密検査をすることが重要です（図3）．
- 検査や経過観察をしても，原因疾患が特定できない場合が，全体の10〜20％に存在すると推定されています．経過観察とする前に，もう一度うつ状態の有無を積極的にチェックします．

- しかし，随伴所見が全くないという理由のみで，精神的なものと診断すべきではありません．
- 1回限りの診察で結論を出すことを急がず，経過観察を行うことが重要です．
- 経過観察中は漫然と行わず，新しい診断に対してReview of systems（表2）に立ち返り，各臓器系の見直しをして，常に関心をもち続ける必要があります．
- 日常生活に支障をきたすほどの倦怠感が6ヵ月以上続くか繰り返され，ほかの疾患を疑わせる所見がなく，疾患の判別が困難な場合，慢性疲労症候群の検討が必要となります．

参考文献

1) Katerndahl DA：Differential of physical and psychological fatigue. Fam Pract Pres J 13：81-91, 1993
2) 三森明夫：疲労感・全身倦怠感. "今日の診断指針 第6版" 金澤一郎，永井良三 編．医学書院，pp15-16, 2010

用語解説

慢性疲労症候群(CFS)

原因不明の強い全身倦怠感（少なくとも6ヵ月以上持続ないし再発を繰り返す），微熱，リンパ節腫脹，頭痛，脱力感や思考力障害，抑うつなどの精神神経症状が起こり，社会的生活が送れなくなる病態．その病因はいまだに不明であるが，環境的および心理的因子，遺伝的感受性，感染症（微生物曝露），免疫異常，脳・神経機能異常など，複数の因子が密接に関与していることがわかってきました．

全身倦怠感に対する観察とケアのポイント

永田　明恵

観察のポイント

▶ **ファーストインプレッション**
- 全身倦怠感は，患者が直接訴える病的感覚（310頁参照）とあるように，患者の訴えから始まります．そのため受診された患者の外観・雰囲気が1つ目の観察のポイントとなります．バイタルサインの測定以前に，どのような状態で受診されたか，まずはファーストインプレッションを大切にしましょう．明らかな異常があればただちに報告・対応が必要です．
- また，ファーストインプレッションと先入観をもつこととは異なります．全身倦怠感＝精神・心理的要因と関連させた観察をせず，まず患者の外観・雰囲気から客観的な情報を得ましょう．

▶ **5W1Hの視点で観察（問診）する**
- 2つ目のポイントは問診です．この問診により器質的要因か，精神・心理的要因かを鑑別する重要な手がかりとなります．問診の際には，5W1Hの視点でくまなく情報収集することが重要です．
    When：いつからか？（発症した時期）
    Where：どこが？（全身倦怠感の中で，どこか特につらいところはあるか）
    What：何か疾患は？（現病歴や既往歴はないか）
    Why：心当たりは？（なぜこのようになったか，心当たりがあるか）
    Who：どのような患者か？（看護師のファーストインプレッションで終わらない）
    How：どのように？（どのような倦怠感か，症状・随伴症状の有無の確認など）

▶ **head to toeでフィジカルアセスメントする**
- 全身倦怠感を訴える患者のフィジカルアセスメントの視点に「head to toe」が欠かせません．Review of systems（312頁の表2参照）を活用し見落としなく観察するため，「頭から爪先までを丁寧に診察する」という意識が重要になります．

ケアのポイント

- 患者が"全身倦怠感が軽減したと感じられること"が，最終的な目標となります．当然，器質的な要因であれば，原因が改善されることで全身倦怠感も消失します．しかしながら，前述（309頁参照）のように器質的要因

は20〜30％であり，40〜80％は精神・心理的要因とされています．よって，まずは患者の訴えに耳を傾け，援助的人間関係を形成するよう努めることが重要です．そのうえで十分な栄養・休息・安眠が確保できるよう環境を整えること，血液循環を改善できるような援助を行うことが，ケアのポイントとなります．

参考文献

1) 加藤瑞樹，浜田　禅，藤本卓司：全身倦怠感．medicina 53（4）：18-21，2016
2) 藤崎　郁：フィジカルアセスメント総論．"フィジカルアセスメント完全ガイド 第3版"．学研メディカル秀潤社，pp3-16，2017

索 引

和文索引

あ 行
アイウエオチップス　6
握雪感　266
アスピリン　83, 107
圧痕性浮腫　123
圧痛　124, 193, 201, 210
圧迫療法　129
アデノシン　117
アドレナリン　76, 126, 166
アナフィラキシー　71, 125, 166, 173
アナフィラクトイド紫斑　267
アルコール　147, 295
アルコール依存　13
アレルギー　123
安静時　99
アンモニア臭　218

胃・十二指腸潰瘍　219
意識障害　1, 5, 8, 44, 90, 111, 182, 236, 248, 293, 295
意識レベルの低下　101
胃食道逆流症　145
一次性頭痛　24
一次性脳障害　8
一次評価　161
イビキ様喘鳴　159
異物除去　157
イレウスチューブ　203
インスリン　5

うっ血性心不全　111
うつ病　281
運動療法　129

壊死性筋膜炎　125, 266, 289
エネルギー代謝　273
嚥下痛　288
炎症性下痢　207
エンドトキシン吸着療法　195

嘔気　99, 181
黄染　237
黄疸　235, 276
嘔吐　181

か 行
海外渡航　237
外傷初期診療ガイドライン　256
外傷予防　48
下位ニューロン　33

回復体位　17, 188
解離性チアノーゼ　172
蛙腹　219
化学受容器　181
過換気症候群　82
喀痰グラム染色　148
喀痰抗酸菌検査　149
拡張期血圧　71, 131
角膜移植術　69
角膜潰瘍　65
角膜穿孔　66
カサバッハ・メリット症候群　267
下肢静脈エコー　126
下肢の血流障害　134
ガス交換　151
家族歴　54
下腿把握痛　147
片麻痺　22, 33
褐色細胞腫　136
褐色尿　241
カテコラミン　126, 290, 293
過敏性腸症候群　202
がん　227
眼圧測定　66
陥凹呼吸　160
換気　151
眼球結膜の黄染　237
眼球摘出　69
眼球の動き　14
眼球マッサージ　68
眼瞼結膜　303
肝硬変　123, 125, 227, 238
眼脂　64
患者家族への説明　7
眼振　56
肝腎機能障害　13
肝性口臭　238
肝性脳症　227
乾性の咳　143
感染性心内膜炎　267
感染徴候　5, 13, 174
完全房室ブロック　113
間代性痙攣　11
浣腸　230
眼痛　65
眼底　136
眼底検査　66
肝不全　239
陥没呼吸　167
寒冷環境　293
関連痛　191

既往歴　13, 35, 45, 99, 174, 287

気管支拡張薬　156
気管支喘息　155
気管切開　165
気管挿管　18, 93, 165
気胸　92
起坐呼吸　123, 153
器質性出血　255
器質的要因　309
偽性心室頻拍　114
喫煙歴　45, 54
気道確保　156, 181
気道狭窄　159
気道閉塞　181
機能性出血　255
逆流性食道炎　82
吸気性喘鳴　159, 173
急性アルコール中毒　5
急性胃粘膜病変　219
急性冠症候群　81
急性喉頭蓋炎　288
急性呼吸促迫症候群　211
急性心筋梗塞　82, 92, 100, 107, 174, 186
急性大動脈解離　82, 90
急性肺水腫　125, 155
急性閉塞性化膿性胆管炎　236
急性緑内障発作　65, 68, 185
急速進行性腎炎症候群　249
急速輸液　93
仰臥位低血圧症候群　258
胸郭の動きの左右差　90
胸腔ドレーン　156
凝固系の検査　92
胸骨圧迫　102, 176
狭心症　82
胸水　277
強直間代性痙攣　11
強直性痙攣　11
胸痛　45, 79, 111, 123
共同偏視　26
虚血性心疾患　136
虚血性腸炎　220
巨赤芽球性貧血　304
虚脱　91
キラーシンプトム　204
ギランバレー症候群　37
起立性失神　43, 303
緊急度　71
筋性防御　193, 210
金属音　199
緊張型頭痛　22
緊張性気胸　73, 82, 90, 155

偶発性低体温症　100
クーリング　289
苦痛の緩和　86
クモ状血管腫　218, 238
くも膜下出血　5, 27

蛍光眼底撮影検査　66
経口補液　212
頸静脈の怒張　81, 90
経静脈ペーシング　102
経食道心エコー　83
痙性麻痺　40
傾聴　86
系統的レビュー　276
頸動脈触知　15
頸動脈の触知　100
経尿道的尿管砕石術　251
経皮的動脈塞栓術　195
経皮的ペーシング　102, 113
傾眠　1
痙攣　11
痙攣重積状態　12
劇症肝炎　236
下血　215
血圧管理　31
血圧低下　71, 199
血圧の異常　133
血圧の左右差　134
血圧の測定方法　75
血圧の表示　1
血圧を低下させる原因　72
血液検査　302
血液脳関門　286
血液培養　239, 289
結核　145
血管造影　220
月経　255
月経過多　46
血算　239
血清アルブミン　126
血清カリウム値　101
血中尿素窒素　220
結腸憩室症　220
血糖値　38
血尿　245, 265
血便　216
解熱薬　287
下痢　207
ケルニッヒ徴候　25
言語障害　24
倦怠感の日変化　313
見当識障害　3, 144
原発性アルドステロン症　136

降圧薬　136
構音障害　13, 22, 36
高カリウム血症　101
高カロチン血症　237

抗菌薬　195, 212, 232
抗痙攣薬　13
高血圧　14, 45, 54, 131
高血圧性急迫症　134
高血圧性緊急症　134
抗コリン薬　166
高脂血症　45
光視症　64
甲状腺機能亢進症　136, 277
甲状腺機能低下症　121, 125, 277
甲状腺クリーゼ　278
甲状腺腫大　277
喉頭浮腫　128, 173
高度房室ブロック　113
高熱　22
抗ヒスタミン薬　166
項部硬直　22, 25
抗不整脈薬　115
誤嚥　12, 230
誤嚥性肺炎　9, 28, 149
呼気性喘鳴　159
呼吸管理　165
呼吸困難　123, 151
呼吸数　225
呼吸性アシドーシス　11, 155
呼吸停止　12, 100
呼吸不全　91
個人防護具　189
昏睡　1, 9
昏迷　1

さ 行

細菌性髄膜炎　288
産科DIC　260
酸素投与　16, 83, 156, 176, 290
残尿測定　250
産婦人科的問診　257

シーソー呼吸　153, 173
視覚障害　63
弛緩性麻痺　40
磁気共鳴胆管膵管造影　240
ジギタリス中毒　101
糸球体性血尿　245
刺激伝導系　97, 105
自殺念慮　281
脂質異常症　54
脂質代謝異常　136
自然気胸　82, 155
失禁　214
失語　36
失神　43, 106, 302
湿性の咳　143
失明　66
自発開眼　4
シバリング　293
紫斑　263
視野欠損　65

視野障害　22
シャルコーの三徴　238
縦隔拡大　38
充血　64
収縮期血圧　71, 131, 301
重症度　71
主観的包括アセスメント　276
縮瞳薬　68
酒皶　218
手掌紅斑　219, 238
出血　72
出血傾向　259
出血性ショック　216, 258
出血斑　302
循環血液量減少　45
昇圧薬　195
常位胎盤早期剥離　260
上位ニューロン　33
上下肢差　134
上気道閉塞　38, 155
小球性貧血　304
硝酸薬　83
上腸間膜動脈塞栓症　227
上腹部痛　92
静脈洞血栓症　27
食中毒　209
食道・胃静脈瘤破裂　219
食道痙攣　82
徐呼吸　153, 167
女性化乳房　218, 238
ショック　38, 79, 88, 91, 12, 133, 191, 210, 248
ショックインデックス　256
ショック状態　4, 35, 152, 236
ショック徴候　111, 182, 222
ショックの5P　72, 85, 197, 222
ショックバイタル　45
徐拍性心房細動　113
徐脈　97
止痢薬　212
視力低下　65
心エコー　82
心音　90
心窩部痛　79
心窩部　302
心筋梗塞　53, 73
神経診察　55
神経脱落症状　24
神経調節性失神　46
神経痛　22
腎血管性高血圧　136
心原性失神　43
人工呼吸　93, 126, 156, 166, 176
腎実質性高血圧　136
心室頻拍　100, 114
心臓喘息　155, 160
心タンポナーデ　73
浸透圧性下痢　207

心肺停止	79, 112	
心拍出量	71, 132	
心拍数	301	
深部静脈血栓症	123, 125, 155	
心不全	106, 123, 125, 136, 145, 160, 174	
腎不全	136	
深部体温	293	
心房粗動	116	
心理社会的要因	276	
心理的要素	79	
随意運動	33	
髄液検査	28, 38	
膵炎	92	
随伴症状	200, 236, 301, 312	
水分代謝	273	
髄膜炎	35, 288	
髄膜刺激症状	25, 183	
髄膜脳炎	39	
スキンケア	129, 214	
スターメアリージョセフの小結節	229	
頭痛	21, 99, 288	
ステロイド	68, 126, 166, 251	
ステロイド薬	156	
ストライダー	189	
ストレス	202	
性器出血	255	
正球性貧血	304	
精神・心理的全身倦怠感	311	
精神疾患	5, 13	
静的指標	280	
咳	143, 173	
咳エチケット	287	
脊髄疾患	37	
舌根沈下	28, 160	
全眼球炎	66	
前駆症状	48	
前脛骨部浮腫	248	
前失神	51	
全身倦怠感	303, 309	
全身性炎症反応症候群	208	
前庭神経	52	
蠕動運動	207	
蠕動音	199	
前房穿刺	68	
喘鳴	159	
前立腺肥大	246	
造影CT	229	
臓器障害	172	
蒼白	91	
総末梢血管抵抗	71	

た 行

タール便	45, 216, 265	
体位管理	41	
第一印象	90	
体温調節中枢	285	
体外衝撃波結石粉砕術	251	
大球性貧血	304	
代謝異常	1	
代謝性アシドーシス	11, 155	
体重減少	273, 302	
体重増加	273	
体性痛	191	
大腸がん	201	
体動	88	
大動脈炎症候群	136	
大動脈解離	35, 37, 53, 100	
多源性心房頻拍	115	
立ちくらみ	302	
脱気	84	
脱水	72, 212, 274	
脱力	33	
多発性囊胞腎	136	
だるい	311	
痰	143	
胆管炎	238	
胆石	238	
蛋白細胞解離	38	
チアノーゼ	45, 46, 100, 153, 160, 171	
蓄尿障害	247	
致死性不整脈	12, 53	
窒息	12, 155, 188	
中枢性嘔吐	181	
中枢性めまい	52	
中毒物質	13	
腸管虚血	193	
腸閉塞	188, 227	
直腸温	293	
直腸診	201	
チョコレート	147	
鎮痛薬	93	
痛覚神経刺激	88	
痛風	136	
ツルゴール	100	
低アルブミン血症	123	
低栄養	13	
低カリウム血症	101, 115	
低血圧	111	
低血糖	1, 4, 36	
低酸素	4	
低酸素血症	4, 82, 92, 171	
低体温	259, 293	
摘便	230	
鉄欠乏性貧血	304	
テネスムス	210	
電解質異常	1, 6, 37	
てんかん	5, 13, 18	
電気的除細動	109	
点状出血	263	
頭蓋内圧亢進症状	101	
頭蓋内疾患	22	
盗汗	145	
動悸	45	
瞳孔散大	14	
瞳孔所見	5, 38	
瞳孔の異常	4	
瞳孔不同	26, 28, 101	
洞性	97	
洞性徐拍	113	
洞性頻拍	116	
洞調律	105	
疼痛	90, 124	
疼痛緩和ケア	31	
動的指標	280	
糖尿病	5, 45, 54, 136	
頭部外傷	5, 13	
洞不全症候群	112	
動脈血液ガス分析	109	
動脈硬化	35	
同名半盲	26	
特発性血小板減少性紫斑病	259	
特発性細菌性腹膜炎	226	
吐血	215	
徒手筋力テスト	40	
突然死	106	
突然の頭痛	30	
努力呼吸	151, 154, 167	
ドレーン管理	242	
トロポニンT	102	

な 行

内視鏡検査	221	
内視鏡的逆行性胆管膵管造影	240	
内臓痛	191	
二次性高血圧	136	
二次性頭痛	24	
二次性脳障害	8	
二次性貧血	304	
二次評価	162	
ニボー	186	
乳がん根治術後のリンパ性浮腫	125	
乳酸値	175	
尿管結石	92	
尿沈渣検査	250	
尿定性検査	250	
尿毒症	279	
尿路感染症	246	
尿路結石	249	
妊娠	46, 257	
妊娠中毒症	136	
妊娠誘発性高血圧	136	

熱感 124	303	末梢循環不全 100, 133
熱型 287	頻呼吸 90, 153, 167	末梢性嘔吐 181
ネフローゼ症候群 123, 125	頻拍型心房細動 115	末梢性チアノーゼ 172
粘液水腫性昏睡 279	頻脈 14, 97	末梢性めまい 52
		麻痺 4, 33, 99, 293
脳炎 35	フィジカルイグザミネーション	慢性疲労症候群 316
脳幹 1	197	慢性閉塞性肺疾患 145
脳幹網様体 1	フェイススケール 95	慢性便秘症 204
脳血管疾患 53	腹腔内出血 193	
脳血管障害 36	副腎クリーゼ 278	ミオグロビン尿 245
脳梗塞 40, 53, 188	腹水 227, 277	脈拍不触 91
脳出血 27, 53	腹水穿刺 232	
脳卒中 5, 60, 136	腹水貯留 219	むくみ 121
脳動脈解離 27	腹痛 191, 199	ムコ多糖類 121
脳ヘルニア 1, 5, 8, 13	副鼻腔炎 145	無脈性電気活動 98
	腹部大動脈瘤破裂 92, 227	
は 行	腹部膨満 182, 202, 225, 248	迷走神経反射 98
パーキンソン病 202	腹壁静脈怒張 219	メドゥーサの頭 219, 229, 238
肺炎 145, 174	腹膜炎 201, 228	メトヘモグロビン血症 176
敗血症性ショック 192, 265	腹膜刺激症状 182, 192, 193, 210,	メニエール病 55
肺血栓塞栓症 82, 92, 144, 155, 174	218	めまい 51
排出障害 247	浮腫 121, 210, 276	
排泄時 99	不正出血 255	網状赤血球 304
肺塞栓 53, 125	不整脈 105, 153	網膜中心静脈閉塞症 65
バイタルサイン 46, 182, 208, 310	不整脈の原因 107	網膜中心動脈閉塞症 65
肺動脈血栓塞栓症 73	ぶどう膜炎 65	網膜剥離 63
バイトブロック 17	不眠 13	モルヒネ 83, 126
排尿困難 245	フリーエアー 195	
背部痛 80, 87	プルキンエ線維 105	や 行
吐き気 80	ブルジンスキー徴候 25	薬物依存症 13
白内障 68	分泌性下痢 207	
播種性血管内凝固 264		輸液負荷 76
バソプレシン 221	平均赤血球容積 304	輸液療法 188
バッド・キアリ症候群 229	ヘパリン 126	輸血歴 287
発熱 13, 99, 246, 285, 302	ヘモグロビン 171, 215, 301	
羽ばたき振戦 228, 238	ヘモグロビン尿 245	用手的リンパドレナージ 129
パルスオキシメータ 109, 155, 171	ヘルニア 229	腰痛 87, 302
半規管 52	変行伝導を伴う上室性頻拍 114	容連菌感染後糸球体腎炎 228, 249
半昏睡 1	片頭痛 22	呼びかけ 4
反跳痛 193, 210	便の性状 209, 213	
汎発性腹膜炎 192	便培養 212	ら 行
	便秘 199, 243	利尿薬 126
皮下気腫 91	便秘の診療前問診票 206	良肢位 41
光干渉網膜断層検査 66		良性発作性頭位めまい症 52
鼻腔の壊死 230	蜂窩織炎 123, 266	緑内障 28
非糸球体性血尿 245	膀胱温 293	輪状甲状靭帯切開 165
非侵襲的人工呼吸 156, 177	膀胱内凝結塊 246	リンパ節の診察 278
ヒス束 105	膀胱留置カテーテル 250	
非洞性 97	放散痛 92	冷汗 46, 80, 91, 99, 174, 199
皮膚緊張低下 210	房室結節 105	レイノルズの五徴 238
皮膚保護剤 214	房室ブロック 113	レベル3の特殊検査 313
飛蚊症 64	歩行可能 46	
肥満症 281	ポジショニング 9, 18, 31	労作時 99
百日咳 149	発作性上室頻拍 116	肋骨脊柱角 184
ヒュー・ジョーンズ分類 153		
標準予防策 222	ま 行	
ビリルビン 235	マイナーリーク 30	
貧血 13, 45, 53, 246, 259, 276, 301,	末梢血管抵抗 132	

欧文索引

ABCD　33, 294
ABCD survey　161
ABCDEアプローチ　138, 256
ACLS　295
ACTH刺激試験　313
ADL　276, 295
AGML　219
AIUEOTIPS　6
AMPLEヒストリー　163
ARDS　211

battered child症候群　264
BBB　286
BMI　273
BUN　220
BVM　165

capillary refilling time（CRT）　46, 174, 192, 208, 258
CFS　316
CHDF　297
closed question　287
CO_2ナルコーシス　5, 153, 168, 176
COPD　145, 165
CRP　280
Crush syndrome　249
CURB65　144
Cushing現象　8
Cushing現象の3徴候　22
Cushing症候群　136, 279
CVA　184
CVA叩打痛　184

DIC　239, 264, 289
Dix-Hallpike試験　56
Dダイマー　83, 148

EBD　240
Epley法　59
ERCP　240
ESWL　251

Forrester分類　179
Free air　186

GERD　145
Glasgow Coma Scale（GCS）　2, 8, 22, 30, 106, 135, 208

HINTS　56
Hurry, but gently　28

IgA腎症　249
ITP　259
IVR　221

Japan Coma Scale（JCS）　2, 8, 30, 106, 135, 208, 286
JATEC　161

Kussmaul呼吸　182

LQQTSFA　95

Mallory-Weise症候群　219
MCV　304
MONA　83, 156
MRCP　240
Murphy徴候　183, 241

Niveau　186
Nohria-Stevenson分類　179
NPPV　166
NRS　95, 232

OMI　260
OPQRST　95
Osborn波　296

PCPS　297
PEA　98, 106
pH　65
PPE　189
primary assessment　161
PSAGN　228
PTBD　240

qSOFA　33, 73, 209, 231

Refeeding症候群　281
Ret　304
Review of systems　312
rt-PA　7, 35

SAMPLE　258
San Francisco Syncope Rule　47
SBAR　262
SBP　226
secondary assessment　162
Sengstaken-Blakemore tube　221
shock index（SI）　197, 256
SHS　258
SIRS　208
SNOOP　25
SOFA　286
SpO_2　18, 165, 167
ST変化　92

TAE　195
Tensilon試験　313
Torsades de pointes　114
TUL　251

VAS　95

vascular crisis　137
warm shock　265
WDHA症候群　275
Wellsの診断基準　144
Whippleの三徴　280

β刺激薬　166
6F　225
12誘導心電図　82, 109

症状・徴候を看る力！　第2版
　―アセスメント，初期対応，観察とケア―

2013年 1月29日発行	第1版第1刷
2018年12月20日発行	第2版第1刷Ⓒ

編 著 者	岡元　和文
	おかもと　かずふみ
編集協力	道又　元裕
	みちまた　ゆきひろ
発 行 者	渡辺　嘉之
発 行 所	株式会社　総合医学社
	〒101-0061　東京都千代田区神田三崎町1-1-4
	電話　03-3219-2920　FAX 03-3219-0410　URL https://www.sogo-igaku.co.jp

Printed in Japan　　　　　　　　　　　　　　　　　　シナノ印刷株式会社
ISBN978-4-88378-668-8

・本書に掲載する著作物の複製権・翻訳権・上映権・譲渡権・公衆送信権（送信可能化権を含む）は株式会社総合医学社が保有します．
・ JCOPY 〈（社）出版者著作権管理機構委託出版物〉
　本書を無断で複製する行為（コピー，スキャン，デジタルデータ化など）は，「私的使用のための複製」など著作権法上の限られた例外を除き禁じられています．大学，病院，企業などにおいて，業務上使用する目的（診療，研究活動を含む）で上記の行為を行うことは，その使用範囲が内部的であっても，私的使用には該当せず，違法です．また私的使用に該当する場合であっても，代行業者等の第三者に依頼して上記の行為を行うことは違法となります．複写される場合は，そのつど事前に，JCOPY（社）出版者著作権管理機構（電話 03-3513-6969，FAX 03-3513-6979，e-mail：info@jcopy.or.jp）の許諾を得てください．